근본 있는
건강상식

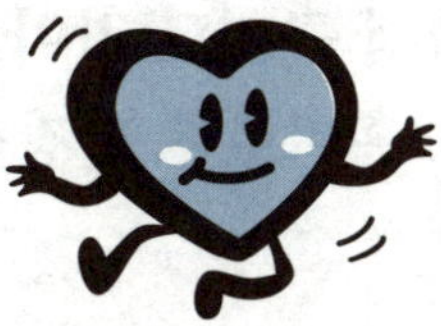

사소하지만 너무 궁금한
진료실 밖 건강상식 팩트 체크

근본 있는 건강상식

박창범 지음

아침사과

들어가면서

과학적 근거로 알아보는 이상하고도 흥미로운 건강상식의 세계

2020년 통계청에서 발표한 자료에 따르면, 한국인의 기대수명은 1970년 62.3세에서 83.3세로 21년 늘어났습니다. OECD 회원국의 평균 기대수명보다 남자는 2.2년, 여자는 2.9년 높은 숫자입니다. 의료기술이 발달하고 영양 섭취가 좋아지면서 앞으로도 계속 증가할 것으로 예상되는데, 기대수명이 높아질수록 건강에 대한 관심도 높아지는 듯합니다. 한 연구[1]에 따르면 일반인 대상자의 38.9퍼센트가 인터넷상의 건강정보를 활용한 경험이 있다고 하고 다른 연구[2]에서도 36.1퍼센트의 일반인들이 인터넷상의 건강정보를 확인한 후에 병원을 방문하는 것으로 조사되었습니다.

신문이나 방송, 인터넷 블로그에서도 건강과 관련된 의학 내용이나 식품, 약물을 많이 다루고 있습니다. 예를 들어 '꿀이 기침을 줄이는 데 효과적이다?', '달걀과 우유는 건강에 좋다?', '식물성 단백질이 동물성 단백질보다 좋다?', '아침식사가 몸에 좋다?', '매운 음식이 심장을 보호하는 데 효과적이다?', '매일 물 2리터를 마시면 건강에 좋다?', '헤딩이 치매를 유발한다?'와 같은 흥미를 유발하는 기사들이 많습니다.

이러한 질문을 의사들에게 하면 어떤 대답을 할까요? 거의 대부분 무시하거나 대답하지 않을 것입니다. 왜 그럴까요? 비과학적인 질문이기 때문에 대답할 필요가 없다고 생각하는 의사들도 있을 테지만, 제 개인적인 생각으로는 '의대생 시절이나 전공의 시절에 이러한 질문에 대한 답을 배우지 않아서'가 더 정확한 이유일 것 같습니다. 약물치료나 입원치료 등 정말로 치료가 필요한 환자들에 대해선 상세하게 배우지만, 흥미를 유발하되 긴급한 생명 연장과 관련이 없어 보이는 질문에 대해선 배우지 않기 때문이지요. 저도 이러한 질문에 관심을 두게 된 것은 나이가 들면서 사회의 여러 가지 일에 흥미를 느끼기 시작하면서부터였으니까요.

그런데 논문을 읽다보니 굉장히 다양한 사실들을 알게 되었습니다. 어떤 주제가 논문으로 발표되었다는 것은 학문적으로 의미가 있거나 과학적으로 어느 정도 검증이 되었다는 것을 의미합니다. 더 놀라운 사실은 사람들이 물어보는 상당수의 질문들이 어느 정도 과학적인 근거를 가지고 있다는 점입니다. 신뢰할 수 있는 의학 잡지인 '뉴잉글랜드저널 어브 메디신(New England Journal of Medicine)', '랜싯(Lancet)', '미국의사협회저널(JAMA)' 등에 이와 관련된 주제들이 많았으니까요.

솔직히 크게 한 방 얻어맞은 기분이 들었습니다. 의사이기에 오히려 선입견이 강했던 건 아닌가 하는 생각도 들었습니다. 입학하기 어렵다는 의과대학에 들어가 오랜 기간 동안 의학 공부를 했으니 의사가 모르면 그것은 적절한 질문이 아니라는 생각을 하고 있었는지도 모릅니다. 일종의 선민의식이라고나 할까요. 들어보지 못했거나 알지 못하는 건강상식을 비과학적이라고 무시할 게 아니라 새로운 시각으로 바라볼 필요가 있다는 것을 알았습니다.

물론 이런 질문들 중에는 도저히 납득하기 어려운 질문들도 있고, 과학적 근거라고는 전혀 없는 정말로 이상한 것도 있습니다. 하지만 이런 질문들이나 건강상식들을 모두 터무니없다고 완전히 무시할 필요도 없다는 것을 이해하는 중요한 계기가 되었습니다.

이러한 소소한 건강상식들에 대한 연구 결과를 의사들도 잘 모르는 이유가 있습니다. 이에 대한 연구 결과를 담고 있는 학술서적이나 논문이 주로 영어로 기술되어 있고, 내용 또한 그 분야의 전문가가 아니면 이해하기 어려운데다 많은 논문들이 논문잡지를 소유한 출판사의 지적재산권 문제 때문에 쉽게 접근할 수 없기 때문입니다. 외국의 유명 출판사가 독점 출판하고 있는 논문들을 읽으려면 개별적으로 구입하거나 1년 단위로 구독료를 내야 하는데 이 비용이 상당합니다. 대학이나 연구소에 소속되어 있다면 기관에서 비용을 부담하기에 얼마든지 찾아볼 수 있겠지만 개인이 접근하기는 힘든 현실이지요. 그러나 대학교수나 연구소 소속 연구자들은 자신의 연구 분야가 아니면 관심을 가지지 않는 경우가 많아, 흥미롭기는 하지만 직접적으로 질병의 진단과 치료에 영향을 미치지 않는 지식들이 현장에서 환자들을 진료하고 있는 의사들에게 신속하게 전파되지 못하는 것 같습니다.

이 책은 이러한 상황을 인식하고 쓴 글입니다. 이 책에서 다루고 있는 35개의 주제들은 방송이나 신문, 인터넷에서 다뤄진 최신 기사들 중에서 과학적으로 어느 정도 검증이 된 것입니다. 정확한 정보와 과학적인 근거를 기준으로 삼았기에 많은 논문들을 인용했는데, 이렇게 과학적인 방법을 통해 얻어진 표준화된 증거를 실제로 임상에 적용하는 방식을 근거중심의학(evidence-based medicine)이라고 합니다.* 이와 같은 이유로 많은 사람들이 흥미를 가질 듯해도 과학적으로 검증이 불가능한 주제들은 이 책에서 제외했습니다.

근거중심의학을 중심으로 집필하다보니 통계자료도 많이 나오고 읽기에 어렵거나 지루할 수도 있습니다. 하지만 조금이라도 더 쉽고 간결하게 전달하고자 일상적인 언어를 사용하고 사례를 풍부하게 쓰려고 노력했습니다. 마지막으로 이 책이 출간되도록 도움을 주신 범문에듀케이션 유지인 선생님과 강동경희대학교병원 심장혈관내과 교수님들께 다시 한번 감사를 드립니다. 그리고 옆에서 묵묵히 지원해주신 사랑하는 아버님, 어머님, 부인, 그리고 아들 현성과 현준에게도 감사를 드립니다.

* 놀랍게도 이런 근거중심의학은 1991년에서야 나타나기 시작하였습니다. 즉, 이전까지의 의료지식은 주로 권위 있는 전문가들의 의견을 중시하고, 객관적인 근거보다는 의사 개인의 직관이나 비체계적인 임상경험과 같은 비과학적인 방법으로 환자를 진료하거나 치료하는 방식이 주를 이루었습니다. 하지만 근거중심의학의 태동으로 이런 전문가의 의견이나 의학상식이 과학적이고 합리적인지 증명하기 위해 역학조사, 무작위 대조실험(randomized controlled trials, RCT), 과거에 출간된 논문들에 대한 체계적 고찰(systematic review), 메타분석(meta-analysis)과 같은 객관적인 연구방법을 통해 검증하기 시작하였고, 이를 통해 권위 있는 전문가의 의견이나 치료들이 도움이 되지 않고 오히려 해가 될 수도 있다는 것을 증명할 수 있었습니다. 현재의 근거중심의학은 기존의 치료나 약물효과를 검증하는 데 그치지 않고 우리들이 알고 있는 건강상식들이 정말로 맞는지를 검증하는 데까지 그 영역을 확장하고 있습니다. 따라서 이 책에서 이러한 연구방법을 쓴 논문들을 많이 인용하고 있으며 이러한 결과들이 이 책을 쓰는 바탕이 되었다고 할 수 있습니다.

CONTENTS

2부 수면과 운동

3부 일상과 습관

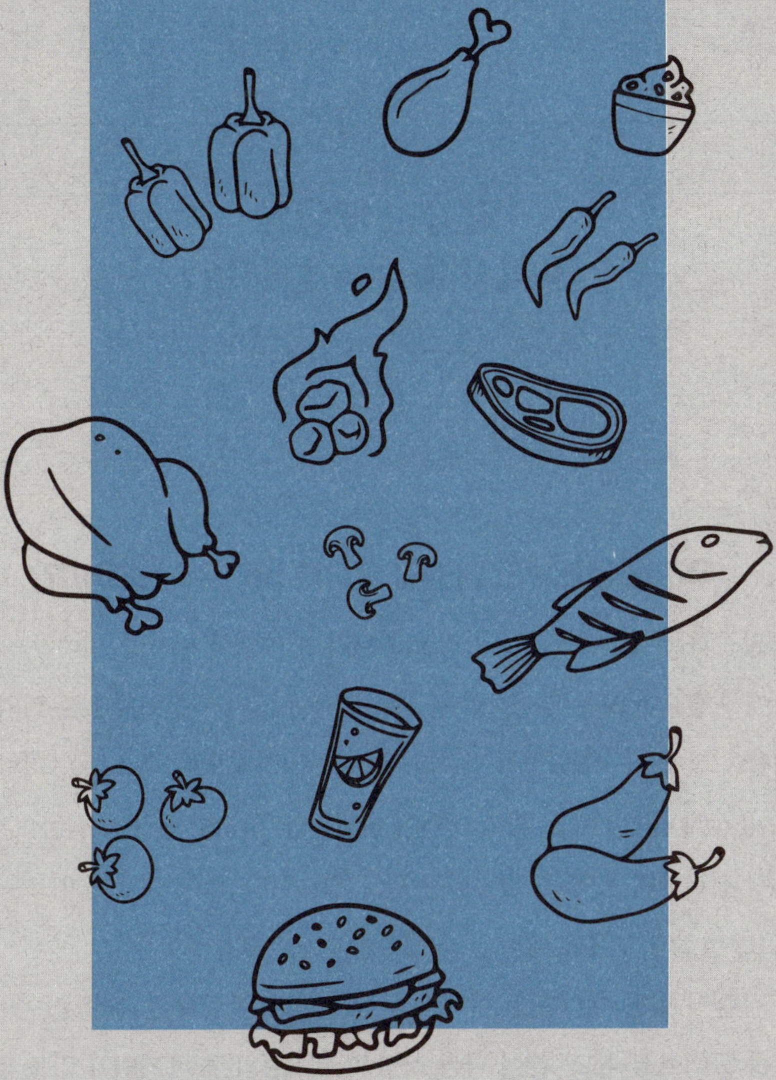

1부

음식과 건강

달걀과 우유를 많이 먹을수록 좋을까?

우리는 언제부터 달걀과 우유를 먹기 시작했을까?

달걀과 우유는 완전식품이라고 합니다. 단백질과 비타민, 미네랄 등 인간에게 필요한 모든 영양소를 골고루 갖추고 있기 때문이지요. 우리의 식생활이 점차 서구화되면서 달걀과 우유는 일상적으로 먹고 있는 거의 모든 음식에 들어간다고 해도 과언이 아닙니다. 하지만 동물성 식품이기에 많이 섭취하면 몸에 좋지 않다는 말도 있습니다. 많이 먹으면 해로운 걸까요? 달걀과 우유에 대해 알아보도록 하겠습니다.

달걀에 얽힌 재미있는 이야기가 있습니다. '계란유골(鷄卵有骨)'이라는 말을 들어보셨나요? '운이 나쁜 사람은 모처럼의 좋은 기회가 와도 일이 뜻대로 되지 않음'을 비유하는 말인데, 조선시대 명재상으로 유명한 황희와 연관이 있는 말입니다. 청백리로 유명했던 황희는 관직도 거부한 채 경제적으로 궁핍한 삶을 살고 있었습니다. 이를 안타깝게 여긴 세종대왕이 특정 날짜를 정해 "아침 남대문을 열어 닫을 때까지 문 안으로 들어오

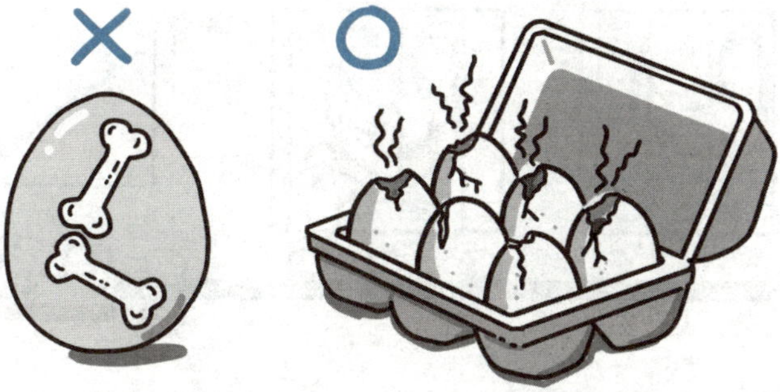

는 물건을 모두 사서 황희에게 주겠다"고 하였습니다. 그런데 그날따라 비바람이 몰아쳐 남대문에 인적이 끊겼고, 저녁나절이 되어서야 한 시골 노파가 달걀 꾸러미를 들고 남대문에 나타났습니다. 세종은 이 달걀을 사서 황희에게 보냈는데 모두 곯아서 한 알도 먹을 수 없었습니다. 여기서 곯았다는 것은 상했다는 뜻으로, 우리말을 옮길 적절한 한자가 없어서 곯았다는 '곯'과 발음이 비슷한 뼈 골(骨)을 써서 '계란유골'이라는 말을 썼다고 합니다.

황희 정승은 청렴의 상징과 같은 인물로 알려져 있지만, 사실은 매관매직 혐의로 여러 차례 탄핵을 받았습니다. 자신의 사위가 무고한 사람을 죽이자 사건을 축소하고 은폐하려고 직권을 남용해 사건을 조작하다가 들통이 난 적도 있습니다. 하지만 약 20년간을 재상직에 머무르며 많은 성과를 이룬 것 또한 사실입니다.

조선시대에는 물론 20세기 중반까지도 달걀은 중요한 단백질 공급원이었습니다. 고기가 귀하던 시절이라 볏짚으로 고이 싼 달걀 꾸러미는 값진 선물이었습니다. 광복 직후인 1948년 물가표를 보면 달걀 한 꾸러

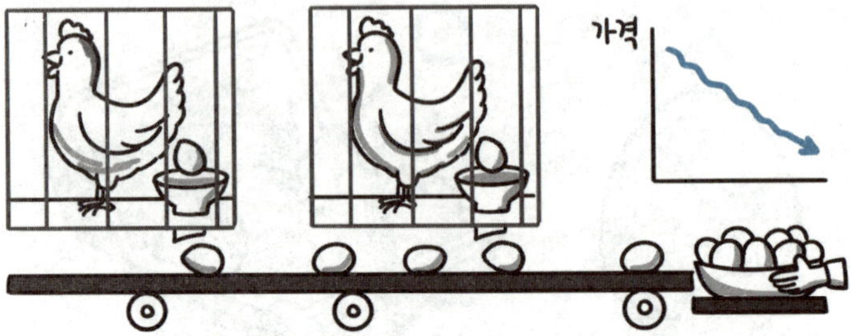

미 가격이 소고기 600그램 가격과 거의 비슷합니다. 1967년 달걀 10개의 가격은 돼지고기 600그램 가격과 거의 같았습니다. 1950년대 달걀은 토종닭, 돼지고기, 찹쌀과 함께 설 선물 4대 인기 품목일 정도였습니다. 1962년 이화여대 기숙사를 탐방한 신문기사에는 기숙사 식당에서 매일 하나의 달걀 프라이가 나온다는 사실을 자랑거리로 소개하는 내용이 있습니다. 1968년 서대문 10층 건물에 문을 연 '뉴 슈퍼 마키트'의 개업행사에서 고객들에게 나누어 준 선물이 '달걀 한 개'였다고 합니다. 1960년대에서 1970년대 초까지 서민 가정에서는 생일, 잔칫날, 혹은 소풍과 같은 기념일 정도에만 달걀을 맘껏 먹을 수 있었습니다.

이렇게 달걀이 귀했던 이유가 무엇일까요? 생산량이 절대적으로 부족하기 했지만 보관과 운반도 까다로웠기 때문입니다.[3] 하지만 1960년대 말 이후 대형 양계장이 생겨나고 1980년대 배터리 케이지(battery cage. 가로세로 50센티미터 정도의 작은 철창)가 등장하면서 달걀 가격이 크게 떨어졌습니다. 본격적인 공장식 양계장이 들어선 셈입니다.

달걀 못지않게 우유의 역사도 매우 깁니다. 가장 오래된 기록은 외양

간에 매어 있는 소와 젖을 짜고 있는 사람과 그릇이 새겨진 벽화입니다. 유프라테스 계곡 근처의 벽화인데 기원전 3,500년 전으로 추정되고 있습니다. 의학의 아버지라 불리는 히포크라테스는 우유를 가장 완전한 식품이라고 했습니다. 성경에도 가나안을 젖과 꿀이 흐르는 땅으로 묘사하며 우유에 대하여 언급하고 있지요.

한반도에서 소를 가축으로 사육하고 식용이나 제물로 이용한 최초의 기록은 고려시대 쓰인 《삼국유사》입니다. 고구려의 시조인 주몽이 말 젖을 먹고 자랐다는 기록이 있습니다. 일본문헌에서는 6세기경인 고구려 평원왕 때 복상이 유락을 만들었고 이를 일본에 전해주었다는 기록도 있다고 합니다.

전통적으로 농업이 경제의 중심이었던 우리나라에서 소는 매우 중요한 가축이었습니다. 농업에 필수적인 축력을 제공했기에 소의 도살을 엄격하게 금하였고, 우유도 송아지의 음식을 빼앗는 것으로 여겨 아무나 먹을 수 있는 음식이 아니었습니다. 또한 당시에는 젖소가 없었기 때문에 일반 백성들이 우유를 마시는 것은 상상조차 못할 일이었습니다. 임금이 하사하는 경우 권력자들만 아주 가끔 맛볼 기회가 있었는데, 그나마 멥쌀을 갈아 우유를 넣고 끓인 타락죽(駝酪粥)의 형태였지요.* 일반 사람들도 우유를 마시게 된 것은 일제강점기에 서양문화를 따라 우유를 마신 일본인들의 영향으로 젖소가 보급되던 무렵입니다. 1937년에 우리나라에 최

* 타락죽은 옛날 궁중에서 임금이나 왕실의 사람들이 병이 나거나 몸이 약할 때 먹는 보양식으로 1565년 명종 때는 명종의 외삼촌인 윤원형이 궁궐에만 있는 타락죽 기계를 집에 배치해 자녀와 첩들도 마시게 했다고 한 이유로 파면을 당했다고 합니다.

초로 대량생산 우유공장이 설립되었고 이후 1960년대에 여러 우유 회사들이 만들어졌습니다.

달걀과 우유의 구성요소

달걀은 크게 껍데기, 흰자, 노른자로 구성이 되어있습니다. 껍데기는 겉으로 보기에는 칼슘으로 구성된 것처럼 보입니다. 하지만 현미경으로 들여다보면 미세한 구멍들이 많은데 이것은 달걀이 호흡하는 통로입니다. 흰자는 주로 단백질과 수분으로 구성되어 있습니다. 배아가 생장하는데 필요한 수분과 단백질을 공급하고 외부의 충격에서 보호하는 쿠션 역할을 합니다. 노른자에는 달걀의 대부분의 열량과 영양성분이 집중되어 있습니다.

달걀에는 풍부한 단백질과 루테인과 같이 생물학적 활성도가 높은 물질이 많이 포함되어 있습니다. 지방성분의 경우 달걀 한 알에 약 20그램 정도로 치즈 한 장에 들어 있는 양보다는 적습니다. 다만, 콜레스테롤 함량이 약 200밀리그램 정도로, 콜레스테롤의 하루 권장 섭취량이 300밀리그램이라는 점을 감안하면 높은 편입니다.

우리는 하루에 달걀을 몇 개나 먹을까요? 한두 개 먹는다는 사람도 있고, 전혀 먹지 않는다는 사람도 있지만 달걀 자체만 생각하면 안 됩니다. 빵이나 과자, 아이스크림 등에도 많은 양의 달걀 성분이 함유되어 있기에 하루 달걀 섭취량은 꽤나 높은 편입니다. 2016년 농림축산식품부의 통계자료에 따르면 우리나라 1인당 달걀 소비량은 연간 268개입니다.

이번에는 우유에 대해 알아볼까요? 우유에는 당질, 지방, 단백질이 골고루 포함되어 있습니다. 우유에 들어 있는 당질인 유당(락토스, lactose)은 에너지원으로 사용됩니다.* 우유의 지방 함유량은 3.5~4.0퍼센트입니다. 시판되고 있는 우유 중에 '3.4우유'라는 것이 있는데 3.4라는 숫자는 우유의 지방 함유량을 말합니다. 저지방 우유를 고르는 분들도 많으시지요? 저지방 우유란, 우유에서 지방성분을 뽑아 지방 함량을 낮춘 것인데 보통 지방 함유량이 1퍼센트 정도입니다. 거의 대부분의 지방을 제거한 우유가 바로 탈지우유(skim milk)입니다. 우유의 평균 담백질 함유량은 평균 3.2~3.5퍼센트로, 우유 단백질은 크게 카제인 80퍼센트, 유청단백질 20퍼센트로 되어 있습니다. 카제인은 치즈나 조제분유에 주로 사용되고 봉지 커피에는 유화제로 첨가되기도 합니다.

달걀과 우유는 완전식품이라고 찬사를 받고 있지만 포화지방과 콜레스테롤성분이 많기 때문에 혈액 내 지질을 높이고 심혈관질환과 사망률을 증가시킨다는 우려도 받고 있습니다. 그렇다면 과연 얼마나 먹는 게 좋을까요? 최근에 발표된 달걀과 우유에 대한 임상연구를 중심으로 소

* 어떤 사람은 우유를 먹으면 소화불량이나 설사를 하는 경우가 있는데 이를 유당불내증(lactose intolerance)이라고 합니다. 유당불내증이란 유당을 분해하는 효소인 락타아제(lactase)가 부족한 것으로 우리들이 어릴 때는 엄마의 젖을 먹고 자라기 때문에 유당을 분해하는 효소인 락타아제가 몸에서 분비되지만 나이가 들어감에 따라 락타아제가 점차 줄어들거나 분비되지 않는 경우가 발생하기 때문입니다. 유당불내증인 사람들은 우유를 마셔도 유당이 분해되지 않기 때문에 분해되지 않은 유당이 장에 내려가 소화불량이나 설사가 생기는 것입니다. 최근에는 이런 사람들을 위하여 유당을 제거하거나 분해시킨 우유가 판매되고 있습니다.

개하면 다음과 같습니다.

달걀, 우유, 유제품 섭취에 대한 임상연구

전 세계 50개국에서 일주일에 달걀을 7개 이상을 섭취한 사람들과 1개 이하로 섭취한 사람들로 나누어 추적관찰을 하였더니 일주일에 달걀을 7개 이상 섭취한 사람들이 그렇지 않은 사람들에 비하여 혈중 지질상승, 모든 원인에 의한 사망, 심장병 발생률의 차이가 없었습니다.[4] 미국에서 간호사를 대상으로 14년 동안 추적관찰을 한 결과, 달걀 섭취 정도와 심장병과의 관련성은 보이지 않았습니다. 하지만 당뇨를 가진 사람들의 경우 달걀을 하루에 1개 이상 섭취하는 경우 일주일에 1개 이하로 섭취하는 경우에 비하여 심장병 위험도가 남녀 각각 2배, 1.5배 높았습니다.[5]

미국인이 대상인 연구들을 종합해서 분석한 결과 하루에 달걀을 1개 반 정도 먹었을 때 심뇌혈관질환의 위험도가 17퍼센트 증가하였고, 모든 사망에 의한 원인도 18퍼센트 증가하였습니다. 달걀 반 개를 추가로 먹었을 경우 심장병의 위험도 및 모든 원인에 의한 사망이 각각 6퍼센트, 8퍼센트 증가하였습니다. 하지만 육류 섭취 등 콜레스테롤과 관련이 있는 인자들을 제거하고 분석한 결과, 위의 효과들은 사라졌습니다.[6]

세계 21개 나라의 사람들을 대상으로 우유를 하루에 두 컵* 이상 섭취

* 여기서 한 접시란 우유 한 컵, 요구르트 한 컵, 치즈 한 조각을 의미합니다.

하는 사람들과 전혀 먹지 않는 사람들을 비교·분석한 결과, 우유를 하루에 두 컵 이상 먹는 사람들이 전혀 먹지 않는 사람들에 비하여 모든 원인에 의한 사망률 16퍼센트, 심혈관질환 및 비심혈관질환에 의한 사망률 14퍼센트, 22퍼센트, 주요심장사건 및 뇌경색 발생률이 22퍼센트, 34퍼센트 낮았습니다. 유제품 중에서는 요구르트를 많이 섭취한 사람의 경우 요구르트를 거의 섭취하지 않는 사람들에 비하여 모든 원인에 의한 사망률이 낮았지만, 치즈나 버터는 차이가 없었습니다.[7]

이전에 유제품의 효과를 연구한 논문들을 모아 종합적으로 분석한 결과 유제품과 저지방 유제품, 그리고 우유를 하루에 200그램 이상 섭취하는 경우 적게 섭취하는 사람들보다 고혈압 위험도가 각각 3퍼센트, 4퍼센트, 4퍼센트 감소하였습니다. 하지만 치즈나 요구르트 섭취의 경우 고혈압 위험도가 차이가 없었습니다.[8] 유제품 섭취의 효과를 인종에 따라 분석하였더니 하루에 우유를 200그램 섭취하면 뇌경색의 위험도가 서양인은 2퍼센트, 동양인은 18퍼센트 낮았습니다.[9] 미국에서 3개의 주요 전향적 코호트연구 참가자들을 가지고 분석한 결과 유제품 섭취와 모든 원인에 의한 사망률과 관련이 없었습니다.[*, 10]

* 이런 연구들의 결과를 해석할 때 주의할 것은 대부분의 연구들이 참여자들의 식단조사를 매일하는 것이 아니라 일 년에 한 번만 하는 경우가 많다는 점입니다. 따라서 연구참여자들의 식단에 변화가 있더라도 이를 확인할 수 없다는 문제점을 가지고 있습니다. 또한 이러한 연구들은 연구자들이 연구참여자들의 식단조사를 직접 확인하는 것이 아니라 연구참여자들에게 설문조사로 식단을 분석하는 경우가 거의 대부분입니다. 따라서 연구 참여자들 중에 달걀을 적게 섭취하는 하는 사람들이 일부로 달걀을 적게 먹는다고 적어 냈을 가능성도 배제할 수 없습니다. 마지막으로 위의 연구들은 원인과 결과를 확실히 평가할 수 있는 무작위대조군 연구(RCA, randomized controlled study)가 아니고 관찰연구들이기 때문에 원인과 결과의 관계를 직접적으로 도출해 내지 않고 단지 관련성이 있다는 정도만 확인할 수 있습니다.

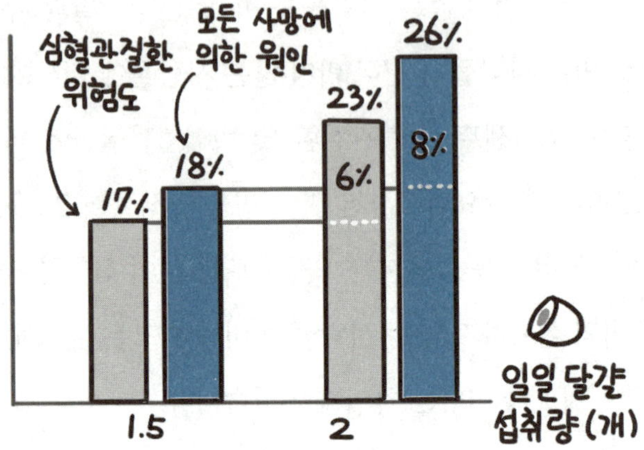

하루에 달걀은 한 개, 우유는 두 컵

이제까지 연구 결과들을 정리하면 달걀이나 우유는 좋은 음식임에는 분명하지만, 달걀의 경우 하루에 한 개 반 이상 먹으면 몸에 좋지 않은 듯합니다. 이유는 노른자에 콜레스테롤이 많이 함유되어 있기 때문입니다. 우유는 하루에 두 컵 이상 마시는 것이 건강에 좋을 것 같습니다. 다만 일반 우유에는 지방성분이 많이 함유되어 있기 때문에 건강을 생각하신다면 저지방 우유를 선택하시는 것이 좋겠습니다.

과일과 채소는 몸에 좋고 가공식품은 몸에 나쁘기만 할까?

신선식품 VS 가공식품

2018년 개봉한 '리틀 포레스트'라는 영화를 알고 계시는지요? 이 영화는 만화가 원작으로 일본에서는 2015년 '리틀포레스트: 여름과 겨울', '리틀포레스트: 겨울과 봄'의 2편으로 나누어 개봉하였습니다. 우리나라에서 개봉한 영화는 주인공인 혜원(김태리 분)이 도시의 반복되는 일상에 지쳐 자신의 고향집으로 내려와 농작물을 키우고, 요리를 짓고, 옛 상황을 추억하는 등 사계절을 보내면서 성장해 나가는 이야기를 담은 영화입니다. 일본영화와 다르게 한편에 사계절 이야기를 모두 담다보니 시간의 흐름이 두드러지고 속도감과 리듬감이 더해졌다는 평가를 받았습니다.

영화는 쉽게 구할 수 있는 재료를 가지고 토속적이지만 맛깔나게 만든 제철 요리들로 향수와 입맛을 자극합니다. 눈 속에 파묻힌 배추를 뽑아 썰어 넣은 배추 된장국, 밀가루를 치대어 쫄깃하게 반죽해 만든 수제비, 취나물과 사과 꽃을 얹은 파스타, 양배추 샌드위치, 오이 콩국수, 양

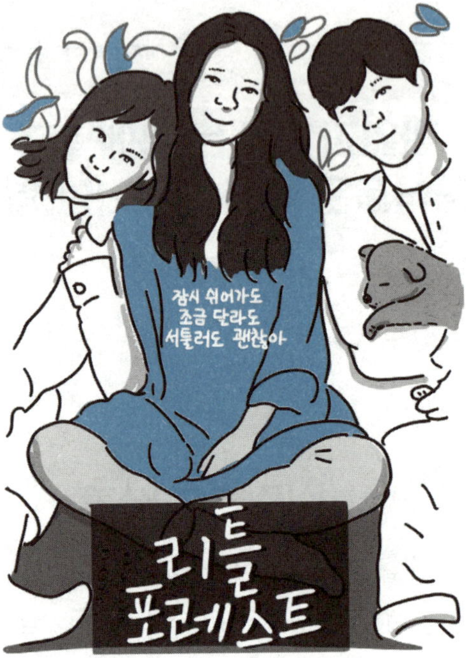
잠시 쉬어가도
조금 달라도
서툴러도 괜찮아
리틀
포레스트

파 통구이, 아카시아 꽃 튀김 등 고기를 사용하지 않고 직접 농사를 지은 작물로만 만듭니다. 육류 요리는 전혀 나오지 않는데, 영화를 만든 임순례 감독님이 동물보호시민단체의 대표이면서 채식주의자이기 때문이라고 합니다.

영화 '리틀 포레스트'에 나오는 음식을 보며 입맛을 다시긴 하지만 현실적으로 매일 신선한 재료로 요리를 해서 먹는 일이 쉬운 일은 아닙니다. 그보다는 간편식이나 가공식품을 자주 먹게 되지요. 대표적인 가공 식품을 꼽으라면 통조림을 생각하는 분들이 많을 겁니다. 통조림은 1804년 프랑스에서 최초로 고안되었습니다. 나폴레옹 전쟁 당시 군인들이 신선한 음식을 섭취할 수 없게 되면서 괴혈병이 만연하였다고 합니다. 이에 프랑스 정부는 1795년 방부제를 사용하지 않고도 음식을 오래 보관하는 방법을 개발하는 사람에게 상금을 제안했습니다.

당시 과자 제조기술자였던 니콜라 아페르(Nicolas Appert)가 유리병에 식품을 넣고 코르크 마개를 느슨하게 막은 다음 끓는 물에 담가 30~60분 정도 가열한 후 뜨거울 때 코르크 마개나 밀랍으로 단단히 막는 '병조림 방식'을 고안했는데, 이것을 프랑스 정부가 군사 식량으로 채택하였습니다. 1810년 기계공 피터 듀런드(Peter Durand)는 무겁고 깨지기 쉬운 병으로 만든 병조림 대신 가볍고 보관도 쉬운 양철판으로 만든 통조림을 특허 출원하였습니다. 통조림은 제1차, 제2차 세계대전을 거치면서 비약적으로 성장했지요. 지금은 전 세계에서 연간 2천억 개 이상 소비되고 있습니다.[11] 우리나라에서 통조림이 처음 제조된 것은 한국전쟁 때였습니다.

'과일과 채소가 몸에 좋다'는 말은 자주 들어보셨을 겁니다. 반면 '가공식품은 몸에 좋지 않다'고 알려져 있습니다. '몸에 좋다'는 것은 병에 적게 걸리고 오래 산다는 뜻이겠지요. 그렇다면 과일과 채소를 많이 먹으면 병에 적게 걸리고 장수하게 될까요? 가공식품을 많이 먹으면 건강에 좋지 않을까요?

과일과 채소가 몸에 좋은 이유

과일과 채소를 구별하는 방법은 크게 두 가지입니다. 첫째, 다년생이면 과일, 일년생이면 채소라고 정의합니다. 둘째, 나무에서 열리면 과일, 밭에서 열리면 채소라고 정의합니다. 이러한 정의에 따르면 우리가 과일이라고 생각하기 쉬운 참외나 수박, 토마토는 밭에서 열리는 일년생 열매이기 때문에 채소입니다. 참고로 이렇게 과일과 같은 채소들을 열매채소라고 합니다.

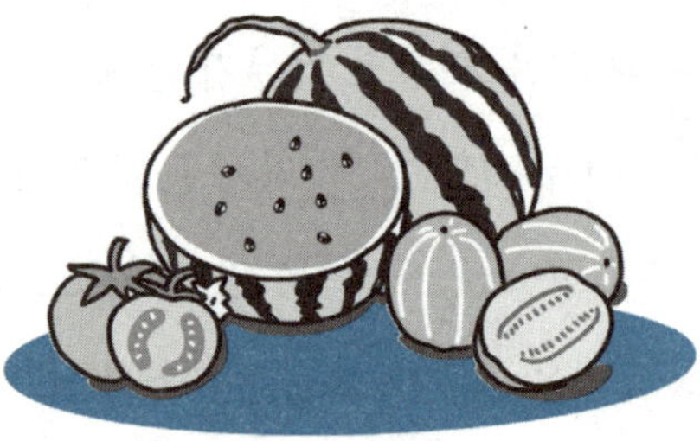

채소와 과일을 어떻게 정의하든 한 가지 분명한 사실이 있습니다. 칼로리가 적고 식이섬유가 풍부하다는 것입니다. 비타민과 무기질 같은 필수 영양소는 물론, 각종 질병을 예방해주는 생리활성물질도 풍부합니다. 다만, 채소는 과일에 비해 단맛이 적고 섬유질이 많아 오래 씹어야 합니다. 채소와 과일은 몸에 좋은 음식이지만 신선식품이라는 특성상 유통기간이 짧아 보관과 관리가 어렵습니다. 에너지 생성에 필요한 칼로리가 낮고, 근육형성에 필요한 단백질이 부족하다는 문제도 있지요.

가공 과정이 많아질수록 첨가물도 많아진다

가공식품이란 식품원료에 식품첨가물을 첨가하거나, 식품의 원형을 알아볼 수 없도록 분쇄하고 절단해서 식품을 변형시키거나, 식품을 변형시킨 것을 서로 혼합해서 제조, 가공, 포장한 것입니다. 원료의 특성을 살리면서도 보존과 조리가 편하도록 인공적인 방법으로 여러 처리를 하여 맛과 저장성을 높인 식품이지요.

가공 정도에 따라 최소가공식품, 가공식품, 초가공식품으로 나눌 수 있습니다. '최소가공식품'은 최소한으로 가공된 식품입니다. 말리거나 갈거나 굽거나 얼리거나 끓이거나 저온살균한 식품으로 냉동과일이나 채소, 저온살균우유, 100퍼센트 과일주스 등이 여기에 속합니다.

'가공식품'은 한두 가지 요소를 하나로 혼합해 음식을 오래 보존하거나 맛을 강하게 하기 위해 가공된 식품입니다. 훈제식품, 딱딱하게 말린 육류, 치즈, 신선한 빵, 베이컨, 시럽, 맥주 등이 여기에 속합니다.

'초가공식품'은 가공 과정을 가장 많이 거친 식품입니다. 기계식 제조빵, 시리얼, 소시지, 과자, 비스킷, 통조림 등 우리가 알고 있는 거의 모든 가공식품이 여기에 속합니다. 가공식품은 장기보관이 가능할 뿐 아니라 조리방법도 간단하여 바쁜 현대인에게 식사나 간식으로 많이 애용되고 있습니다. 하지만 가공 과정에서 비타민이나 무기질과 같은 영양소가 파괴되고, 칼로리가 높아지고, 소금, 설탕, 트랜스지방, 보존료, 발색제, 조미료 등 식품첨가물이 많이 들어간다는 문제점도 있습니다.

과일, 채소, 가공식품 섭취에 대한 임상연구

전 세계 사람들을 대상으로 평균 7.4년 관찰한 결과, 과일, 채소, 콩을 하루에 한 접시(약100그램) 이하로 먹을 때 보다 3~4접시를 먹었을 때 모든 원인에 의한 사망률이 22퍼센트 낮았습니다. 과일과 채소를 따로 분석해 보니 과일과 콩은 섭취를 하면 할수록 모든 원인에 의한 사망이 낮아지는 양상을 보였지만 채소의 경우 조리한 채소보다는 신선한 채소를 많이 섭취할수록 모든 원인에 의한 사망률이 낮았습니다.[11] 과일과 채소가 우리 몸에 어떤 영향을 미치는지 확인한 연구들을 종합적으로 분석한 결과에서 권장량보다 과일과 채소를 하루에 한 접시를 추가로 섭취할 때마다 모든 원인에 의한 사망률이 5퍼센트 정도 낮았지만 하루에 5접시 이상 먹어도 그 효과가 더 늘어나지는 않았습니다.[12]

유사한 연구에서 과일과 채소를 하루에 3접시 미만으로 섭취하는 경우보다 3~5접시 및 5접시 이상 섭취하는 경우 뇌경색 위험도가 각각 11퍼센트, 26퍼센트 낮았습니다.[13] 호주에서 70세 이상 여성에서 사과 섭취량과 사망률을 15년 이상 관찰한 결과, 하루에 사과를 거의 먹지 않는(하루에 5그램 이하) 사람들에 비하여 사과를 하루에 한 개(100그램) 이상 먹는 사람들은 모든 원인에 의한 사망률이 35퍼센트 낮았습니다.[14]

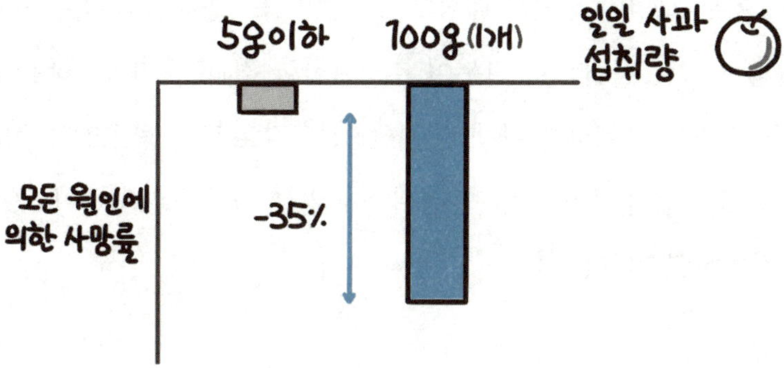

프랑스에서 시행한 연구에서 공장빵, 가당 및 가염 스낵, 공장에서 생산된 과자나 디저트, 소다수, 미트볼, 치킨 및 생선 너겟, 라면, 레토르트 식품 등 초가공식품을 많이 먹는 사람들은 주로 젊은이, 저소득층, 저교육층, 혼자 사는 사람들, 비만이거나 과체중인 사람, 신체활동이 적은 사람들이었고, 초가공식품을 많이 먹으면 먹을수록 모든 원인에 의한 사망률이 14퍼센트 정도 높게 나타났습니다.[15] 이들이 초가공식품을 10퍼센트 추가로 섭취했을 때 당뇨 위험도가 15퍼센트 정도 증가하였고,[16] 심혈관질환 위험도도 12퍼센트 증가하였습니다.[17]

스페인에서 소다수, 소시지, 비스킷, 캔디, 과일요구르트, 인스턴트 레토르트식품, 가당 및 가염 스낵, 가당우유 및 과일주스와 같은 초가공식품을 많이 먹는 사람과 그렇지 않은 사람으로 비교한 결과, 초가공식품을 하루에 4접시 이상 먹는 사람은 하루에 2접시 이하로 먹는 사람들보다 모든 원인에 의한 사망률이 62퍼센트 높았습니다. 특히 하루에 한 접시 정도 추가할 때마다 모든 원인에 의한 사망률이 18퍼센트 증가하였습니다.[18]

미국에서 20명의 성인을 대상으로 2주간 초가공식품을 먹는 사람들과 그렇지 않는 사람으로 나누어 추적관찰한 결과, 초가공식품을 먹은 사람들의 경우 칼로리 섭취가 평균 508킬로칼로리가 높았고 체중도 평균 0.9킬로그램이 증가한 반면, 섭취하지 않은 사람들은 체중이 0.9킬로그램 감소하였습니다.[*, 19]

과일과 채소는 가까이, 가공식품은 멀리

위의 연구 결과들은 통조림, 과자, 소시지와 같은 가공식품을 많이 먹으면 먹을수록 모든 원인에 의한 사망과 심혈관질환 위험도가 증가한다는 사실을 알려줍니다. 반면, 과일과 채소를 많이 먹으면 모든 원인에 의한 사망 및 심혈관질환 위험도가 낮은 것을 확인할 수 있습니다. 문제는 현실입니다. 맞벌이 부부가 늘어나면서 신선식품으로 음식을 조리할 시간도 없거니와 요리법도 잘 모르는 경우가 많기 때문에 쉽게 먹을 수 있는 초가공식품이나 레토르트식품 선호도가 점차 증가하고 있기 때문입니다.

* 단, 위의 연구 결과들을 해석하는데 주의해야 할 것이 있습니다. 우선 비스킷이나 통조림과 같은 초가공식품은 심장병이나 암의 직접적인 원인과 결과물이 아니라 단지 그렇게 보이는 현상일 가능성을 배제할 수 없습니다. 즉, 초가공식품이 문제가 아니라 이런 초가공식품을 자주 먹는 사람들은 아마도 건강에 좋은 식품을 적게 섭취하는 식이패턴을 가지고 있을 가능성이 높기 때문일 수도 있기 때문입니다. 또한 이러한 초가공식품을 많이 소비한다는 것은 사회적인 불평등을 반영한 것일 수도 있습니다. 이전연구에서 보면 초가공식품을 많이 섭취하는 사람들은 사회경제적으로 어려운 저소득층이나 저학력층, 1인가구이며 규칙적으로 운동하지 않는 경향을 보인 반면 과일이나 채소를 많이 소비하는 사람들은 중산층 이상인 경우가 많고 규칙적으로 운동하는 등 건강에 관심을 가진 경우가 많았습니다.

우리나라의 성인을 대상으로 가공식품 섭취비율을 분석한 연구조사에 따르면 총 식품 섭취량 중 가공식품은 68.1퍼센트였습니다.[20] 이미 선진국에서도 발생하고 있는 일이지요. 미국이나 영국의 경우 섭취하는 전체 칼로리 중 50~60퍼센트, 섭취하는 설탕의 90퍼센트를 초가공식품에서 얻는 것으로 알려져 있습니다.

한 가지 주의할 점은 과일과 채소가 몸에 좋은 음식이더라도 적정량을 넘어서면 비만의 원인이 되고, 당뇨병을 악화시실 수 있다는 점입니다. 특히 한국인들은 식후 디저트로 과일을 즐기는 경향이 있는데 이러한 식습관은 과일을 섭취하여 탄수화물이나 지방 섭취를 줄이는 효과를 기대하기 어렵고 칼로리 섭취를 증가시키게 됩니다. 따라서 전문가들은 과일을 식후 디저트로 먹기보다 식간에 배가 출출할 때 먹는 것을 추천합니다.

과일이나 채소 대용으로 마시는 과일주스와 채소주스는 식이섬유가 거의 없어서 마셔도 포만감을 느끼지 못합니다. 가공 과정에서 비타민 손실이 많아지고 당분 함유량도 높아지기에 가급적 삼가는 것이 좋습니다. 과일 통조림의 경우도 비슷합니다. 통조림을 만들 때 많은 양의 설탕이 들어가므로 지나치게 많이 먹으면 필요 이상 당을 섭취하게 됩니다. 건강을 생각한다면 가급적 피하는 것이 좋고, 먹더라도 적은 양을 섭취하는 것을 권합니다. 내 몸을 건강하게 유지하고 싶다면 과자, 통조림, 레토르트 같은 초가공식품은 최대한 멀리 하고 채소와 과일 등 신선식품을 가까이 두고 챙겨 드세요.

건강상식 HEALTH COMMON SENSE

통곡물과 심장병

미국 학회에 발표하러 간다고 하면 많은 사람들이 부러워합니다. 저도 휴가서를 내고 왕복항공권을 끊을 때까지는 기분이 좋습니다. 하지만 공항에서 비행기를 타자마자 이런 기분은 사라지고 맙니다. 좁은 이코노미 석에서 다리도 쭉 펴지 못한 채 12~14시간 정도 갇혀 있어야 하니까요. 도착할 무렵이 되면 아프지 않은 곳이 없습니다. 게다가 서툰 영어로 인한 언어 장벽도 문제입니다. 공항 입국심사대부터 호텔체크인까지 힘든 일투성이지요.

시차적응도 만만치 않습니다. 주에 따라 다르지만 평균적으로 우리나라와 12시간 정도 차이가 납니다. 피곤하다고 낮에 잠을 자면 그날 밤은 꼬박 날을 새울 각오를 해야 합니다. 아침에 일어나 학회에 참가하여 발표자들의 이야기를 듣고 있다 보면 저절로 눈이 감기곤 하지요. 주위를 둘러보면 앉은 채로 잠을 자는 사람들도 많습니다. 거의 한국이나 중국, 일본에서 온 사람들입니다.

그래도 이 정도는 적응할 만합니다. 가장 어려운 난관이 남아 있습니다. 음식입니다. 미국 학회에서는 점심 식사를 제공하는데 주로 통곡물로 만든 샌드위치와 과일, 그리고 음료수입니다. 샌드위치 먹는 일이 뭐 그리 힘드냐고요? 우리나라 빵을 생각하면 오산입니다. 우리나라에서 파는 빵들은 대개 부드러워서 몇 번 씹지 않아도 목구멍으로 쉽게 넘어가지만, 미국 학회에서 제공하는 딱딱한 통곡물 샌드위치는 몇 번 씹지 않아도 입천장이 까지는 경우가 흔합니다. 게다가 빵 사이에 들어 있는 햄은 얼마나 짠지 맛을 느끼지 못하는 경우도 허다합니다. 하루 이틀은 그럭저럭 먹고 버털 수 있지만 삼일 째 되는 날에는 먹고 싶은 생각이 없어집니다. 불평 없이 매우 맛있게 먹고 있는 미국인들을 보면 그저 놀라울 뿐이지요.

이토록 먹기 힘든 통곡물인데 건강에는 무척 좋다고 합니다. 최근 통곡물에 대한 연구 결과들이 많이 발표되어 소개하고자 합니다. 미국에서 3개의 주요 전향적 코호트연구를 분석한 결과 통곡물 소비가 가장 많은 군은 가장 적은 군에 비하여 당뇨 발생률이 29퍼센트 낮았습니다. 특히 통곡물 시리얼과 통곡물 빵을 하루에 한 그릇 이상 섭취하는 경우 한 달에 한 그릇 이하로 섭취하는 사람에 비하여 당뇨 위험도가 각각 19퍼센트, 21퍼센트 낮았습니다.[21]

통곡물이 우리 몸에 어떤 영향을 미치는지 대한 연구들을 종합해서 분석한 연구에서 하루에 통곡물 빵, 통곡물 시리얼 같은 통곡물을 90그램 추가로 섭취한 경우 심장병의 위험도 19퍼센트, 뇌경색 위험도 12퍼센트, 악성종양에 의한 사망률 15퍼센트, 모든 원인에 의한 사망률이 17퍼센트 낮았습니다. 하지만 가공정제된 곡물이나 흰쌀밥의 경우 차이가 없었습니다.[22]

위의 연구 결과를 보면 통곡물 음식이 먹기에는 어려워도 건강에는 더 좋은 것 같습니다. 오늘부터 고운 밀가루로 만든 부드러운 빵은 조금 덜 먹고, 거칠거칠하고 맛도 없고 못생겼지만 몸에 좋은 통곡물 빵을 좀 더 드시는 것은 어떨까요?

생선을 자주 먹으면 심장병이나 사망 위험을 낮출 수 있을까?

고등어 사바사바

흔히 '싸바싸바'라고 발음하기도 하는 '사바사바'는 뇌물이나 뒷거래 등 떳떳하지 못하고 은밀하게 이루어지는 일이나 윗사람의 비위를 잘 맞추고 아부를 잘 떠는 등 부정을 통해 자신의 목적을 달성하는 사람의 행위나 그 사람을 표현하는 단어를 말합니다. 이 말의 기원에 대하여 여러 가지 설이 있는데, 그 중에서도 가장 잘 알려진 것은 '고등어' 이야기입니다.

여기에는 우리나라의 슬픈 역사가 관련되어 있습니다. 고등어는 일본어로 '사바(さば)'라고 합니다. 지금은 고등어가 값도 싸고 쉽게 먹을 수 있는 생선이지만 일제강점기에는 구하기도 어렵고 비싸서 일본인들만 먹을 수 있었다고 합니다. 그래서 관청 직원들에게 고등어(사바)를 뇌물로 많이 주었는데 고등어 한 손이 두 마리였기에 두 번 반복해서 '사바사바'란 말이 나왔다는 것입니다. 일본 어시장에서 생선장수가 부패한 관료와 짜고 고등어를 빨리 세는 척하며 상자에 담아 납품을 하고 실제로는 많은

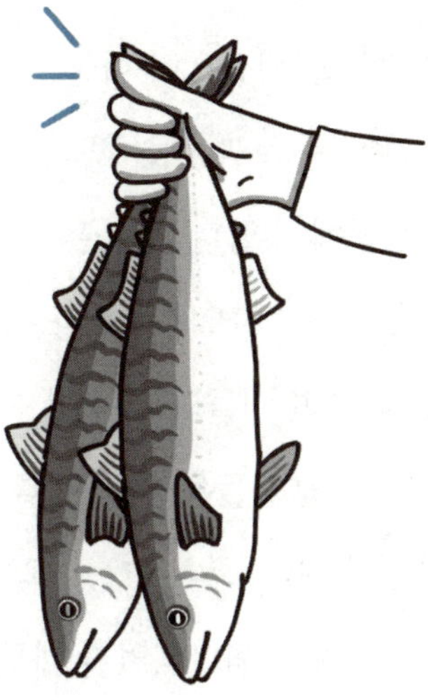

고등어를 빼돌려 이익을 취하는 것을 '사바오 요무(さばを よむ)'라고 하는데, 이 말에서 '사바사바'가 유래하였다는 설도 있습니다. 과거 일제강점기와 함께 없어졌어야 마땅한 검은 관행에서 유래한 말이 여전히 쓰이고 있다는 점이 입맛을 씁쓸하게 합니다.

삼면이 바다로 둘러싸인 우리나라는 다양한 수산물의 보고라고 할 수 있습니다. 고등어와 갈치 같은 비교적 흔한 생선부터 꽃게, 새우 등 계절별미는 물론 새조개 등 갯벌 생물까지 다양합니다. 그래서 지역마다 바다에서 나오는 식재료를 이용한 특색 있는 음식문화가 발달했지요.

2017년 한국농촌경제연구원에서 조사한 바에 따르면 한국인 1인당 수산물 소비량은 65.9킬로그램으로 세계 평균소비량의 3배에 이르는 수준이라고 합니다. 그렇다면 생선을 많이 먹는 것이 돼지고기나 소고기와 같은 육류를 먹는 것보다 건강에 좋을까요? 그렇다면 그 이유는 무엇일까요? 여기서는 생선과 건강에 대하여 알아보도록 하겠습니다.

생선이라고 다 같은 생선이 아니다

생선은 색깔에 따라 크게 붉은 살 생선과 흰 살 생선으로 나눌 수 있습니다. 예를 들어 참치, 방어, 고등어, 꽁치, 전어 등은 붉은 살 생선에 속하고, 복어, 돔, 넙치, 농어, 볼락 등은 흰 살 생선에 속합니다. 붉은 살 생선의 근육이 붉은 색을 띠는 것은 산소를 저장하는 미오글로빈과 같은 색소단백질이 많이 들어 있기 때문입니다. 그렇다면 이들의 근육에 색소단백질이 많이 있는 이유는 무엇일까요? 붉은 살 생선들은 먼 거리를 회유하면서 살기 때문에 기본적으로 운동량이 많습니다. 특히 고등어와 참치는 물에서 몸을 뜨게 하는 부레가 없거나 있더라도 퇴화되었기 때문에 죽을 때까지 헤엄을 쳐야 합니다. 그래서 근육에 산소를 저장하는 미오글로빈과 같은 색소단백질이 많이 생길 수밖에 없습니다.

이에 비하여 광어나 우럭은 한 곳에 정착해서 살고, 한정된 거리만 돌아다니기에 상대적으로 운동량이 적습니다. 근육에 색소단백질량이 적어 생선살이 전반적으로 밝고 하얗게 보이는 것이지요. 참고로 연어와 송어는 비교적 먼 거리를 회유하지만 이 후에는 한 곳에 정착해 살기 때문에 참치나 방어처럼 많이 운동하지 않아 색소단백질이 많지 않습니다. 이들의 색이 주황색을 띠는 이유는 카로테노이드(carotenoid)라는 색소 때문인데 연어의 주 먹이인 새우와 같은 갑각류의 색소성분인 아스타잔틴(astaxanthin)이 체내에 축적된 결과라고 합니다.*

* 우리가 흔히 먹는 노르웨이산 양식연어는 갑각류를 거의 먹지 않기 때문에 인공적으로 합성한 아스타잔틴을 사료에 투입하여 이들의 근육색을 주황색으로 유지하게 한다고 합니다.

흰 살 생선은 붉은 살 생선보다 콜라겐 함유량이 많아, 죽고 난 직후 살이 수축하면서 단단해집니다. 씹을 때 쫄깃한 탄력을 느낄 수 있고 맛이 담백하지요. 붉은 살 생선은 흰 살 생선에 비하여 지방 함량이 월등히 높습니다. DHA, EPA와 같은 오메가3 성분의 불포화지방산이 많고 비타민 A, B, C 등도 많이 함유하고 있습니다.[23] 그렇다면 몸에 좋은 생선이 따로 있을까요? 아니면 모든 생선요리가 다 건강에 좋을까요? 최근에 이에 대한 흥미로운 연구 결과들이 많이 발표되었습니다.

생선 섭취에 대한 임상연구

생선 섭취와 사망률 관련성을 모아 종합적으로 분석한 결과 일주일에 한 접시(약 100그램)의 생선을 섭취하였을 때 심장병 사망률이 16퍼센트, 일주일에 2-4접시의 경우 21퍼센트, 일주일에 5접시 이상의 경우 17퍼센트 낮았습니다.[24] 하루에 생선 20그램을 섭취하면 심장병 사망률이 4퍼센트 낮아지는 것으로 나타났는데, 이런 결과는 주로 서양인보다는 주로 동양인에 더 많이 나타났습니다.[25, 26]

하지만 그렇지 않은 연구도 있습니다. 미국에서 45세 이상의 여성을 대상으로 11년 동안 추적관찰을 하였더니 참치나 고등어, 연어를 섭취해도 심장병 발생률이 낮아지지 않았습니다.[27] 미국에서 전향적으로 진행된 6개의 연구를 모아서 종합적으로 분석한 결과 생선 섭취 정도와 심장

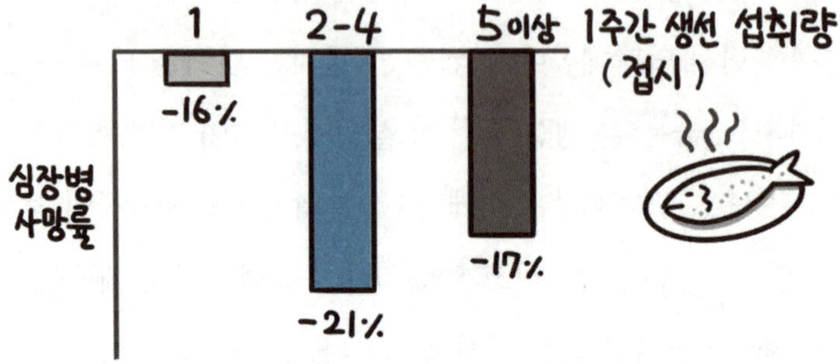

병, 뇌경색 및 이로 인한 사망률은 관련이 없었습니다.[28]

그렇다면 육류 위주의 식단을 생선으로 바꾸면 효과가 있을까요? 덴마크에서 50~64세까지 성인들의 식생활을 분석한 결과 육류를 연어나 청어, 정어리와 같은 붉은 살 생선으로 일주일에 150그램을 바꾸었을 경우 급성심근경색 발생률이 24퍼센트 낮았지만 대구, 메기, 넙치와 같이 지방이 적은 물고기로 바꾸었을 경우 급성심근경색 발생률에는 차이가 없었습니다. 다른 연구에서도 육류나 가공육을 생선으로 바꾸었을 때 당뇨발생률이 6퍼센트 낮았고,[29] 뇌경색 비율도 13퍼센트(비가공육), 33퍼센트(가공육) 낮았습니다.[30]

생선 섭취가 심장병 예방에 효과적인 이유

생선을 먹는 것이 심장병 예방에 어떤 효과가 있는지 연구에 따라 결과가 다르게 나타나는 이유는 무엇일까요? 우선 생선 섭취가 심장병을 예방하는 데 효과가 있는 이유부터 생각해 보겠습니다. 가장 큰 이유는 생선에 함유된 풍부한 오메가3 지방산 덕분입니다. 하지만 생선마다 오메가3 지방산 함유량이 다르기에 이것만 가지고는 생선의 심장보호 효과를 설명하기가 쉽지 않습니다. 연어나 청어, 정어리 등 붉은 살 생선은 오메가3 지방산 함량이 높지만 대구, 메기, 넙치와 같은 흰 살 생선은 지방 함량이 적기 때문입니다.

또 하나의 원인은 생선을 먹는 방식입니다. 패스트푸드 음식점에서 파는 생선튀김이나 생선살로 만든 햄버거는 흰 살 생선을 사용하는 경우가 많고, 생선을 기름에 튀기면 당뇨병, 동맥경화증 등이 발생하거나 진행하는 데 관련성이 있다고 알려진 최종당화산물(advanced glycation and product, AGE)이나 발암물질이 생성될 수 있고, 튀긴 기름이 생선에 스며들어 열량을 높일 수 있기 때문입니다. 미국에서 50~79세 성인여성을 대상으로 생선튀김을 일주일에 적어도 한 접시 이상 먹는 경우 전혀 먹지 않는 경우에 비하여 모든 원인에 의한 사망과 심장병에 의한 사망률이 각각 7퍼센트, 13퍼센트 높았습니다.[31] 미국에서 40세 이상의 성인을 대상으로 평균 5.1년 추적관찰한 결과 생선튀김을 한 달에 한 접시 이하로 먹는 사람에 비하여 일주일에 두 접시 이상 먹는 사람의 경우 심장병 위험률이 63퍼센트 높았습니다.[32] 튀긴 생선이나 생선살로 만든 햄버거를 일주일에 한 번 이상 먹는 경우는 한 달에 한 번 이하로 먹는 경우와 비교하여 뇌경색 위험도가 44퍼센트 증가하였습니다.[33]

생선은 예스! 생선 튀김은 노!

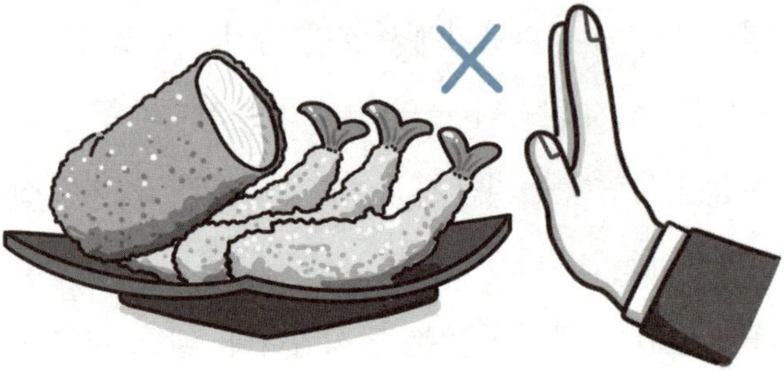

위의 연구를 보면 생선이 몸에 이로운 음식인 것은 맞는 듯합니다. 생선 중에서는 붉은 살 생선이 흰 살 생선보다 건강에 더 좋아 보입니다. 그렇다면 어떻게 생선을 조리하는 것이 좋을까요? 바로 찌거나 삶는 것입니다. 찌거나 삶으면 오메가3 지방산을 비롯한 여러 영양소 손실을 최소화할 수 있어서 건강에는 더 좋다고 합니다. 다만, 조림이나 자반 등 염장한 생선은 나트륨 함량이 높기 때문에 고혈압이나 심장 및 신장기능이 떨어진 분들에게는 권장하지 않습니다.

주의할 것은 특정 생선에 수은을 비롯한 중금속이 들어 있다는 우려가 있습니다. 수은 함량이 높은 대표적인 생선은 참치, 황새치, 삼치, 상어 등 덩치가 크고 오랫동안 사는 포식성 물고기들입니다. 미국 식품의약안전청에서도 어린이와 임신한 여성에게 참치 캔을 주 2회 이상 섭취하지 않도록 권고하고 있으니 충분히 주의를 기울여서 드시기 바랍니다.[34]

닭가슴살은 두부만큼 안전할까?

닭고기, 소고기, 그리고 두부

금요일 저녁 10시. 갓 튀긴 프라이드치킨과 함께하는 시원한 생맥주 한 잔은 일주일 동안 쌓인 스트레스를 푸는 데 최적이지만 체중 관리에는 최악입니다. 입을 만 하던 옷들이 타이트해지다 못해 더 이상 단추를 채울 수 없는 지경에 이르면 다이어트를 고민하게 됩니다. 어떻게 다이어트를 시작하는 게 좋을까 생각하며 인터넷 검색을 하다보면 닭가슴살이

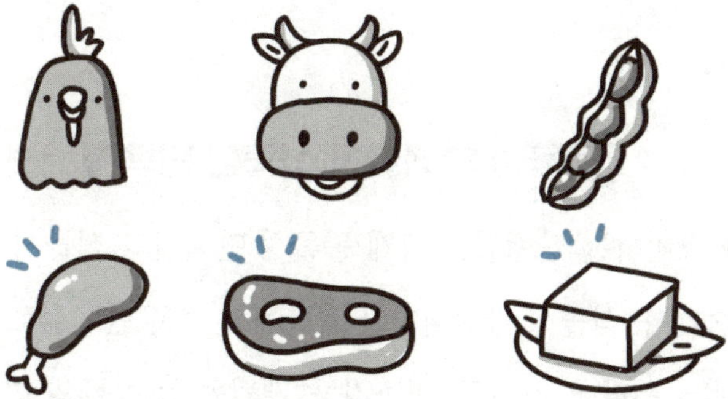

자주 보이지요. 처음엔 닭가슴살 위주의 식단이 그럭저럭 괜찮습니다. 하지만 시간이 지날수록 닭가슴살'만' 먹는 게 쉽지 않다는 것을 느끼지요. 맛도 심심한데 식감도 퍽퍽해 쉽게 질립니다. 수분이 빠져나가는 시간도 빨라 금세 뻣뻣해집니다. 다이어트를 여러 번 경험하다보면 닭가슴살만 떠올려도 지긋지긋해지지 않던가요. 이런 이유로 닭가슴살 대신 소고기를 선호하기도 합니다. 문제는 닭가슴살에 비해 소고기는 지방 함량이 높고 가격은 더욱 비싸다는 점이지요.

그렇다고 식물성 단백질 덩어리인 두부를 먹는 것도 썩 내키지는 않습니다. 두부는 가격도 만만하고 포만감도 있지만 맛있다고 보기엔 어렵습니다. 게다가 과하게 먹으면 참을 수 없이 독한 방귀가 폭풍처럼 작렬합니다. 집에만 있다면 참을 법도 하지만 직장에서 실수라도 하면 얼마나 낯이 뜨거울까요. 그래도 건강을 생각한다면 더 좋은 음식을 먹고 싶을 겁니다. 닭고기와 소고기 같은 동물성 단백질과 두부 같은 식물성 단백질 중에서 어떤 것이 나을까요? 여기에서는 단백질에 대해서 알아보도록 하겠습니다.

동물성 단백질과 식물성 단백질

우리가 소비하는 단백질은 크게 동물성 단백질과 식물성 단백질로 나눌 수 있습니다. 식물성 단백질이란 식물에서 얻은 단백질로 대표적인 식품으로 대두, 서리태, 강낭콩, 병아리콩, 렌틸콩 등 콩류와 콩을 가공하거나 발효한 두유, 유부, 두부, 된장, 콩비지 등이 있습니다. 이 외에 땅콩, 호두, 아몬드, 잣과 같은 견과류에도 단백질이 많이 들어 있습니다.

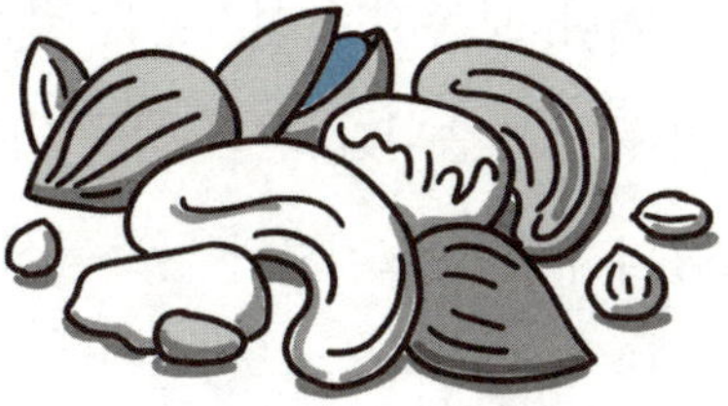

동물성 단백질은 가축이나 생선에서 얻은 고기에서 얻은 단백질을 말합니다. 고기는 색깔에 따라 붉은색을 띤 적색육과 하얀색을 띤 백색육으로 나눌 수 있습니다. 우리가 흔히 먹는 소고기나 돼지고기는 적색육이고 닭고기나 생선은 백색육이지요. 적색육이 붉은색을 띠는 이유는 생선과 마찬가지로 철분을 함유한 미오글로빈(myoglobin)이라는 색소단백질 성분이 많이 함유되어 있기 때문입니다. 미오글로빈은 혈액의 적혈구 속에 있는 헤모글로빈과 유사한 구조를 가지기 때문에 붉은색을 띠는데, 근육에 산소를 비축하고 있다가 갑자기 뛰는 등 활동량이 커질 때 즉석에서 산소를 공급하는 역할을 합니다. 소나 돼지의 경우 평소 움직임이 많은 편이기 때문에 근육에 미오글로빈의 농도가 높습니다. 반면 닭이나 꿩은 오랫동안 하늘을 날지 않기 때문에 근육에 미오글로빈이 적어 하얀색을 띠고 있습니다. 같은 조류더라도 오리는 장시간 비행을 하기 때문에 근육에 미오글로빈 함량이 높아 근육이 붉은색을 띠고 있습니다.

동물성 단백질은 만드는 방식에 따라 가축에서 바로 얻는 신선육과 공장에서 여러 과정을 거친 가공육으로 나뉩니다. 가공육은 가축에서 얻은 살코기나 지방의 저장기간을 늘이기 위하여 말리거나, 연기에 그을리거나, 소금에 염질을 하거나, 보존제나 첨가물을 넣는데, 대표적으로 햄, 소시지, 베이컨, 살라미 등이 있습니다. 향과 색을 내기 위하여 여러 첨가물을 넣기 때문에 가공되지 않은 고기보다 나트륨성분과 질소성분이 더 많이 포함되어 있습니다.

동물성 단백질과 식물성 단백질 중에서 몸에 더 좋은 것은 무엇일까요? 백색육과 적색육, 가공육과 신선육 중에서는 어느 것이 건강에 더 좋을까요? 최근에 발표된 연구 결과들을 소개하겠습니다.

동물성 단백질 섭취에 대한 임상연구

미국에서 30~55세 여성을 대상으로 평균 8년 동안 추적관찰한 결과 동물성 단백질을 많이 섭취한 사람들이 모든 원인에 의한 사망률은 높지 않았지만 심혈관질환에 의한 사망률은 8퍼센트 정도 높게 나왔습니다. 이에 비하여 식물성 단백질을 많이 섭취한 군은 모든 원인에 의한 사망률이 10퍼센트 낮았고, 심혈관질환에 의한 사망률이 12퍼센트 정도 낮았습니다. 특히 가공육 섭취량의 3퍼센트를 식물성 단백질로 바꿨을 때 사망률이 34퍼센트 낮았고, 가공되지 않은 적색육과 달걀의 단백질 섭취량을 3퍼센트 정도 식물성 단백질로 바꾸었을 때 모든 원인에 의한 사망률

이 각각 12퍼센트, 19퍼센트 낮았습니다.[35]

일본에서 45~74세 성인을 대상으로 30년 동안 동물성 단백질을 주로 섭취하는 사람과 식물성 단백질을 주로 섭취하는 사람으로 나누어 추적관찰한 결과 동물성 단백질을 주로 섭취하더라도 모든 원인에 의한 사망률은 높지 않았지만 식물성 단백질을 주로 섭취하는 사람의 경우 모든 원인에 의한 사망률이 11~13퍼센트 정도 낮았고, 심혈관질환에 의한 사망률도 16퍼센트 낮았습니다. 동물성 단백질 섭취량의 3퍼센트를 식물성 단백질로 바꾸었을 때 모든 원인에 의한 위험도 34퍼센트, 악성종양에 의한 위험도 39퍼센트, 심혈관질환에 의한 사망률은 무려 46퍼센트가 낮았습니다.[36]

이제까지 단백질 섭취에 관련된 연구들을 모아 종합적으로 분석한 결과 식물성 단백질을 섭취하면 모든 원인에 의한 사망률과 심장병에 의한 사망률이 각각 8퍼센트, 12퍼센트 낮았습니다. 식물성 단백질 섭취를 3퍼센트 정도 높이면 모든 원인에 의한 사망률이 5퍼센트 낮았습니다.[37] 종합적으로 분석한 다른 연구에서도 동물성 단백질을 많이 섭취한 경우 심혈관질환 위험도가 9퍼센트 증가하였습니다. 이에 비하여 식물성 단백질을 많이 섭취한 경우 모든 사망에 의한 위험도가 7퍼센트, 심혈관질환 위험도가 13퍼센트 낮았습니다.[38]

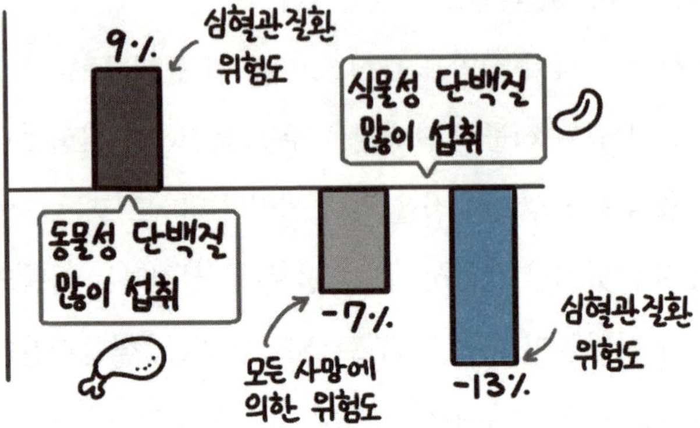

적색육과 백색육에 대한 실험결과도 흥미롭습니다. 미국에서 30~55세 여성을 대상으로 8년 이상 추적관찰한 결과 적색육 소비량이 증가하면 할수록 모든 원인에 의한 사망률이 증가하는 것으로 나타났습니다. 특히 하루에 적색육을 0.5접시(한 접시 약 100그램) 이상 더 먹을 경우 모든 원인에 의한 사망 위험도가 10퍼센트 높았습니다.[39] 미국에서 시행된 6개의 전향적 연구를 종합해서 분석한 결과 일주일에 한 번도 적색육을 먹지 않는 사람에 비하여 적색육을 일주일에 2접시 더 먹는 사람들은 심혈관질환 위험도 및 모든 원인에 의한 사망률이 각각 3퍼센트 높았지만 닭고기의 경우엔 차이가 없었습니다.[40, 41]

중국의 일정지역에 살고 있는 사람들을 대상으로 적색육과 당뇨와의 관련성을 추적조사한 결과 적색육을 일주일에 4일 이상 섭취한 경우 11퍼센트, 하루에 50그램 이상 섭취한 경우 6퍼센트 정도 당뇨위험도가 높았습니다. 특히 하루에 50그램 이상 적색육을 섭취하는 남성의 경우 그

렇지 않은 남성과 여성에 비해 당뇨위험도가 각각 42퍼센트, 18퍼센트 높았습니다.[42]

마지막으로 신선육과 가공육의 연구 결과를 살펴볼까요? 미국에서 30~55세의 성인을 대상으로 평균 8년 동안 추적관찰한 결과 신선육을 많이 섭취한 군에 비하여 가공육을 많이 섭취한 군은 모든 원인에 의한 사망 위험도가 13퍼센트 높았습니다.[43]

미국에서 시행된 6개의 전향적인 연구를 종합해 분석한 결과 일주일에 한 번도 가공육을 먹지 않는 사람에 비하여 가공육을 일주일에 2접시 더 먹을 때마다 심혈관질환 위험도가 7퍼센트, 모든 원인에 의한 사망률이 3퍼센트 높았습니다.[44] 가공육에 대한 임상연구 17개를 모아 분석한 연구에서 하루에 1인분의 가공육을 먹었을 때 모든 원인에 의한 사망률 15퍼센트, 심혈관질환에 의한 사망률 15퍼센트, 악성종양에 의한 사망률이 8퍼센트 높았습니다.[*, **, 45]

* 일본에서는 가공육 소비 정도와 사망률이 관련이 없다고 나온 이유에 대하여 고기 섭취량이 서양에 비하여 높지 않기 때문으로 연구자들은 분석하였습니다.

** 물론 위의 연구들은 직접 사람들의 식단을 확인하고 무작위로 분류하여 시행한 연구가 아니고 자신의 식단을 자신이 설문지를 통해 조사한 후에 분석한 연구이기 때문에 적색육과 백색육의 효과를 정확히 알 수는 없고 방향성 정도만 알 수 있다는 제한점이 있습니다. 또한 연구에 참여한 참여자들의 생활방식이나 소득 정도와 같이 연구 결과에 많은 영향을 미칠 수 있는 인자들을 교정하지 않거나 부분적으로 보정하였는데 이러한 소득 정도가 결과에 더 많은 영향을 미쳤을 가능성이 있기 때문에 위의 결과를 분석하고 해석할 때 주의해야 합니다.

동물성 단백질이 식물성 단백질보다 건강에 나쁜 이유

단백질 자체만으로 보면 동물성 단백질과 식물성 단백질에 큰 차이가 없습니다. 하지만 우리가 섭취하는 음식에는 단백질만 있는 것이 아니라 여러 성분들이 같이 함유되어 있습니다. 식품에 포함된 여러 성분들이 우리 몸에 다른 영향을 미칠 수 있다는 것입니다. 예를 들어 적색육과 백색육은 단백질 외에도 포화지방과 콜레스테롤이 많은 반면 콩이나 두부는 단백질 외에도 불포화지방산 및 식이섬유소가 많습니다.

먹는 방식도 영향을 미칩니다. 적색육은 주로 불에 구워 먹는 경우가 많은데 고온에서 요리할 때 적색육의 아미노산과 크레아틴이라는 물질이 반응하여 발암물질로 알려진 고리형태의 헤테로사이클릭아민류(heterocyclic amine)가 발생합니다. 게다가 적색육의 주 공급원인 돼지나 소는 좁은 곳에서 다량으로 키우는 공장식 사육을 하는 경우가 많습니다. 전염병을 예방하기 위해 항생제를 사용하고 성장 속도를 올리기 위해 호르몬을 다량으로 쓰지요. 도살 후에도 사라지지 않고 살코기에 남아 있는 이런 성분들이 건강에 나쁜 영향을 미칠 수도 있습니다. 또한 도살된 가축을 가공하는 과정에서 환경호르몬 오염물질인 PCB(polychlorinated biphenyl)에 노출되기도 합니다.

동물성 단백질보다 식물성 단백질을 먹자

현재까지의 연구 결과를 종합한다면 동물성 단백질보다는 식물성 단백질이, 적색육보다는 백색육이, 가공육보다는 신선육이 건강에는 더 좋아 보입니다. 식물성 단백질을 많이 함유한 두부는 그 맛과 향이 적색육인 소고기에 비하여 떨어지지만 가격이 싸고 환경에도 도움이 되며 공장식 가축사육과 도살에 대한 논란에서도 벗어날 수 있습니다. 오늘 밥상에 소고기나 닭고기보다 우리 콩으로 만든 두부조림은 어떠신지요?

유제품을 많이 먹으면 여드름이 더 심해질까?

인류를 괴롭혀 온 불치병, 여드름

가수이자 배우로 잘 알려진 임창정 씨가 KBS2 '상상더하기'라는 프로그램에 출현해서 신인 시절의 일화를 말한 적이 있습니다. 당시 최고의 하이틴 스타였던 이병헌 씨의 촬영장을 따라다니면서 연기자로 자리 잡을 기회를 노렸는데, 여드름 때문에 원하던 배역에서 제외되기도 했다는 군요. 하지만 이에 굴하지 않고 더욱 열심히 노력하여 '위대한 유산', '시실리 2km', '파송송 계란탁', '내 생애 가장 아름다운 일주일', '11번가의 기적' 등 여러 영화에서 주연급 영화배우 및 가수로서 성공했습니다.

사춘기 때 더욱 극성을 부리는 여드름은 탈모와 함께 인류를 괴롭혀 온 불치병입니다. 뾰루지가 얼굴에 노랗게 올라오기 시작하면 가렵고 아플 뿐 아니라 자칫 잘못 손대면 흉터로 남습니다. 그래서 청소년기에 여드름이 생기지 않도록 예방하는 것이 매우 중요합니다. 최근 대중매체나 인터넷에서 여드름이 있으면 유제품을 먹지 말라는 이야기가 있습니다.

정말로 유제품과 여드름이 관련이 있을까요? 이 장에서는 여드름에 대하여 이야기해 보도록 하겠습니다.

과도한 피지가 피부의 모공을 막으면 생기는 일

여드름의 정식 의학용어는 'acne vulgaris'이고, 한자로는 '심상성 좌창(尋常性痤瘡)'이라고 합니다. 심상성은 흔하다는 뜻이고 좌창은 여드름의 한자식 표현입니다. 전 세계적으로 여드름 유병률은 9.4퍼센트 정도인데 거의 청소년기에서 발생하며 30대가 넘으면 사라집니다. 그래서인지 청소년들이 피부과를 찾는 주요 질병이기도 합니다.

여드름은 피지(피부에서 분비되는 지방)가 과도하게 분비될 때 피부의 모공이 막혀서 생기는 염증으로 일종의 피부질환입니다. 우리의 피부에는 눈에 보이지 않는 솜털들이 나 있는데 이 솜털들의 입구가 모공입니다. 피

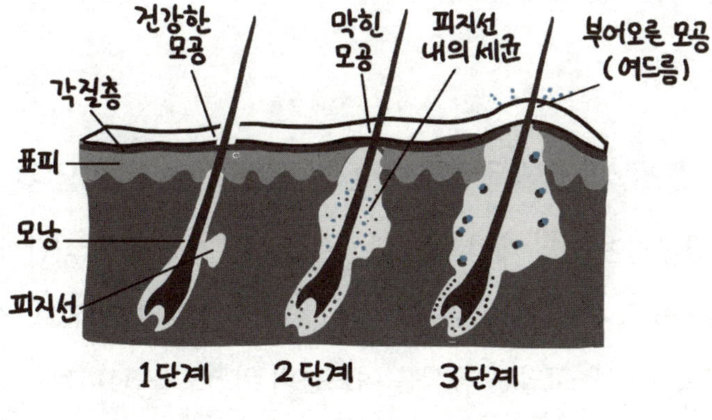

지는 피부를 윤기 있게 해주고 모발에 광택과 탄력성을 주는 역할을 합니다. 피지를 분비하는 기관인 피지선에서 피지를 분비하면 피지는 모발을 따라 세균이나 피부 안쪽의 각질(죽은 피부세포)과 함께 피부 밖으로 배출됩니다. 배출되는 양보다 피지가 과다하게 분비되거나, 각질이 많이 생기거나, 혹은 어떤 원인으로 모낭 입구가 막히게 되면 피지와 각질이 피부 밖으로 다 배출되지 못한 채 모낭 속에 고이고 시간이 지나면 딱딱하게 굳는데 이를 면포(좁쌀여드름)라고 합니다. 이 면포에 여드름균이 만나 염증을 일으키면 여드름이 되는 것입니다. 따라서 여드름 치료에는 각질 생성을 억제시키거나, 여드름균을 억제시키거나, 면포에서의 염증반응을 억제시키는 방법을 쓰고 있지요.

그렇다면 여드름이 주로 청소년기에 잘 생기는 이유는 무엇일까요? 정확하게 알려진 바는 없지만 호르몬의 변화와 관련이 있을 것으로 생각됩니다. 그런데 키가 큰다는 이유로 청소년기에 우유 등 유제품을 많이 먹으면 여드름이 심해진다는 말도 있는데, 과연 사실일까요? 최근에 발표된 연구 결과를 소개해드립니다.

동물성 유제품 섭취와 여드름에 대한 임상연구

총 2만 4천여 명의 대상자를 대상으로 설문지를 통해 식단과 여드름의 관련성을 조사한 결과 우유를 많이 섭취한 경우 12퍼센트, 가당음료 18퍼센트, 고지방 고당분 음식은 여드름의 위험도를 54퍼센트 증가시켰

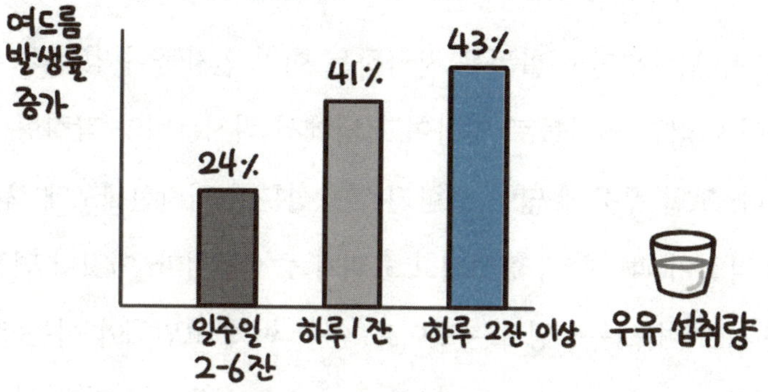

습니다. 특히 하루에 1리터의 우유를 섭취한 경우 여드름 위험도가 1.7배, 가당음료 1리터를 섭취한 경우 2.2배, 고지방 및 고당분 음식만 섭취하는 경우 8.3배 증가하였습니다.[46] 이제까지 음식과 여드름과의 관련성을 연구한 논문을 종합하여 분석한 결과 일반우유 22퍼센트, 저지방 우유 32퍼센트, 치즈 22퍼센트, 요구르트 36퍼센트가 여드름 발생률 증가와 관련이 있었습니다. 우유와 관련하여 일주일에 2~6잔은 24퍼센트, 하루에 1잔은 41퍼센트, 하루에 2잔 이상은 43퍼센트로 여드름 발생 위험도가 높았습니다.[47]

여드름을 가진 환자들에게 초콜릿을 먹인 군과 그렇지 않은 군으로 나누어 초콜릿을 먹은 지 4일째, 7일째 조사한 결과 초콜릿을 먹은 사람들의 여드름이 더 악화되었습니다.[48] 하지만 여드름 환자들에게 저단백질, 저탄수화물 다이어트를 한 군과 그렇지 않은 군으로 나누어 12주간 시행 후 여드름 정도를 비교한 결과 저단백질, 저탄수화물 식이를 한 군의 경우 체중감소와 함께 여드름 병변도 줄어드는 경향을 보였습니다.[49, 50]

유제품은 줄이고 채소와 과일은 늘리고

우유 속에는 피지선 활동을 자극하는 여러 인자들이 있는데, 우유를 섭취하면 이러한 인자들로 인하여 모낭에서 피지분비와 각질형성이 증가합니다. 또한 우유에 많이 포함된 지방성분이 피지선세포에 축적되면 모낭의 각질이 과다하게 형성되고 표피가 증식됩니다. 이것이 면포 형성을 촉진시켜 여드름이 생기는 것이죠. 이와 함께 고민해야 하는 것은 당분과 지방이 높은 음식입니다. 당분이 높은 음식은 인슐린과 인슐린 유사 성장호르몬을 증가시켜 각질형성세포의 성장이 증가해 여드름의 원인이 된다고 합니다.[51]

여드름으로 고민하고 있다면 우유나 요구르트 같은 유제품과 함께 초콜릿, 케이크, 과자 등 설탕과 지방성분이 많이 함유된 음식을 삼가고 채소와 과일을 적절하게 먹는 것이 좋겠습니다.

바나나맛 우유는 아이들에게 해로울까?

바나나맛 우유의 추억

어린 시절 공중목욕탕에서 까칠까칠한 이태리타월로 피부가 빨갛게 부을 때까지 때를 밀고 나면 아버지께서 냉장고에서 꿀단지처럼 생긴 '바나나맛 우유'를 꺼내 주셨습니다. 우유를 덮고 있는 알루미늄 호일에 얇은 빨대를 '뽁' 끼우는 것과 동시에 이태리타월이 만든 아픔을 까맣게 잊어버렸습니다. 달짝지근한 우유를 쭉쭉 힘차게 먹는 것과 비례해 우유는 쑥쑥 줄어듭니다. 빨대를 따라 우유는 안 올라오고 '트릉트릉' 공기 소리만 요란해지면 훤히 비쳐 보이는 바닥을 보며 아쉬움만 가득 느꼈지요. 1974년 판매되기 시작한 '바나나맛 우유'는 지금도 가공우유 중에서 부동의 1위를 지키고 있습니다. 2018년 연간 매출이 무려 2천 억 원이었다고 하니 인기를 실감하고도 남습니다.

바나나맛 우유는 1970년대 당시 귀하고 비싼 과일이었던 바나나를 모티브로 맛과 색소를 첨가하였고 일반 우유보다 큰 240밀리리터의 용

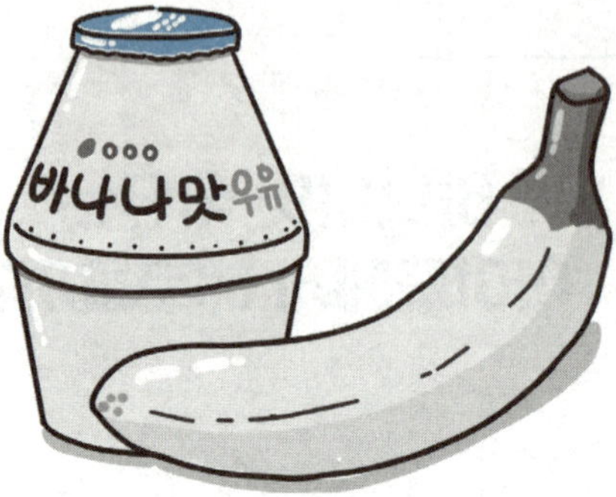

량으로 따뜻함, 넉넉함, 친숙함을 자아내도록 고안되었다고 합니다. 바나나맛 우유가 특별하게 다가온 이유는 맛도 맛이지만 용기의 특별함도 크게 한몫한 듯합니다. 뚱뚱한 단지 형태의 용기는 작은 돌기와 함께 중앙의 돌출된 턱으로 인하여 안정적으로 움켜쥘 수 있습니다. 또한 속이 보이는 투명함 덕분에 노란 바나나의 느낌을 친숙하면서 먹음직스럽게 전달했지요. 이런 형태의 용기는 위아래가 분리된 구조를 고속으로 회전시켜 마찰열로 접합시키는 방법으로 생산하기 때문에 형태와 재질이 파손되기 쉽고, 유통기한도 10일 정도로 짧아 유리병이나 페트병보다 보관이 어렵다는 문제점이 있습니다. 하지만 제조회사는 사람들이 고향에 대한 추억을 떠올리고 정감을 느끼게 하기 위하여 아직까지도 예전 그대로의 디자인을 고수하고 있으며, 덕분에 지금은 우리나라에서 가장 대표적인 가공우유로 성공한 브랜드가 되었습니다.

그런데 한 가지 의문이 생깁니다. 바나나맛 우유나 딸기맛 우유, 초코맛 우유 같은 가공우유가 맛있고 향긋한 것은 사실이지만, 이런 맛과 향을 내기 위해서는 여러 가지 식품첨가물이 들어갈 수밖에 없습니다. 혹시라도 가공우유를 많이 먹으면 몸에 해롭진 않을까요? 가공우유와 함께 몸에 좋다고 알려진 저지방 우유에 대해서도 살펴보겠습니다.

같은 원유, 다른 우유

우유는 살균 방식에 따라 크게 세 가지 종류로 나눌 수 있습니다. 저온 장시간 살균, 고온 단시간 살균, 초고온 순간 살균입니다. 살균은 말 그대로 균을 죽이는 과정입니다. 젖소에게 얻은 우유를 청결기로 옮겨 불순물을 제거하고 우유 탱크에 저장한 후 우유 속에 있는 미생물들을 죽여서 배탈이 나지 않도록 하는 과정을 살균 과정이라고 합니다.

'저온 장시간 살균'은 우유를 60도에서 30분 가열하는 방법으로 일반적으로 60도로 세팅된 1.5킬로미터의 원통형 관을 30분 동안 통과하는 방법을 씁니다. 생산비가 높고 원유 세균수가 1밀리리터 당 1만 마리 이하로 상대적으로 고급 원유만 가능하다는 단점이 있습니다. 그러나 단백질과 칼슘변형이 거의 없고 유해한 균만 죽인다는 장점이 있습니다.

'고온 단시간 살균'은 우유를 72도에서 15초간 가열하는 방법입니다. 생산비는 적게 들지만 상대적으로 원유 세균수가 높고, 우유에 함유된 단백질과 칼슘의 40퍼센트 가량이 흡수될 수 없는 변형을 가져온다는 단점이 있습니다.

'초고온 순간 살균'은 우유를 130도에서 2초간 가열하는 방법입니다.

높은 열로 인해 우유에 함유된 단백질과 칼슘이 변형되어 흡수력이 매우 낮아지는 단점이 있습니다. 우리나라의 경우 대부분의 우유가 초고온 순간 살균 방법을 이용하는데, 분산된 여러 가축 농가에서 우유를 모으는 방식을 취하고 있기 때문입니다. 건강한 젖소에서 바로 짠 우유의 세균수는 1밀리리터 당 500~1,000마리 정도이지만 우유가 착유기에서 관을 통해 탱크로 옮겨지는 과정에서 세균수가 10배 이상 증가하게 됩니다. 집유 차량이 하루에 두 번 나가서 수십 여 곳의 농가를 돌게 되는 상황이라면 냉장시설을 아무리 잘 갖췄다 하더라도 세균이 빠르게 번식할 위험이 있어서 1만 마리 이하의 세균수를 맞추기는 어렵다고 합니다. 이와 달리 멸균우유라는 것도 있습니다. 135~150도에서 2~5초간 멸균 처리하는 방법인데 유해균과 유익균을 막론하고 모든 균을 없애기 때문에 부패 속도가 늦어 실온에서 보관이 가능합니다.

또한 우유를 만드는 방법에 따라서도 흰 우유, 가공우유, 환원우유로 나눌 수 있습니다. 흰 우유는 원유 그 자체를 말하며 다른 첨가물이 들어가지 않습니다. 가공우유는 흰 우유에 색소나 착향료를 첨가한 우유인데 딸기맛 우유, 초코맛 우유, 바나나맛 우유, 커피맛 우유가 여기에 속합니다. 환원우유는 전지분유나 탈지우유를 물에 섞은 후 다른 식품이나 첨가물을 추가한 것입니다.

우유를 지방 함량에 따라 나누는 방법도 있습니다. 지방 함량이 3.4퍼센트 이내이면 일반 우유, 2퍼센트 이내이면 저지방 우유, 0.1퍼센트 이내이면 무지방 우유 혹은 탈지우유라고 합니다. 우유에서 지방을 분리하는 이유는 무엇일까요? 버터를 만들기 위해서입니다. 우유를 원심분리기에 넣으면 지방 성분이 전혀 없는 탈지우유와 지방 성분이 40퍼센트인 생크림으로 분리할 수 있는데 보통 100리터의 우유를 분리하면 탈지우유 90리터, 생크림 10리터가 나오게 됩니다. 여기서 나온 생크림을 저으면 서서히 지방 입자가 모여 버터 입자가 됩니다. 이 버터 입자를 가열하고 졸인 것이 버터입니다.

분리된 생크림을 다시 무지방 우유와 섞으면 섞는 정도에 따라 1퍼센트, 2퍼센트, 무지방 우유가 됩니다. 우유는 지방 성분이 낮을수록 칼로리도 낮습니다. 예를 들어 지방 성분이 3.4퍼센트인 우유 200밀리리터는 120킬로칼로리, 1퍼센트 저지방 우유는 95킬로칼로리, 무지방 우유는 60킬로칼로리에 불과합니다. 하지만 지방 함유량이 낮아질수록 우유 특유의 고소한 맛과 향미가 떨어지기 때문에 과실, 과즙, 커피, 초콜릿과 함께 여러 색소나 인공향미료를 추가하여 가공우유를 만드는 것입니다. 가공우유에 실제로 들어가는 과일농축액은 1~3퍼센트 정도이고, 나머지는 합성착향료, 액상과당, 설탕을 넣어 콜라보다도 더 단맛을 내는 경우도 있습니다. 그렇다면 다른 성분들이 많이 들어가 있는 가공우유는 몸에 괜찮을까요? 최신 연구들을 중심으로 살펴보겠습니다.

일반 우유와 가공우유 섭취에 대한 임상연구

전 세계 21개국의 35~70세 사이의 성인들을 전향적으로 조사한 결과 하루에 두 컵 이상의 우유를 섭취하는 경우 대사증후군에 걸릴 확률이 23퍼센트 낮았습니다. 또한 하루에 두 컵 이상의 우유를 섭취하는 사람들은 우유를 전혀 섭취하지 않는 사람들에 비하여 고혈압은 10퍼센트, 당뇨는 12퍼센트 발생률이 낮았습니다.[52] 성인들의 일반 우유 섭취와 비만과의 관련성을 연구한 논문을 종합하여 분석한 결과 일반 우유를 많이 마셔도 비만과는 관련이 없었고, 오히려 비만이 될 확률이 낮았습니다.[53]

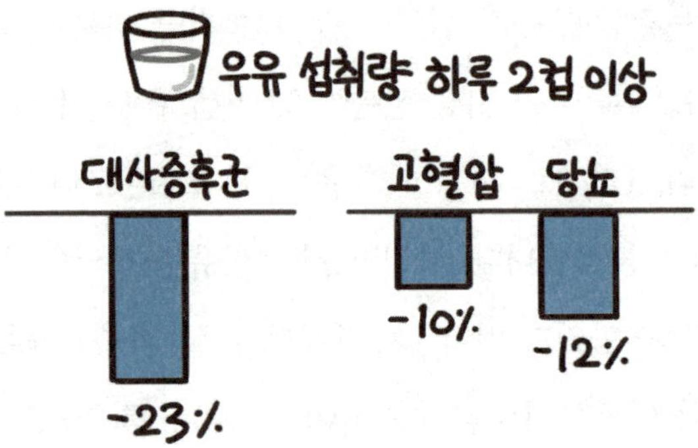

우유 섭취와 다른 질병과의 관련성을 연구한 논문을 종합적으로 분석한 결과 유제품 섭취를 많이 하면 할수록 고혈압 위험도가 낮았고, 저지방 우유와 요구르트를 섭취할수록 당뇨위험도가 낮았습니다.[54, 55] 21개국 35~70세 사이의 성인을 대상으로 우유, 요구르트 및 치즈와 같은 유제품 섭취와 사망률을 조사한 결과 하루에 유제품을 2접시 이상 먹는 사람들이 전혀 마시지 않는 사람들에 비하여 모든 원인에 의한 사망률이 16퍼센트 낮았습니다. 이를 우유, 요구르트, 치즈, 버터로 나누었을 때 우

유와 요구르트를 하루에 1접시 이상 먹는 경우가 그렇지 않은 경우보다 모든 원인에 의한 사망이 각각 10퍼센트, 14퍼센트 낮았지만 치즈와 버터는 그렇지 않았습니다.[56]

스페인에서 20세 이상의 성인(평균 37세)을 대상으로 27개월 동안 추적 관찰한 결과 저지방 우유를 마신 사람들이 그렇지 않은 경우보다 고혈압 발생률이 54퍼센트 낮았습니다.[57] 하지만 최근 21개 나라의 성인을 대상으로 저지방 우유와 일반 우유를 마시는 사람들에서 대사증후군 발생률을 비교한 결과 일반 우유나 일반 우유와 저지방 우유를 함께 하루에 2잔 이상 마시는 경우 전혀 마시지 않는 경우에 비하여 대사증후군 발생률이 각각 28퍼센트, 11퍼센트 낮았지만 저지방 우유만 마시는 경우 대사증후군 발생률에 차이가 없었습니다.[58]

영국에서 10~13세 사이의 아이들을 대상으로 가공우유 섭취 정도와 비만과의 관련성을 조사하고 신체 지방 정도와 체중을 분석해 본 결과 가공우유를 섭취하는 아이들은 그렇지 않은 아이들에 비하여 총칼로리 섭취량이 많았습니다. 특히 과체중이거나 비만인 아이들의 경우 가공우유를 많이 섭취하는 경우 그렇지 않은 아이들에 비하여 신체 지방 정도가 높았고 체중 증가도 더 많았습니다.[59]

하지만 호주에서 소아와 청소년을 대상으로 일반 우유 혹은 가공우유 섭취와 비만 정도를 조사한 결과 가공우유를 마시는 경우 일반 우유나 우유를 전혀 마시지 않는 아이들에 비하여 총칼로리 섭취량은 높았지만 비만 정도, 허리둘레, 활동량에는 차이가 없었습니다.[60] 가공우유를 마시는 아이들과 우유를 전혀 먹지 않는 아이들의 설탕 섭취 정도는 유사하였고 비만 정도도 차이가 없었습니다.[61]

미국에서 가공우유를 마시는 2~18세 사이의 소아와 청소년을 대상으로 조사한 결과 가공우유를 마시는 아이들이 우유를 좀 더 마시고 평균 설탕 섭취량도 높았습니다.[62] 이전까지 가공우유에 대한 연구들을 종합해 본 결과 소아나 청소년이 가공우유를 마시는 경우가 그렇지 않은 경우보다 우유 섭취량이 15.4~21.7퍼센트 증가하였습니다.[63]

우유는 마시는 것이 좋다

현재까지의 연구 결과를 보면 우유를 마시는 것이 그렇지 않은 경우보다 건강에 좋은 것 같습니다. 하지만 저지방 우유가 일반 우유보다 건강에 더 좋은지는 명확하지 않습니다.

다만, 일반 우유가 저지방 우유보다 칼로리가 높고 포화지방산 함유량이 높은 것은 사실입니다. 체중 조절을 생각하고 있거나 심장병 혹은 말초혈관질환이 있어 LDL 콜레스테롤 수치를 낮게 유지하시는 것이 필요하다면, 저지방 우유가 건강에 더 좋을 듯합니다.

가공우유는 원유에 여러 가지 향신료와 설탕을 첨가하였기 때문에 아이들이 많이 먹으면 적정 이상의 설탕을 섭취하게 되어 비만을 유발할 수 있으니 득보다 실이 많다고 생각할 수 있습니다. 하지만 위의 연구 결과들을 보면 가공우유가 크게 나빠 보이지만은 않습니다. 첫째, 대부분의 가공우유는 저지방 우유 혹은 무지방 우유를 가지고 만들기 때문에 콜라나 사이다 등 설탕 성분만 들어 있는 소다수보다 영양 면에서 훨씬 낫습니다. 특히, 가공우유에 포함된 칼슘 같은 성분은 성장에 도움을 주고, 흰 우유를 마시지 않는 아이들에게는 좋은 대안이 될 수 있습니다.[64] 둘째, 가공우유를 마심으로써 다른 소다수 섭취를 줄이면 총칼로리 양이 줄어듭니다.[65] 셋째, 아이들이 가공우유에 익숙해지면 나중에 일반 우유를 마실 확률이 더 높아집니다. 미국이나 호주에서는 이런 이유로 권장 식사에서 가공우유를 유제품 식사의 일부에 포함시켰고, 미국심장학회도 일반 우유를 마시지 않는 아이들에 대한 대안으로 가공우유를 권장하였습니다.[66]

이러한 사실을 고려해보면, 아이들이 일반 우유를 마시는 것이 가장 좋지만, 잘 마시지 않을 경우 억지로 마시게 하는 것보다 가공우유를 마시면서 콜라나 사이다 같은 소다수 섭취를 줄이는 것이 더 좋겠지요. 물론 과체중이거나 비만인 소아나 청소년의 경우 가공유를 많이 마시지 않도록 주의가 필요합니다. 성인도 가공우유의 섭취량이 높지 않다면 크게 걱정할 필요는 없습니다만, 비만이나 당뇨가 있다면 가공우유보다 저지방 우유를 권장합니다.

비만역설(American obesity paradox)

1991~2001년 사이 미국 레스토랑에서는 건강에 이롭다고 하는 음식 메뉴가 급격히 증가하였지만 비만 성인 비율은 23퍼센트에서 31퍼센트로 증가하였습니다. 건강에 좋다는 음식의 소비는 해마다 6퍼센트씩 증가하고 있는데도 불구하고 인구 전체의 비만율이 증가하고 있는 현상을 비만역설(American obesity paradox)이라고 합니다.

비만역설이 발생하는 이유는 무엇일까요? 첫째, 메인 식사는 저칼로리 음식일 수 있지만 섭취하는 전체 칼로리는 높을 수 있다는 것입니다. 예를 들어 저칼로리 제품은 뭔가 부족한 느낌이 들어 고칼로리의 사이드 메뉴와 같이 다른 음식을 먹게 하는 경향이 있습니다. 둘째, 메인 메뉴가 저칼로리라고 하더라도 과도하게 많이 섭취하면 결과적으로 고칼로리 음식이 될 수 있습니다.

비만역설이 보여주는 것은 건강에 이로운 음식도 역설적으로 건강에 좋지 않을 수 있다는 점입니다. 칼로리가 높더라도 적절한 양을 섭취하는 것이 건강에 도움이 됩니다.

제로 콜라는 일반 콜라보다 살이 덜 찔까?

세계 최고의 브랜드 가치를 가진 코카콜라의 탄생

브랜드 자산 평가 회사인 인터브랜드는 매년 세계 최고의 브랜드를 선정합니다. 코카콜라의 경우 2000년대 초반까지 부동의 1위를 유지하다가 2015년 3위, 2019년 5위로 점차 떨어지고 있지만 여전히 세계 최고 브랜드 중의 하나라는 사실을 부정할 사람은 없을 것입니다.

코카콜라는 1886년 미국 조지아 주 애틀랜타에서 약사를 하던 존 펨버튼(John Pemberton)이 두통과 숙취 제거를 목적으로 이런 저런 재료를 섞어 제조한 음료수에서 시작되었다고 합니다. 얼마 후 이 음료수를 시식한 친구가 '코카콜라'라는 이름을 제안했고 펨버튼은 이를 받아들여 현재의 브랜드 로고가 만들어졌습니다. 'Coca-Cola'라는 이름으로 만든 것은 특별한 이유가 있었다기보다 영어 필기체로 썼을 때 두개의 알파벳 C가 보기에 좋을 것이라는 생각에서였다고 합니다. 그러다가 어떤 약사가 우연한 기회에 탄산수를 코카콜라에 섞어 마셔보았더니 훨씬 맛있었다는

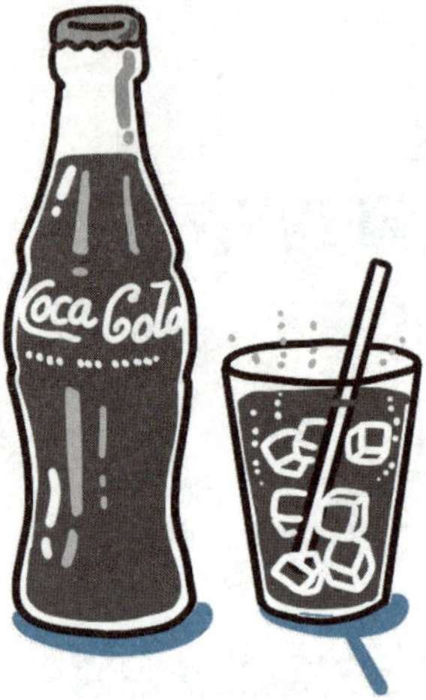

아이디어를 주면서 오늘날 대표적인 탄산음료인 코카콜라가 탄생한 것입니다.

코카콜라는 제2차 세계대전 당시 미군을 통해 전 세계적으로 퍼져 나갔으며 현재 미국을 상징하는 대표적인 상징이 되었습니다. 글로벌 팝 아티스트 앤디워홀(Andy Warhol)은 코카콜라에 대하여 이런 말을 남겼습니다.

"미국에서는 부자이거나 가난한 사람이든 상관없이 똑같이 코카콜라를 소비한다. 대통령도 세기의 여배우도 우리와 똑같은 코카콜라를 마신다. 콜라는 그저 콜라일 뿐 아무리 많은 돈을 줘도 더 좋은 코카콜라를 마실 수 없다. 모든 코카콜라는 동일하며, 똑같이 좋기 때문이다."

코카콜라가 단순한 음료수를 넘어 미국 대중문화의 아이콘이라는 의미겠지요. 코카콜라를 상징하는 것은 여러 가지가 있지만 그 중에서도 가장 대표적인 것은 곡선형의 유리병일 것입니다. 1950년 미국 '타임'지의 표지를 장식할 정도로 대표적인 상징이지요. 여성의 몸매를 형상화했다는 소문도 있지만 사실은 코코아열매의 길게 늘어진 볼록한 곡선 모양과 겉면의 흐르는 듯한 세로선을 표현한 것이라고 합니다.

우리가 단맛을 찾는 이유

인간은 단맛을 정말 좋아합니다. 그렇다면 왜 사람들은 단 음식을 좋아할까요? 어떤 학자들은 인간이 채집생활을 하던 때부터의 생존 본능이라고 주장합니다. 쓴맛을 내는 것은 독을 품고 있을 가능성이 높은 반면 단맛은 먹을 수 있는 음식이라는 신호로 작용했다는 것이지요. 특히, 단맛은 농도가 짙을수록 쾌감이 높아집니다. 이런 이유로 인류는 아주 오랜 옛날부터 단맛을 찾아다녔을 듯합니다.

단맛을 대표하는 식품 중의 하나가 바로 탄산음료입니다. 전 세계적으로 탄산음료 시장은 점점 커지는 추세입니다. 1990년에 비하여 2016년에는 매출량이 거의 40퍼센트 정도 증가할 만큼 지속적으로 성장하고 있습니다.[67] 하지만 탄산음료에는 과도한 설탕이 들어 있기에 충치, 비만, 당뇨병에 나쁜 영향을 미칩니다. 이런 문제점을 보완하기 위해서 탄산음료회사는 설탕 대용 감미료를 넣은 탄산음료를 출시하고 있습니다. 그렇다면 설탕 대용 감미료를 넣은 음료는 일반적인 탄산음료에 비하여 안전할까요? 건강에 문제는 없을까요? 설탕 대용 감미료에 대하여 알아보도록 하겠습니다.

설탕 대용 감미료

혀 표면에는 맛을 느끼게 하는 미각수용체(taste bud, 味蕾)가 있습니다. 음식을 먹으면 음식분자가 혀의 미각수용체와 접촉하고 이 신호를 뇌에 보내 맛을 식별할 수 있게 됩니다. 설탕 대용 감미료는 설탕분자와 매우 유사하게 생겼기 때문에 단맛을 느끼게 하는 미각수용체에 달라붙어 뇌는 달다고 느끼지만, 몸에 흡수되어도 분해가 되지 않기 때문에 칼로리가 거의 없거나, 칼로리가 비슷해도 당도가 설탕보다 높아 조금만 넣어도 충분히 단맛을 느낄 수 있습니다. 결과적으로 칼로리 섭취를 크게 줄일 수 있지요.

설탕 대용 감미료는 크게 천연 대체 감미료와 합성 감미료, 그리고 반합성 감미료로 나눌 수 있습니다.[68] 대표적인 천연 대체 감미료로는 스테비오사이드, 커큘린, 모넬린, 글리시리친 등이 있고 합성 감미료에는 사카린, 아스파탐, 슈크랄로스, 사이클라메이트, 아세설팜 등이 있습니다. 반합성 감미료는 자일리콜, 알루로스, 타가토스 등이 있습니다.

스테비오사이드는 스테비아라는 남미에서 자생하는 허브과 식물의 잎에서 추출된 성분으로 같은 양의 설탕보다 200~300배 강한 단맛을 내기 때문에 여러 나라에서 저칼로리 감미료로 사용되었습니다. 한때 스테비오사이트가 알코올과 반응해 발암성 물질로 변한다는 보고가 있어 사용이 제한되었지만, 최근 연구에서 인체에 무해하다고 판단되면서 시중에서 많이 사용되고 있습니다. 한국에서는 주로 소주의 단맛을 내기 위한 감미료로 사용되고 있습니다.

사카린은 1879년 미국의 화학자들이 톨루엔 유도체를 산화하면서 발생한 화합물이 강한 단맛을 발산하는 것을 발견하면서 1885년 공업적 합성 방법을 통해 개발되었습니다. 사카린은 칼로리가 거의 없는 데도 같

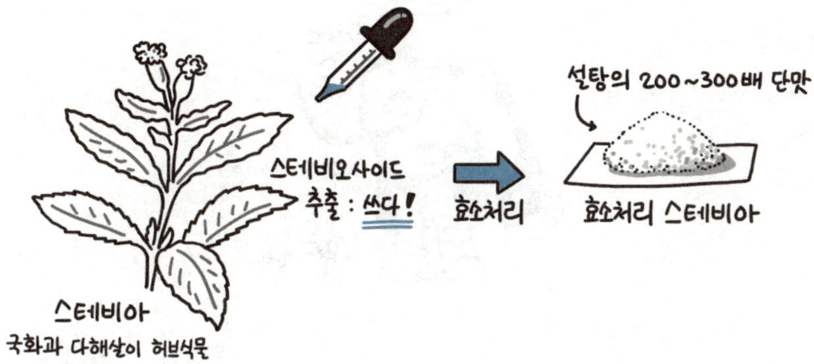

은 양의 설탕보다 300~400배 정도 강한 단맛을 냅니다. 뒷맛이 약간 쓰다는 문제점이 있음에도 불구하고 개발 당시, 설탕을 대체할 수 있는 가장 좋은 감미료로 취급받았습니다. 그러나 1977년 사카린을 과도하게 섭취하면 방광암을 유발한다는 동물실험 결과가 발표되어 시판이 금지되었지요. 재시험 결과 안전하다는 재평가를 받은 것은 2000년부터입니다. 현재 어묵과 햄 등의 어육가공품, 시리얼 등에 단맛을 첨가하기 위해 사용되고 있으며 치킨무가 물러지는 현상을 막기 위해서도 사용됩니다.

수크랄로스는 설탕의 수산기(–OH, 하이드록시기라고도 합니다) 3개를 염소 원자로 치환하여 합성한 감미료입니다. 사람이 소화할 수 없지만 단맛이 설탕의 600배 정도이고, 단맛의 정도와 지속시간이 설탕과 매우 유사합니다. 낮은 온도에서도 물에 잘 용해되기 때문에 다른 감미료와 혼합하여 단맛을 증가시키는 데 사용됩니다. 열과 산에 강하여 음료, 제과, 제빵, 빙과류, 유가공 제품에 많이 사용됩니다. 제로콜라 성분표를 보면 수크랄로스를 확인할 수 있습니다.

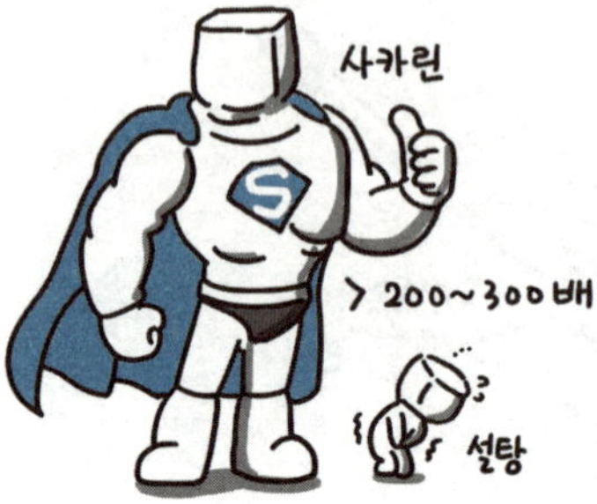

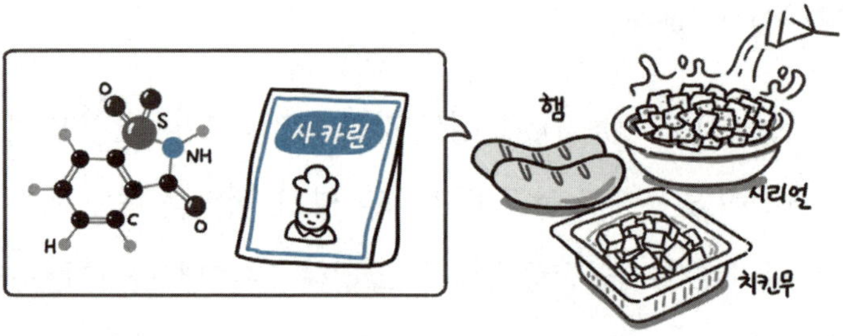

아스파탐은 아미노산인 아스파라긴산과 페닐알라닌을 축합시켜 제조하는데 1965년 미국의 화학자가 위액분비를 촉진하는 호르몬을 연구하던 중에 우연히 발견했다고 합니다. 아스파탐은 사카린과 달리 쓴맛이 없고 열량은 1그램당 4킬로칼로리로 설탕과 같으나 설탕보다 200배 정도의 강한 단맛을 냅니다. 주로 빵과 과자류, 테이블 감미료 및 막걸리에서 단맛을 내는 데 사용됩니다. 최근 WHO산하 국제 암연구소에서 아스파탐을 암을 일으킬 가능성이 있는 위험군으로 분류하여 논란이 되고 있습니다. 하지만 하루 허용량은 일반적인 섭취량의 수십 배에 달하기 때문에 너무 걱정할 필요는 없습니다. 다만 너무 많이 먹는 것은 권장되지 않습니다.

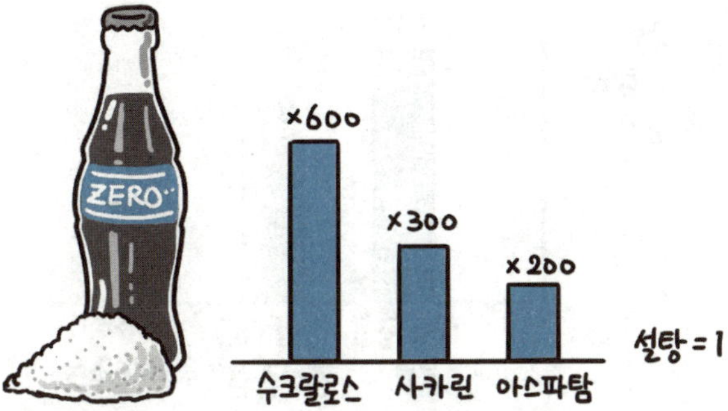

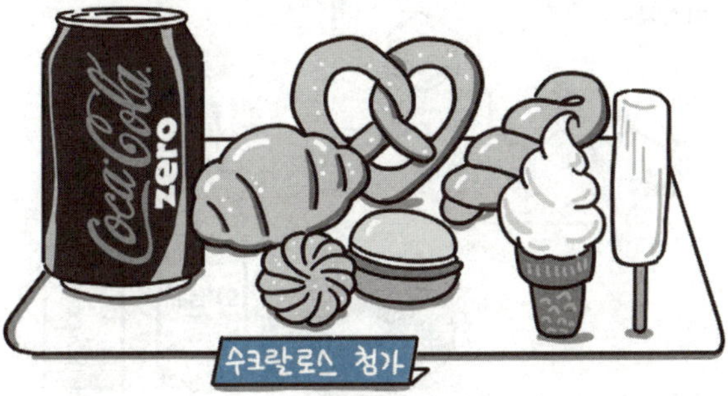

자일리톨은 자작나무나 떡갈나무에서만 얻어진다고 알려져 있지만 대부분의 과일이나 채소에도 존재하는 당류입니다. 자연계에 단독으로 있는 것이 아니라 식물의 세포벽에 있는 자일란이라는 다당의 구성당으로 존재합니다. 순수한 자일리톨을 얻으려면 식물에서 추출한 다당을 효소나 산으로 가수분해과정을 거쳐야 하기 때문에 반합성 감미료로 분류하지요. 자일리톨은 설탕과 비슷한 수준의 단맛을 내지만 설탕보다 40퍼센트 수준의 낮은 열량과 함께 충치균의 생육을 억제한다고 해서 큰 인기를 얻었습니다. 최근 연구 결과에 따르면 하루에 1~2개를 씹는 것은 충

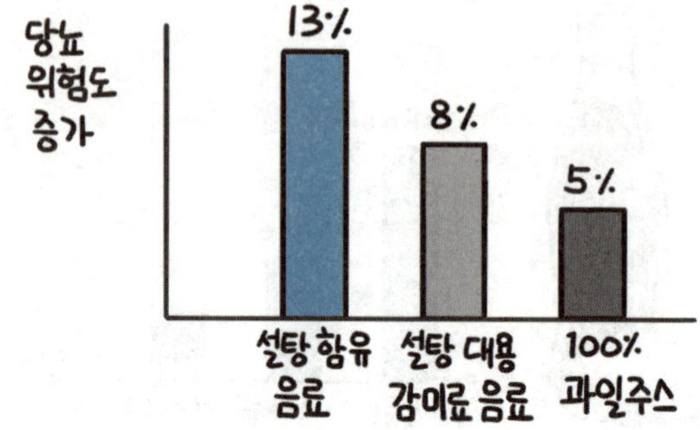

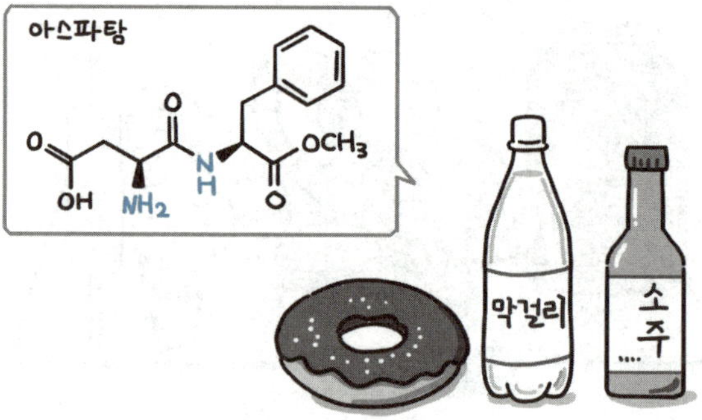

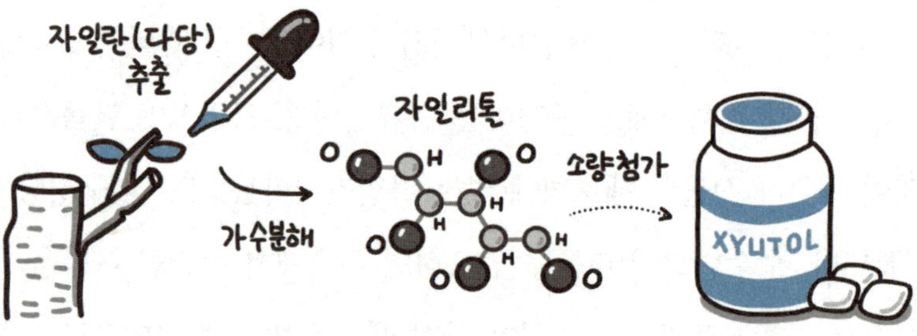

치 예방효과가 없고 성인 기준으로 매일 12~28개 정도 씹어야 도움이 된다고 합니다. 최근 식약처는 자일리톨 함유 제품군에 대해 '충치 예방'이라는 표시를 사용하지 못하게 하였습니다.

앞에서 살펴본 것처럼 다양한 설탕 대용 감미료가 있습니다. 설탕 대신 먹으면 정말로 다이어트에 도움이 될까요? 다른 문제는 없을까요? 최근 연구 결과를 중심으로 소개해드립니다.

설탕 대용 감미료 섭취에 대한 임상연구

미국에서 65세 이상의 성인을 대상으로 평균 9.4년 동안 설탕 대용 감미료를 넣은 음료섭취 정도와 허리둘레와의 관계를 조사한 결과, 설탕 대용 감미료를 전혀 마시지 않는 사람들의 허리둘레가 평균 0.77센티미터 늘어날 때, 설탕 대용 감미료를 넣은 음료를 하루 1병 이하로 마시는 사람은 1.76센티미터, 매일 마시는 사람은 3.04센티미터 늘었습니다.[69] 설탕 대용 감미료를 넣은 음료섭취와 체중과의 관련성을 연구한 논문들을 종합해 분석한 결과 설탕 대용 감미료가 포함된 음료를 섭취를 하면 할수록 BMI 및 대사질환 위험도가 증가하는 경향을 보였습니다.[70]

프랑스에서 약 10만 명의 건강한 사람들을 10년 동안 추적조사한 결과 설탕 함유 음료 및 설탕 대용 감미료를 많이 섭취하는 사람의 경우 전혀 섭취하지 않는 사람들에 비하여 심뇌혈관 위험도가 각각 20퍼센트, 32퍼센트 높았습니다.[71] 미국에서 시행된 연구에서 설탕 함유 음료를 한 달에 한 잔 이하로 섭취하는 사람들에 비하여 한 달에 1~4잔, 한 주에 2~6잔, 하루에 1~2잔 미만, 하루에 2잔 이상을 섭취하였을 때 모든 사망 위험도가 각각 1퍼센트, 6퍼센트, 14퍼센트, 21퍼센트 높았습니다. 설탕 대용 감미료 음료를 한 달에 한 잔 이하로 섭취하는 사람들에 비하여 하루에 두 잔 이상 섭취하는 사람들은 모든 원인에 의한 사망 위험도가 4퍼센트, 심혈관질환에 의한 사망 위험도가 13퍼센트 증가하였습니다.[72]

유럽에서 평균 50.8세의 성인을 대상으로 평균 16.4년 추적관찰한 결과, 설탕 함유 음료와 설탕 대용 감미료가 포함된 음료를 한 달에 한 잔 이하로 마시는 사람에 비하여 하루에 두 잔 이상 마시는 경우 모든 원인에 의한 사망률이 각각 8퍼센트, 26퍼센트 높았습니다. 특히 설탕 대용 감미료가 첨가된 음료를 한 달에 한 잔 이하로 마시는 사람들에 비하여 하루에 두 잔 이상 마시는 경우 심장병에 의한 사망 위험도가 52퍼센트 높았습니다.[73]

미국에서 총 471명의 18~30세 사이의 건강한 사람들을 대상으로 30년간 설탕 대용 감미료 음료 섭취 정도와 당뇨병과의 관련성을 조사한 결과 설탕 대용 감미료 음료를 하루에 한 잔 더 섭취할수록 당뇨병의 위험도가 12퍼센트씩 증가하였습니다.[74] 미국에서 시행된 주요 연구 3건을

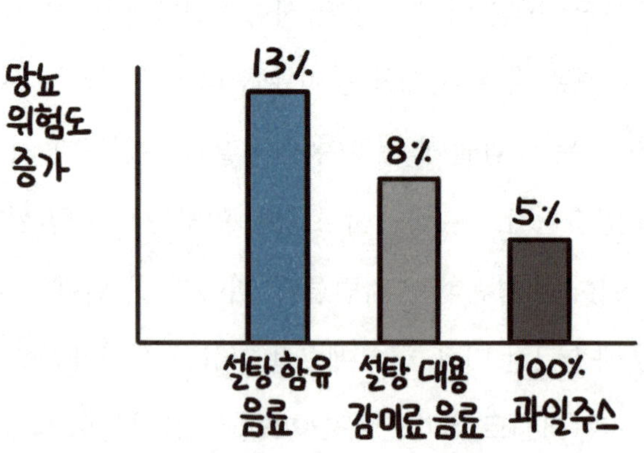

모아서 분석한 결과, 주스를 포함하여 설탕 함유 음료와 설탕 대용 감미료 음료를 하루에 0.5잔 이상 4년 동안 마시는 경우 당뇨 위험도가 16퍼센트, 18퍼센트 높았습니다. 설탕 함유 음료를 물이나 커피, 그리고 차로 바꾸면 당뇨 위험도가 2~10퍼센트 낮아졌지만 설탕 대용 감미료로 바꾸더라도 당뇨 위험도가 낮아지지 않았습니다.[75] 음료수 섭취와 당뇨와의 관계를 연구한 논문들을 종합해 분석한 결과, 설탕 함유 음료와 설탕 대용 감미료 음료, 100퍼센트 과일주스를 하루에 한 잔 이상 마시는 경우 당뇨 위험도가 각각 13퍼센트, 8퍼센트, 5퍼센트 높았습니다.[76]

설탕 대용 감미료 음료가 심장 보호 효과가 적은 이유

칼로리가 없거나 거의 없는 설탕 대용 감미료 음료를 마셔도 심장병이나 당뇨병 발생을 줄이지 못하는 원인은 무엇일까요? 첫째, 사람들은 단맛을 느끼고 이어서 혈당이 상승하며 기분이 좋아지는 조건반응에 익숙해져 있는데 설탕 대용 감미료가 포함된 음료는 단맛에 따른 혈당상승이 일어나지 않기 때문에 뇌에서 더 먹으라고 자극하여 결국 살이 찐다는 것입니다. 둘째, 설탕 대용 감미료는 장의 미생물의 구성과 기능을 변화시키고 당대사를 변화시켜 살이 찐다는 것입니다, 셋째, 설탕 대용 감미료를 오랫동안 복용하게 되면 음식 선호도를 변화시켜 단맛이 나는 음식을 좀 더 선호하게 만들고, 입맛을 증가시키고, 장호르몬 분비를 변화시켜 에너지흡수를 증가시키는 방향으로 몸이 변화한다는 것입니다. 넷째, 이미 비만인 사람들이 설탕 대용 감미료 음료와 같은 저칼로리 음료를 선호하기 때문에 오히려 설탕 대용 감미료 음료를 마시는 사람들의 예후가 좋지 않다는 것입니다.[77, 78]

설탕 대용 감미료가 포함된 음료보다 생수를 마시는 것이 더 좋다

설탕 대용 감미료가 포함된 음료나 음식을 먹는 것이 정말로 건강에 좋은지는 명확해 보이지 않습니다. 또한 설탕 대용 감미료가 포함된 음료나 음식을 자주 먹다보면 음식 섭취가 증가하여 오히려 섭취하는 총칼로리 양이 증가할 수 있습니다. 또한 설탕 대용 감미료에 대한 효과나 안전성에 대한 부분은 확인되지 않은 면이 많기 때문에 어린 나이부터 먹는 것도 권장되지 않습니다. 다만 설탕이 들어간 음식이나 음료에 중독된 경우 유용한 대안이 될 수 있습니다. 설탕이나 설탕 대용 감미료 대신 생수나 탄산수는 어떠신지요.

매운 음식이 심장을 보호하는 데 도움이 될까?

떡볶이의 추억

떡볶이는 어린 시절의 추억입니다. 검붉고 매콤하면서 단맛이 나는 양념과 얇고 긴 밀떡은 주머니가 가벼웠던 배고픈 학생들의 출출한 배를 채우기에 적격이었습니다. 특히 학교 앞 포장마차에서 파는 떡볶이는 일주일에 한두 번은 꼭 들리던 곳입니다. 떡볶이를 주문하면 포장마차 아저씨는 연두색과 흰색이 섞인 에나멜 플라스틱 접시에 비닐봉지를 씌운 후 주걱으로 떠서 주문한 만큼의 떡볶이를 주셨습니다. 달짝지근하면서도 칼칼하고 매콤한 떡볶이 맛은 어른이 되어서도 잊히지 않습니다. 친구들과의 추억이 함께 어려 있기에 더욱 잊지 못하는지도 모르겠습니다.

학생시절 떡볶이에 비하면 지금은 상상을 초월할 만큼 다양한 맛의 떡볶이가 생겼습니다. 매운맛의 정도를 선택할 수 있음은 물론 토핑의 종류도 어묵과 삶은 달걀은 물론 치즈나 베이컨, 햄, 김말이, 만두까지 매우 다양합니다. 물론 그만큼 가격도 많이 올라 한 끼 식사보다 비싼 경우

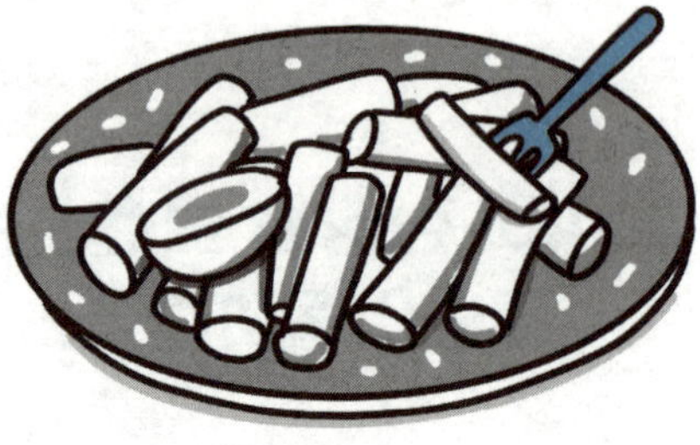

도 있습니다. 저도 떡볶이를 좋아하지만 매운 떡볶이는 잘 먹지 못합니다. 모 프랜차이즈 떡볶이의 경우 상급은 물론이고 중간 정도의 매운맛이라도 입에 대지 못 할 정도입니다. 아내의 강력한 의지로 매운 떡볶이를 먹고 나면 다음날 속이 뒤집어지고 변을 볼 때 파스를 붙인 것같이 항문이 화끈해지는 느낌에다 눈물이 찔끔 나기도 합니다.

떡볶이의 매운맛은 고추 때문입니다. 고추는 우리나라에서 들어가지 않은 음식이 없다고 할 수 있을 정도로 매우 흔한 향료이기도 합니다. 최근에 인터넷이나 방송을 보면 매운 음식이 몸에 좋다는 이야기를 많이 합니다. 그렇다면 정말로 고추와 같은 매운 음식을 많이 먹으면 건강에 좋을까요? 여기에서는 매운 음식에 대하여 이야기해 보도록 하겠습니다.

매운맛은 맛이 아니라 통각이다

혀에는 매운맛을 감각하는 미각세포와 맛수용체가 없기 때문에 엄격히 말하면 매운맛은 맛이 아니라 통각입니다. 고추를 먹으면 맵다고 느끼는 이유는 캡사이신(capsaicin)이라는 성분 때문입니다. 캡사이신은 혀에서 43도 이상의 고온을 감지하거나 통증을 느끼는 감각수용체에 붙어 강한 발열감과 함께 통증을 느끼게 합니다. 영어로 매운맛을 'hot'이라고 표현하는 것도 이와 유사한 이유가 아닐까 합니다.

그런데 궁금한 점이 한 가지 생깁니다. 왜 매운 음식을 먹으면 쾌감을 느끼며 스트레스가 풀린다고 여길까요? 매운 음식을 먹으면 우리 몸은 통각자극을 느끼고 이것을 위험한 신호로 인식하여 땀이 나고 심장박동이 빨라지는 증상이 나타납니다. 이때 뇌는 통각자극으로 인한 통증과 고통을 완화시키기 위해서 진통제 역할을 하는 엔도르핀을 분비하는데 매운맛으로 인한 고통은 금세 휘발되고 엔도르핀의 효과는 지속되어 매운 음식을 먹으면 개운한 기분이 드는 것입니다.[79]

매운 음식을 먹고 매운맛을 심하게 느끼면 찬물을 입에 머금고 있기도 합니다. 하지만 찬물을 삼키면 매운맛이 바로 다시 나타나게 됩니다. 왜 매운맛은 이토록 오랫동안 남는 걸까요? 찬물이 매운맛을 씻는 효과가 없는 이유는 캡사이신이 물에 녹지 않는 비휘발성 성분이기 때문입니다. 찬물을 입에 머금으면 통각자극은 완화되지만 물이 목으로 넘어가면 혀에 남아 있던 캡사이신 성분이 다시 통각을 자극하는 것입니다. 입에 남은 매운맛을 없애기 위해서는 캡사이신을 분해하는 단백질 성분이 있는 우유를 마시거나, 마요네즈처럼 캡사이신을 흡수할 수 있는 기름 성분이 들어 있는 음식을 먹는 것이 좋습니다. 또는 식빵처럼 캡사이신을 흡착할 수 있는 음식도 도움이 되지요.

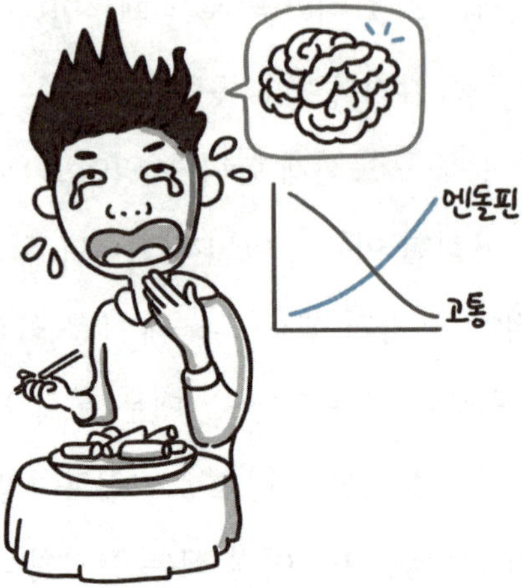

매운맛이 전부 캡사이신 성분인 것은 아닙니다. 예를 들어, 양파에서 매운맛을 내는 성분은 일리신입니다. 하지만 일리신에 열이 가하면 단백질 변성이 일어나 프로필메캅탄(propyl mercaptan)으로 바뀌는데 이 물질은 설탕의 50~70배 정도 단맛을 냅니다. 이러한 이유로 양파를 볶으면 단맛이 나게 됩니다.

매운 음식을 먹으면 배가 아플 때도 있습니다. 이는 통각세포가 활성화되어 통증 신호를 대뇌에 보내면 뇌는 통증의 원인이 되는 물질을 제거하라는 신호를 위장과 대장에 보냅니다. 그러면 위장과 대장이 뇌가 보낸 신호에 반응하느라 수축과 이완을 격렬하게 반복하는데 이로 인해서 배가 아픈 것이라고 합니다. 또한 위장과 대장이 격렬하게 수축과 이완을 하느라 음식물을 충분히 소화시키지 못하고 몸 밖으로 내보내기 때문에 매운 것을 먹으면 설사를 하거나 무른 변을 보게 됩니다. 이와 함께 매운 음식에 포함된 캡사이신을 먹으면 속이 쓰린 경우도 있습니다. 캡사이신이 직접 위의 점막을 자극하여 위산 분비를 증가시키거나 직접적으로 손상을 입히기 때문입니다. 이와 함께 매운 음식들은 주로 짜고, 달고, 기름지게 조리하는 경우가 많아 그 자체로 위산 과다를 일으켜 속이 쓰릴 수 있다고 합니다.

그런데 캡사이신에는 한 가지 공통점이 있습니다. 식물에서 유래된 성분이라는 점입니다. 그렇다면 식물들은 왜 캡사이신을 만들까요? 세균이나 곰팡이, 곤충과 같은 포식자들로부터 자신을 보호하기 위해서입니다. 대부분의 포유류도 혀에 통각수용체가 있어서 캡사이신이 입에 닿는 순간 통각을 느끼겠지요. 다만, 태국 앵무나 카나리아 등 일부 조류는 통각수용체 구조가 달라 고추를 먹으면 매운맛을 느끼지 못하고 오히려 단맛을 느낀다고 합니다. 당연히 이런 새들은 고추를 주식으로 먹습니다. 새들은 식물들의 자가 보호 작용을 건너뛰는 것입니다.[80]

매운맛의 대표명사 고추는 우리나라 사람들이 즐겨 먹는 식재료입니다. 고추를 많이 먹으면 몸에 좋을까요? 최근에 발표된 흥미로운 연구들을 소개하자면 다음과 같습니다.

고추 섭취에 따른 임상연구

이탈리아에서 고추가 함유된 요리를 많이 먹는 사람들과 그렇지 않은 사람들을 평균 8.2년 추적관찰한 결과, 일주일에 4번 이상 고추가 들어간 요리를 먹는 사람들은 전혀 혹은 거의 먹지 않는 사람들에 비하여 모든 원인에 의한 사망률이 23퍼센트, 심장병에 의한 사망률이 34퍼센트, 뇌혈관질환에 의한 사망률이 61퍼센트 낮았습니다.[81] 중국의 한 지역에 거주하는 사람들을 대상으로 평균 7.2년 추적관찰한 결과, 매운 음식을 일주일에 한 번 미만으로 먹는 사람들에 비하여 일주일에 1~2회, 3~5회, 6~7회 먹는 사람들은 모든 원인에 의한 사망 위험도가 각각 10퍼센트, 14퍼센트, 14퍼센트 낮았습니다.[82] 특히 일주일에 6~7회 먹는 사람들은 심장병에 의한 사망 위험도가 14퍼센트 낮았습니다. 미국에서 고추가 들어간 음식을 먹는 사람들과 전혀 먹지 않는 사람들을 평균 18.9년 추적관찰한 결과, 고추가 들어간 음식을 먹는 사람들의 경우 모든 사망의 위험도가 13퍼센트 낮았습니다.[*, 83]

매운맛은 적당히 즐기자

위의 연구 결과를 보면 고추를 먹으면 심장을 보호하는 데 효과가 있는 듯합니다. 이유를 몇 가지 찾아보면 다음과 같습니다. 첫째, 고추에 들어 있는 캡사이신은 비만방지 효과와 항산화 효과, 항염증 효과, 인슐린 저항성을 낮춥니다. 둘째, 캡사이신은 혈관에서 혈액이 응고되는 것을 막

* 위의 연구들은 사람들을 무작위로 고추를 많이 먹게 하는 군과 그렇지 않은 군으로 나누어 추적관찰한 소위 무작위 이중맹검법으로 결과를 도출한 것이 아니라 사람들의 라이프스타일을 설문조사를 통해 확인하고 이런 사람들이 어떤 병에 걸리고 얼마나 오래 사는지를 추적관찰한 것으로 위의 연구 결과만을 가지고 고추 섭취량과 질병발생 및 생존 기간과의 인과관계가 명확하다고 보기는 어렵습니다.

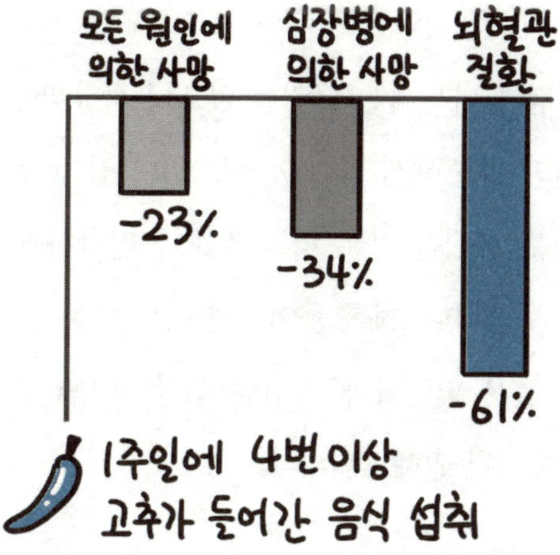

는 항혈소판 효과와 항응고 효과가 있고, 나쁜 콜레스테롤인 LDL 산화를 줄여주고 동맥 내피 기능을 향상시켜줍니다.[84]

하지만 전문가들은 이러한 결과에 대하여 고추라는 특정 식재료보다 고추를 많이 먹는 식습관이 더 중요한 것 같다고 이야기합니다. 이탈리아에서 시행된 연구를 보면 고추를 많이 먹는 사람들은 주로 지중해식 음식을 많이 먹는 이들인데, 지중해식 음식은 주로 통곡물을 사용하고, 콩과 채소와 채소가 풍부하게 들어 있습니다. 바로 이런 이유로 고추를 많이 먹는 사람들이 건강하고 오래 살았다는 것입니다. 또한 고추가 많이 함유된 지중해식 음식을 먹는 이들은 경제적으로 안정적일 확률이 높기 때문에 오래 살았을 것이라는 견해도 있습니다. 다른 이유로는, 심장병이나 뇌경색, 당뇨 등 만성질환이 있거나 소화기 계통에 문제가 있는 사람들은 매운 음식을 피하는 경향이 있기 때문에 고추에 대한 선택적 편견이

개입하였을 수도 있다는 것입니다.

매운 음식이 건강에 나쁘다는 근거는 없으니 적당히 즐기는 것은 괜찮아 보입니다. 하지만 과도하게 섭취할 경우 위나 장에 부담을 줄 수 있습니다. 지나치게 매운 음식을 자주 먹는 것보다 건강하게 먹는 방식을 고려하는 것이 좋을 듯합니다. 예를 들어 떡볶이는 매운 음식이지만 주성분인 떡의 칼로리가 높은 편입니다. 건강을 생각한다면 평소 먹는 양을 조절해서 적당하게 드시길 권해드립니다.

소금을 많이 먹으면 고혈압이 생길까?

고혈압의 주 원인이 소금?

미국의 흑인들은 다른 인종에 비하여 고혈압 유병률이 매우 높고 심장과 뇌졸중 유병률도 높다고 합니다. 특히 이들의 고혈압은 소급 섭취 정도에 매우 예민하다고 알려져 있습니다. 똑같은 양의 소금을 섭취해도 백인이나 히스패닉 등 다른 집단에 비해 고혈압에 유독 잘 걸린다는 것이지요. 의학적인 이유는 아직 명쾌하게 설명되지 않았습니다. 《총, 균, 쇠》의 저자 재레드 다이아몬드는 위의 현상에 대한 흥미로운 추정을 내놓았는데, 미국의 슬픈 역사와 관련이 있습니다.

미국에 살고 있는 흑인의 조상의 상당수는 드라마 '뿌리'의 주인공 쿤타킨테처럼 약 300년 전 아프리카에서 미국으로 끌려왔습니다. 이들은 노예사냥꾼에게 붙잡혀 아프리카 서부 해안에서 아메리카 대륙의 항구까지 짧게는 한 달, 길게는 두 달씩이나 수송선에 갇힌 채 대서양을 건너야 했습니다. 말이 수송이지 눅눅한 갑판 밑에 일인당 가로 40센티미터,

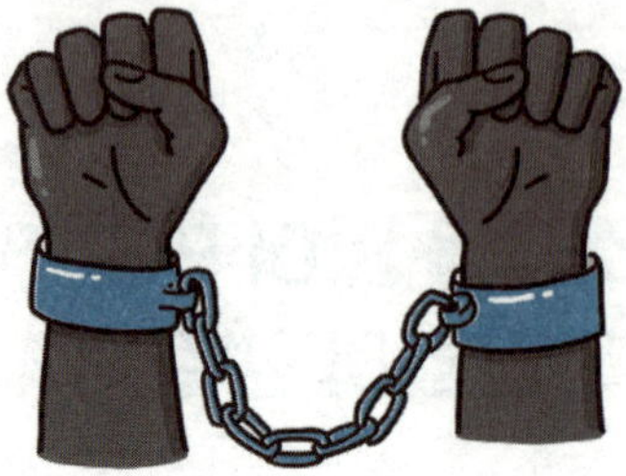

세로 180센티미터의 공간에 짐짝처럼 쌓아둔 것이나 다름없었습니다. 대서양을 건너는 오랜 시간동안 충분한 음식과 소금을 제공받지 못했던 것은 물론이고 인간으로 보장받아야 하는 최소한의 생리현상도 그 자리에서 해결해야 했습니다. 영양 및 소금 부족, 환기가 제대로 되지 않는 갑판 아래 좁은 공간, 무더위와 습기, 최악의 위생환경은 이질 등 전염병이 창궐할 수밖에 없는 조건이었습니다. 결과적으로 전염병에 강하면서도 체내에 염분 성분을 보존하거나 재흡수하는 능력이 뛰어난 흑인들만 살아남을 수 있었지요. 그러나 생존에 도움이 되었던 탁월한 염분 보존 및 재흡수 능력은 후손들에게 고혈압과 뇌졸중과 같은 문제를 남겼다는 것입니다.

보건복지부가 발간한 2020년 한국인 영양소 섭취 기준에 따르면 한국인의 하루 나트륨 섭취량은 2018년 기준 3.2그램으로 세계보건기구의 권고량인 2.0그램을 훨씬 넘습니다. 30~40대를 포함한 모든 연령에서 나트륨 섭취량이 높았습니다. 한식이 건강식이라고 하지만 사실 국이나 찌개는 짠 음식입니다. 기본적으로 국이나 찌개에 들어가는 간장, 고추장 등에 소금이 많이 포함되어 있기 때문이지요. 한식 상차림에 빠지지 않는 김치나 나물 등 반찬에도 소금이 많이 들어갑니다. 그렇기에 많은 의사들이 짠 음식을 고혈압의 주요 원인으로 뽑고 있습니다. 소금은 정말 고혈압에 좋지 않을까요?

소금과 나트륨

신문이나 방송에서 '소금' 대신 '나트륨'이라는 표현을 쓰는 것을 볼 때가 종종 있습니다. 소금과 나트륨은 무슨 관계일까요? 소금은 나트륨과 염소의 화합물로서 화학식으로는 염화나트륨(sodium chloride)입니다. 우리 몸에서 소금은 결정체가 아니라 물에 녹아 나트륨과 염화기로 분리되는데 몸에 주로 영향을 미치는 것은 바로 나트륨이기 때문에 나트륨만 따로 계산하는 것입니다. 그럼 소금에서 나트륨은 어느 정도일까요? 나트륨의 원자량*은 23, 염소의 원자량은 36.5로 소금에서 나트륨의 비율은 23/(23+36.5)×100=38.6, 즉, 약 40퍼센트 정도입니다. 세계보건기구는 1일 나트륨 섭취량을 2그램으로 권고했는데, 이것을 소금 섭취량으로 환산하면 1일 5그램 정도가 됩니다. 주의할 것은 나트륨이 눈에 보이는 결정체인 소금에만 들어 있는 게 아니라는 점입니다. 조미료나 베이킹파우더 등에도 들어 있기에 나트륨이 함유된 음식을 많이 먹으면 소금을 많이 먹은 것과 같은 결과가 생기지요.

* 원자는 물질의 가장 기본이 되는 입자이지만 원자의 질량은 원소의 종류에 따라 크기와 질량이 다르고, 크기가 매우 작기 때문에 실제값을 알기로 어렵고 사용하기도 불편합니다. 따라서 과학자들은 질량수가 탄소원자의 질량을 12.0으로 정하고 이 값과 비교한 다른 원자의 질량비, 즉 상대적 질량을 통해 그 질량을 나타냅니다. 이 값은 상대적 질량비이기 때문에 단위가 없습니다.

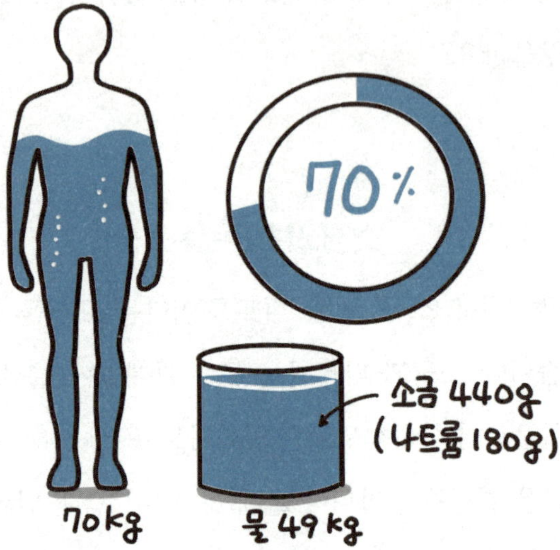

인체의 70퍼센트 정도는 물입니다. 그리고 이러한 물에 0.9퍼센트의 소금이 들어 있습니다. 흔히 생리식염수라고 하는 것은 증류수에 0.9퍼센트 정도의 소금을 함유한 물을 말합니다. 몸무게가 70킬로그램인 경우, 49킬로그램의 물과 440그램의 소금(180그램의 나트륨)이 있다고 할 수 있습니다. 이러한 소금(나트륨)은 신체에서 삼투압을 조절하고 칼륨과 함께 세포 내에서 근육의 수축 및 신경의 감수성 등 신경자극 전달에 중요한 역할을 합니다. 정상적인 근육 활동을 돕고, 영양소의 이동 등 신체 여러 부위에서 매우 중요한 기능을 맡고 있지요. 또한 음식에 넣으면 맛과 풍미를 높여줍니다. 부패를 막는 기능도 뛰어나 저장음식을 만드는 데도 많이 쓰입니다. 체내에 나트륨이 부족하면 식욕감퇴, 구토, 경련, 현기증 등이 발생하고 심하면 생명을 잃을 수도 있습니다.

소금을 많이 먹으면 혈압이 높아지는 이유

음식을 통해 소금을 섭취하면 장에서 흡수되어 혈액으로 들어가며 나트륨과 염화기로 분리되어 혈액의 나트륨 농도가 올라갑니다. 혈관 속의 혈액 나트륨 농도가 올라가면 세포 속의 수분이 빠져나와 혈관 속으로 들어갑니다. 혈관 속의 수분 양이 증가하고 혈관벽이 받는 압력도 높아져 혈압이 올라가지요. 세포에서 물이 빠져나가면 세포는 물을 보충해달라는 신호를 뇌에 보냅니다. 짜게 먹으면 물을 자꾸 들이 마시는 것도 이런 이유입니다.

혈액의 나트륨 농도가 올라가면 콩팥(신장) 호르몬을 통해 소변으로 내보내야 할 물을 최대로 재흡수하면서 소변량이 줄어드는데 이로 인해서 혈관벽이 받는 압력은 더욱 높아지게 됩니다. 이렇게 혈관 속 압력이 올라가면 심장은 온몸에 혈액을 골고루 내보내기 위하여 더 강한 힘으로 혈액을 뿜어주어야 하기 때문에 혈압은 더 올라가지요. 하지만 이런 이론에 반기를 든 사람들도 있습니다. 혈액의 나트륨 농도가 올라가면 콩팥에서 나트륨 배설량이 증가하고 뇌에서도 나트륨 섭취를 막기 때문에 혈압에 크게 영향을 미치지 않는다는 것입니다.[85] 그렇다면 실제로 소금 섭취 정도와 고혈압은 상관관계가 있을까요? 최근에 이에 대한 많은 연구들이 발표되어 소개하면 다음과 같습니다.

나트륨 섭취에 대한 임상연구

전 세계 52개 국가에서 20~59세 성인을 대상으로 24시간 소변 나트륨 배설량과 혈압을 조사한 단면적 연구에서 나트륨 배설량*이 적을수록 혈압이 낮았습니다.[86] 전 세계 17개국의 성인을 대상으로 24시간 소변 나트륨 배설량과 사망률을 평균 3.7년 추적관찰한 결과 하루에 나트륨을 4~6그램 배설한 군에 비하여 하루에 7그램 이상 배설한 경우, 모든 원인에 의한 사망 및 주요 심혈관계질환 발생률이 15퍼센트 높았는데 주로 고혈압이 있는 사람들이었습니다. 하지만 하루에 3그램 이하의 나트륨 배설군도 모든 원인에 의한 사망 및 주요 심혈관계질환 발생률이 27퍼센트 높아 U자 형태의 커브를 보여주고 있습니다.[87] 이들의 소변 나트륨 배설량을 5그램 이상, 3~5그램, 3그램 이하로 나누어 보았을 때 소변 나트륨 배설량이 1그램 증가할 때마다 수축기 혈압이 각각 2.58, 1.74, 0.74밀리미터머큐리(mmHg)가 상승하는 양상을 보였는데 이러한 경향은 고혈압이 있거나 55세 이상의 경우 혈압 증가율이 더 높았습니다.[88]

40개국에서 시행된 대규모의 임상연구의 데이터를 합하여 그들의 소변 나트륨 배설 정도와 심혈관계 합병증의 관계를 분석한 결과, 소변 나트륨 배설량이 하루 4~6그램인 사람들에 비하여 하루 7~8그램 이상인

* 위의 연구들에서 소금 섭취량을 직접 평가하지 않고 소변의 나트륨 배설량을 측정하는 이유는 우리가 먹은 소금량을 직접적으로 측정하기 매우 어렵고 식이마다 다르게 변화하기 때문입니다. 하지만 우리의 소변에서 나트륨 양을 측정하는 것은 상대적으로 쉽고, 우리의 콩팥은 항상성을 유지하기 때문에 우리가 먹은 나트륨과 거의 같은 양을 소변으로 배설하고 이러한 소변은 액체로서 측정하거나 평가하기가 상대적으로 용이합니다. 따라서 위의 대부분의 연구들은 직접 섭취하는 소금량을 재는 대신 소변에서 배설된 나트륨 양을 측정하여 평가하는 것입니다.

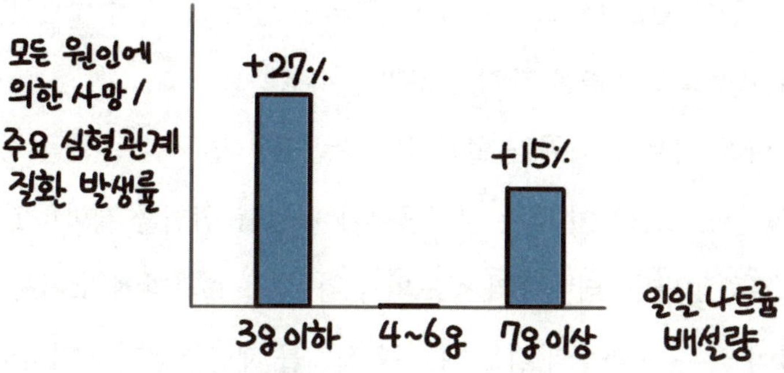

경우 심혈관계질환으로 인한 사망률, 급성심근경색, 뇌경색, 심부전으로 인한 재입원율이 각각 53퍼센트, 48퍼센트, 48퍼센트, 51퍼센트 높았습니다. 이에 비하여 소변 나트륨 배설량이 2~3그램인 경우에도 심혈관계질환으로 인한 사망률, 심부전으로 인한 재입원율이 각각 19퍼센트, 23퍼센트 높았습니다.[*, 89]

하지만 이와 다른 연구 결과도 있습니다. 미국에서 소변 나트륨 배설량과 심장병 사망률 관계를 분석한 연구에서 하루 소변 나트륨 배설량이 평균 2그램, 3그램, 4.6그램인 사람들의 심장병 사망률이 각각 4.1퍼센

* 물론 위의 연구들에 대한 여러 비판이 있습니다. 첫째, 위의 연구들이 사람들의 소금 섭취량을 직접적으로 측정하지 않고 소변으로 배설되는 나트륨 양을 가지고 측정하였다는 것입니다. 소변으로 배설되는 나트륨 양을 측정하는 방법은 24시간 동안 모든 소변을 모아서 나트륨을 측정하는 방법과 아침에 농축된 소변의 나트륨 양을 가지고 통계적으로 24시간 배설된 나트륨 양을 구하는 방식이 있는데 전자의 경우 좀 더 정확하지만 하루 모든 소변을 모으는 것이 매우 불편하고 비용이 많이 드는 방법이기 때문에 많은 연구들이 후자의 방법을 사용하고 이를 통계적으로 보정하였는데 이런 방법은 계산된 값이 중앙값으로 회귀하는 경향이 있어 오차가 클 수 있다는 것입니다. 둘째, 위의 연구들은 연구 시점에서 소금 섭취량을 기준으로 삼아 이 사람들을 몇 년 동안 추적관찰한 연구로써, 한 번의 조사를 기준으로 해당만큼의 소금을 장기간 복용한다는 가정 아래 이루어진 것입니다. 하지만 사람들의 식이 패턴은 변할 수 있습니다. 셋째, 치료약이 아닌 식품연구는 개인별 통제가 어렵고 여러 복합적인 요소들로 인해서 결과가 왜곡되거나 편향될 수 있다는 것입니다.

트, 1.9퍼센트, 0.8퍼센트로 나왔고, 이들을 평균 6.1년 추적관찰한 결과 이들의 고혈압 발생률은 차이가 없었습니다.[90]

미국에서 나트륨 섭취와 혈압과의 관련성을 연구한 논문을 종합하여 분석한 결과, 고혈압이 없는 사람들에게 나트륨 섭취를 제한하였더니 평균적으로 0.4밀리미터머큐리 정도의 혈압 감소 효과밖에 보이지 않았고, 고혈압이 있는 사람들의 경우 나트륨 섭취를 제한하였더니 약 4밀리미터머큐리 정도까지 혈압이 감소했습니다. 하지만 아시아인을 대상으로 한 연구들을 종합한 결과, 정상 혈압을 가지는 사람들의 경우 나트륨을 제한하니 평균 1.5밀리미터머큐리가 감소한 반면, 고혈압을 가진 사람들의 경우 평균 7.7밀리미터머큐리 정도로 혈압이 감소하는 효과를 보였습니다. 이렇게 나트륨을 제한하였더니 혈액의 교감신경을 자극하는 호르몬인 아드레날린이 증가하였고, 총콜레스테롤이 평균 5.1밀리그램 퍼 데시리터(mg/dL), 중성지방 7.1밀리그램 퍼 데시리터, 저밀도지단백질(ldl) 2.4밀리그램 퍼 데시리터가 증가하였습니다.[91]

고혈압, 당뇨, 심장병 기저질환이 있다면 짠 음식은 피하자

위의 연구 결과들은 소금을 많이 섭취하는 것은 고혈압 및 건강에 나쁜 영향을 미칠 수 있다는 것을 보여주고 있습니다. 하지만 건강한 사람들의 경우 적당한 정도 혹은 그보다 약간 더 많은 정도의 소금을 섭취하는 것은 건강에 크게 문제되지 않는다는 것도 보여주고 있습니다. 따라서 건강한 사람들의 경우 너무 소금 섭취량에 대하여 걱정할 필요는 없다고 생각합니다. 다만, 평소에 자신이 남들보다 음식을 너무 많이 짜게 먹는다고 생각하면 건강을 생각해서 조금 줄이는 것이 좋습니다. 하지만 고혈압이나 당뇨, 심장병과 같은 기저질환을 가지고 있다면 소금이 많이 들어 있는 짠 음식이나 햄, 과자처럼 나트륨 성분이 많이 포함된 가공식품은 되도록 피하는 것이 좋겠습니다.

튀긴 음식은 무조건 멀리 해야 할까?

중세의 프라이드치킨이 현대식 프라이드치킨이 되기까지

프라이드치킨을 좋아하시나요? 이른 저녁을 먹고 배가 출출한 시간이 되면 텔레비전이나 라디오에서 프라이드치킨 광고를 합니다. 우리나라의 프라이드치킨은 고깃살을 부드럽게 하고 맛을 더 좋게 하기 위해 염지(curing)를 한 후 반죽을 입혀 튀깁니다. 바삭바삭한 껍질과 짭짤한 간을 기본으로 한 프라이드치킨은 다양한 양념이 더해진 형태로 진화하였고, 현재는 우리나라 국민음식이라고 해도 과언이 아닐 정도가 되었지요.

이렇게 맛있는 프라이드치킨을 처음 만든 곳은 어디일까요? 많은 사람들이 미국이 원조라고 알고 있지만, 처음 만들어진 곳은 중세시대 지중해 유역입니다. 이곳에서 만들어진 것이 유럽으로 전해졌고, 대서양을 건너 미국에까지 전파되었지요. 하지만 명실상부 현대식 프라이드치킨의 원조는 미국입니다.

영국에서 온 이민자들은 주로 오븐에 구워 만드는 로스트치킨을 먹었는데 살이 많은 몸통과 다리만 먹고 날개나 목, 발은 버렸다고 합니다. 이렇게 버려진 부위를 흑인 노예들이 기름에 튀겨 먹었는데, 이것이 프라이드치킨의 시초였다고 합니다. 흑인 노예들이 많이 살던 미국 남부는 양돈업이 발달해 돼지기름을 구하기 쉬웠고, 일단 기름에 튀기면 날개나 목 부위의 잡냄새가 줄고 뼈까지 통째로 먹을 수 있었습니다. 더운 날씨에도 며칠 동안 보관이 가능한 데다 열량도 높아서 힘든 육체노동에 시달리는 흑인 노예들에게 좋은 영양원이 되었다고 합니다.

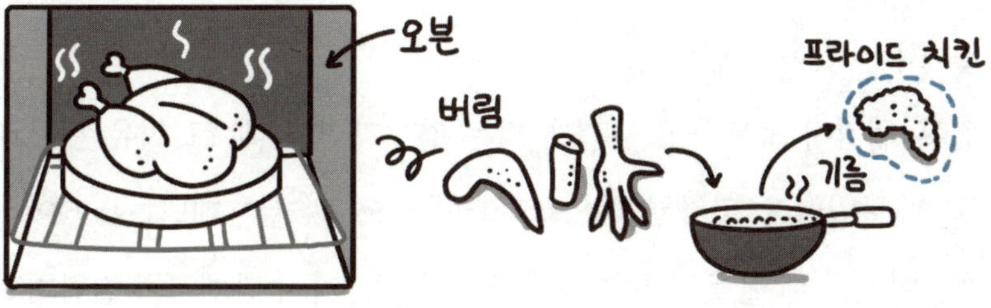

이제는 백인과 흑인 가리지 않고 모두 즐겨먹는 음식이 되었지만 이와 같은 역사적 배경으로 1970~1980년대 흑인들은 저항의 의미로 다른 인종과 함께 어울리는 자리에서는 프라이드치킨을 먹지 않았다고 합니다. 아직도 일부 인종차별적인 백인들은 흑인을 조롱하거나 비하할 때 프라이드치킨을 이용하기도 합니다. 2013년 프로 골프선수 세르히오 가르시아가 영국 런던에서 열린 유러피언 골프투어 시상식에서 타이거 우즈를 초대해 '프라이드치킨'을 대접하겠다고 한 말이 논란이 되어 바로 사과한

적도 있습니다.[92]

최근 수십 년간 우리나라 경제가 발전하면서 식습관도 바뀌었고 튀긴 음식도 자주 먹게 되었습니다. 서양식은 물론 한식에도 튀김요리를 쉽게 맛볼 수 있습니다. 음식을 튀기면 수분이 빠져나가게 되는데, 일반적으로 저장기간이 길어지고 기름 맛이 더해지면서 훨씬 맛이 좋아집니다. 오죽하면 '신발도 튀기면 맛있다'라는 표현까지 나왔을까요? 튀김이 바삭한 식감을 가지는 이유는 다공질 구조 때문입니다. 다공질 구조란, 재료 안의 수분이 뜨거운 기름과 만나 급격히 증발하면 튀김옷에 구멍처럼 송송 뚫린 공간이 생기는데 이러한 공간이 자연 상태에 없는 바삭한 질감을 만들어내는 것을 뜻합니다.

간혹 튀김이 눅눅하고 두껍게 되는 경우가 있는데, 그 이유는 글루텐(gluten) 때문입니다. 밀가루에는 글리아딘(gluadin)과 글루테닌(glutenin)이라는 단백질이 있는데 물을 가하여 반죽하면 이 두 가지 단백질이 결합하면서 탄력성 있는 얇은 피막을 형성합니다. 이것이 바로 글루텐입니다. 빵이나 케이크를 만들 때 이스트나 베이킹파우더를 넣으면 이산화탄소가 생깁니다. 글루텐은 이산화탄소를 포집하여 반죽을 부풀리고 쫄깃한 식감을 만드는 역할을 합니다. 그러나 글루텐이 너무 많으면 반죽에 점성이 생겨 바삭함이 떨어지기도 하지요.

글루텐 과민증이나 알레르기가 있다면 글루텐이 함유된 음식을 먹을 때 소화가 잘 안 될 수 있으니 조심해야 합니다. 튀긴 음식을 좋아하면서도 조심하는 또 다른 이유는 칼로리가 높기 때문일 겁니다. 그렇다면 튀긴 음식은 어느 정도 먹는 게 좋을까요? 튀긴 음식이 비만이나 당뇨 등 건강에 어떤 영향을 미치는지, 최신 임상연구들을 중심으로 소개해 드리고자 합니다.

튀김 음식 섭취에 대한 임상연구

튀긴 음식과 비만과는 어떤 관계가 있을까요? 스페인에서 29~69세 사람들을 대상으로 튀긴 음식과 비만과의 관련성을 조사한 결과, 튀긴 음식을 많이 먹는 사람들은 적게 먹는 사람들에 비해 비만인 경우가 남성 및 여성 각각 26퍼센트, 25퍼센트 높았습니다.[93] 미국에서 튀긴 음식과 당뇨와의 관련성을 조사한 결과, 튀긴 음식을 일주일에 한 번도 먹지 않는 사람들에 비해 일주일에 1~3번, 4~6번, 매일 먹는 사람들의 당뇨 위험도는 각각 15퍼센트, 39퍼센트, 55퍼센트 높았고, 심장병 위험도는 각각 6퍼센트, 23퍼센트, 21퍼센트 높았습니다.[94]

스페인에서 11년간 건강한 사람들을 추적관찰한 결과 올리브유와 해바라기유를 이용해 만든 튀긴 음식을 많이 먹는 사람들과 적게 먹는 사람들 사이에 심장병 위험도와 모든 원인에 의한 사망 위험도는 차이가 없었습니다.[95] 하지만 다른 연구들은 달랐습니다. 미국에서 50~79세 여성을 대상으로 평균 18년 동안 추적관찰한 결과 튀긴 음식을 전혀 먹지 않는 사람들에 비하여 일주일에 적어도 한 접시 먹는 사람의 경우, 모든 원인에 의한 사망과 심혈관질환에 의한 사망률이 각각 8퍼센트 높았습니다. 프라이드치킨을 전혀 먹지 않는 사람에 비하여 적어도 일주일에 한 접시의 프라이드치킨*을 먹는 사람의 경우 모든 원인에 의한 사망률 및 심장병에 의한 사망률이 각각 13퍼센트, 12퍼센트 높았습니다.[96] 미국에서 45~79세 성인을 대상으로 평균 8년간 추적관찰한 결과 튀긴 감자를 한 달에 1번 이하로 섭취하는 사람에 비하여 일주일에 2~3번 섭취하는 사람들과 3번 이상 섭취하는 사람들의 경우, 모든 원인에 의한 사망률이 각각 95퍼센트, 226퍼센트 높았습니다. 하지만 튀기지 않은 감자를 먹는 경우 섭취 정도와 사망률은 관계가 없었습니다.[97]

미국에서 평균 65.8세의 성인을 대상으로 평균 9.6년 추적관찰한 결과, 튀긴 음식을 일주일에 한 접시도 먹지 않는 사람들에 비하여 일주일에 1~3회, 4~6회, 또는 매일 한 접시를 먹는 사람들의 경우 심부전 발생 위험도가 각각 24퍼센트, 28퍼센트, 200퍼센트 높았습니다.[98] 한국에서 튀긴 음식과 고혈압과의 관계를 비교한 연구에서 일주일에 두 번 먹는 여성은 거의 먹지 않는 여성에 비하여 고혈압 위험도가 2.3배 높았지만 남성의 경우 차이가 없었습니다.[99] 이제까지 튀긴 음식 섭취와 관련된 연구를 종합해 본 결과, 튀긴 음식을 많이 먹는 사람들은 적게 먹는 사람들에 비하여 주요 심장사건 28퍼센트, 심장병 91퍼센트, 뇌경색 37퍼센트, 심부전 37퍼센트, 모든 원인에 의한 사망률이 3퍼센트 높았습니다.[*, 100]

* 프라이드치킨 한 접시는 보통 4조각 정도를 이야기합니다.

튀긴 음식이 건강에 좋지 않은 이유

튀긴 음식이 몸에 좋지 않은 이유는 무엇일까요? 첫째, 음식을 튀기면 수분이 줄어들고 지방성분이 증가하면서 음식 맛과 향이 좋아지지만 결국 섭취 칼로리가 높아집니다. 이렇게 섭취한 칼로리가 높아지면 비만, 고혈압, 당뇨병과 같은 성인병에 걸릴 위험이 증가합니다. 둘째, 아무리 불포화지방산 함유량이 높은 식물성 기름을 사용한다고 하더라도 음식을 튀기면 기름이 산화되거나 수소화되어 몸에 해로운 트랜스지방산과 포화지방으로 변하게 됩니다. 셋째, 음식을 불에 굽거나 기름에 튀기면 여러 가지 발암물질이나 당뇨병, 동맥경화증과 같은 질환의 발생과 진행에 관련성이 있다고 알려진 최종당화산물이 만들어집니다. 넷째, 튀긴 음식을 먹는 사람들은 몸에 좋지 않은 가공육, 짠 음식, 설탕이 들어간 음료 등을 선호하는 경향이 있다고 합니다. 마지막으로, 튀긴 음식 자체가 문제가 되는 것이라기보다는 튀긴 음식을 즐기는 사람들이 주로 사회경제적으로 낮은 계층에 속하는 경우가 많기 때문이라는 것입니다.[101]

결과적으로 튀긴 음식은 칼로리가 높아 살이 찔 확률을 높이고, 심장병의 위험도 증가시키는 등 건강에 좋지 않은 영향을 미칩니다. 특히 우리가 일상적으로 먹는 프라이드치킨은 물론, 몸에 좋다고 생각하는 생선도 튀기면 건강에 좋지 않다는 보고들도 있기 때문에 그 재료가 무엇이

* 위에서 소개한 거의 대부분의 연구는 연구 시점에서 튀긴 음식 섭취량을 기준으로 삼아 이 사람들을 몇 년 동안 추적관찰한 연구로 한 번의 조사를 기준으로 해당 기간동안 튀긴 음식 섭취량이 일정하다는 가정 하에 이루어진 것입니다. 사람들의 식이패턴은 변할 수 있고 치료약이 아닌 식품연구는 개인별로 컨트롤이 어렵고 여러 복합적인 요소가 결과에 반영될 수 있다는 문제가 있습니다.

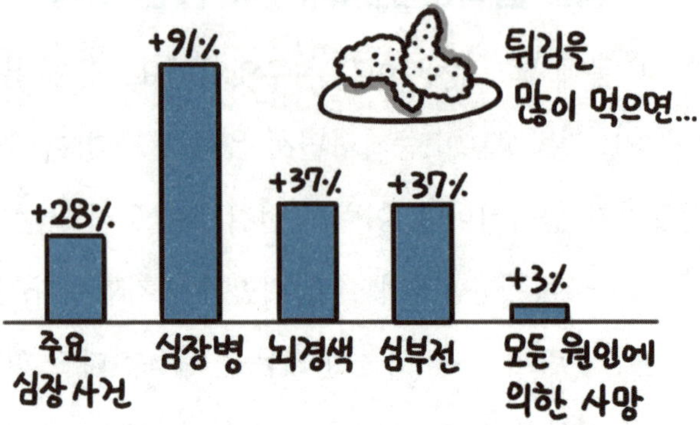

든 튀긴 음식을 너무 자주 먹는 것은 피하는 것이 좋겠습니다. 일시적으로 혀를 만족시키는 튀긴 음식보다 지속적으로 건강에 좋은 삶거나 찌는 방식으로 음식을 드시는 건 어떨까요?

건강상식 HEALTH COMMON SENSE

패스트푸드는 몸에 좋지 않은가?

이제는 우리나라 사람들도 패스트푸드를 즐겨 먹습니다. 맥도날드, 버거킹, 피자헛, 도미노피자를 비롯해 수많은 프라이드치킨 프랜차이즈가 성업을 이루고 있지요. 한때 이마트나 코스트코는 가격은 저렴하고 사이즈는 거대한 피자로 명성을 얻었습니다. 이러한 음식들은 콜라와 함께 먹어야 제 맛인데, 먹다 보면 1.5리터 콜라 한 병도 모자랄 때가 있습니다. 피자 한 판에 콜라까지 먹다보면 하루에 필요한 칼로리양을 넘기는 경우가 흔합니다. 많은 사람들이 패스트푸드를 많이 먹으면 좋지 않다고 말합니다. 패스트푸드는 정말 몸에 좋지 않은 음식일까요? 이에 대한 흥미로운 연구 결과를 소개할까 합니다.

미국에서 18~30세 젊은이를 대상으로 15년 이상 추적관찰한 결과, 1주일에 패스트푸드를 한 번도 먹지 않는 사람들은 15년 동안 체중증가나 인슐린 저항성 정도가 통계적으로 유의한 변화가 발생하지 않았지만, 일주일에 두 번 이상 먹는 경우 평균 4.5킬로그램의 체중증가와 함께 인슐린 저항성이 104퍼센트 증가하였다고 합니다. 이런 경향은 특히 활발한 활동을 하지 않는 경우 더 잘 나타났습니다.[102]

싱가포르에 살고 있는 45~74세 중국계 사람들을 대상으로 10년 이상 햄버거, 피자, 샌드위치, 프라이드치킨, 핫도그와 같은 음식을 먹는 빈도수와 질병과의 관계를 조사한 결과, 전혀 먹지 않는 사람들에 비하여 일주일에 한 번 먹는 사람은 질병 위험도는 증가하지 않았지만 두 번 이상 먹는 경우, 전혀 먹지 않는 경우보다 당뇨병 발생 위험도가 27퍼센트, 심장병으로 인한 사망 위험도는 56퍼센트 높았고, 4번 이상 먹는 경우 심장병으로 인한 사망 위험도가 79퍼센트 높았습니다.[103]

패스트푸드가 건강에 좋지 않은 이유는 채소나 통곡물은 거의 없으면서 초가공육, 고칼로리, 고지방과 더불어 소금이 많이 함유되어 있고, 거의 대부분 튀긴 음식이기 때문입니다. 패스트푸드를 먹을 때 습관처럼 마시는 탄산음료 역시 영양분 대신 당분이 압도적으로 많아서 칼로리가 매우 높기 때문입니다.

정리하면, 패스트푸드를 많이 먹으면 건강에 좋지 않은 것은 사실로 보입니다. 가능하시면 먹지 않는 것이 좋지만, 도저히 끊을 수 없다면 일주일에 1번 이하로 드시는 것이 좋겠습니다.

꿀이 감기의 기침을 줄이는 데 효과적일까?

일상적으로 걸리는 감기

2013년 개봉한 영화 '감기'를 아십니까? 영화 내용을 잠시 살펴보면 다음과 같습니다. 외국에서 새로운 변종감기바이러스가 발생하는데 이 바이러스에 걸린 사람들은 격렬한 기침과 함께 황색반점 같은 발진이 올라오다가 결국 죽음에 이릅니다. 그러던 어느 날, 홍콩에서 변종감기바이러스에 걸린 사람들이 우리나라에 밀입국하면서 여러 사람들을 전염시켰고, 전염이 확산되고 사망자가 발생하자 정부는 재난사태를 발령하면서 도시를 폐쇄하였습니다. 격리된 시민들은 혼란과 무질서에 빠지고 119 구조대원 지구(장혁)는 감염내과 전문의 인해(수애), 인해의 딸 미르(박민하)와 함께 아수라장이 된 도시에서 생존을 위해 고군분투합니다. 2013년 영화이지만 감염병 대유행의 상황에서 정부가 도시를 폐쇄하고 살기 위해 발버둥 치는 시민들의 모습이 마치 코로나19로 인한 혼란을 예언한 듯합니다.

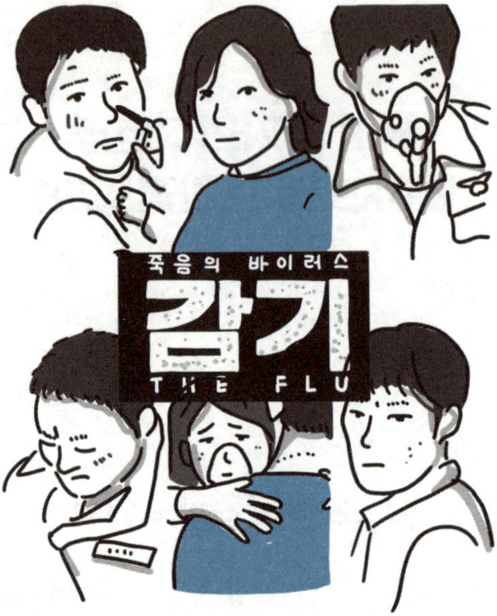

일 년에 한두 번 이상 감기에 안 걸리는 사람은 없겠지요. 감기의 영어 표현은 'common cold'입니다. 1년에 대략 5퍼센트 정도의 성인이 걸린다고 하니 말 그대로 매우 흔한 질환이라고 할 수 있습니다. 감기의 대표적인 증상은 기침과 가래입니다. 사람들은 감기에 걸리면 병원에서 약처방을 받거나, 도라지나 오미자와 같은 민간요법을 사용하거나 아니면 특별한 치료없이 나아질 때까지 버티곤 합니다. 하지만 병원에서 처방을 받는 약물들은 가래나 기침을 완화시키고 열을 낮추는 등 감기로 인한 증상을 완화시켜주는 약물들이 대부분이고, 열이 나거나 증상이 심한 경우에만 이차 세균감염을 막기 위하여 항생제를 사용하기도 합니다. 그렇다면 병원에서 제공되는 약물들이 과연 민간요법보다 효과가 더 좋을까요?

이 장에서는 감기와 그 치료에 대하여 알아보도록 하겠습니다.

감기와 독감

감기와 독감은 모두 바이러스에 감염되어 발생하는 질환입니다. 많은 사람들이 독감을 독한 감기로 알고 있지만 독감의 원인이 되는 바이러스는 감기의 원인이 되는 바이러스와는 완전히 다르기에 감기와 독감은 전혀 다른 질병입니다. 감기는 주로 리노바이러스(Rhinovirus), 아데노바이러스(Adenovirus), 코로나바이러스(Coronavirus) 등의 감염으로 걸리지만 독감은 인플루엔자 바이러스(Influenza virus) 감염으로 발생합니다. 참고로 코로나19는 감기의 원인이 되는 코로나바이러스와 같은 바이러스지만 변이로 인하여 독감보다 더 높은 치사율을 일으키게 된 것입니다.

그렇다면 감기와 독감은 무슨 차이가 있을까요? 감기의 경우 콧물, 기침, 인후통과 같은 국소 증상이 주로 나타나지만 독감은 발열, 근육통, 두통과 같은 전신 증상이 많이 나타납니다. 따라서 감기의 경우 콧물, 기침, 인후통과 같은 증상을 호전시키는 대증요법이 주된 치료이지만, 독감은 충분한 휴식과 수면 등 안정과 함께 필요할 경우 항바이러스제를 투여하기도 합니다. 그러나 독감으로 인한 사망률은 매우 낮습니다. 감염된 환자의 0.05~0.1퍼센트만이 사망하게 됩니다. 최근 유행했던 코로나19는 이러한 독감보다 사망률이 10~20배에 이르기 때문에 빠른 진단 및 치료를 위해 예방주사를 맞도록 한 것입니다.

앞에서 말한 것처럼, 감기의 원인은 바이러스이며 병원에서 약물치료는 감기의 원인이 되는 바이러스를 죽이는 치료보다 증상을 완화시키는 치료인 대증치료가 원칙입니다. 예를 들어 열, 오한, 근육통, 두통과 같은 증상을 주로 호소하면 타이레놀과 같은 해열진통제를 사용합니다. 또한 콧물이나 재채기와 같은 증상을 호소하면 콧물이나 재채기를 줄이는 항히스타민제제를 사용하고, 코가 막히는 증상이 있는 경우 코충혈을 억제하는 약물을 사용합니다.

그런데 이러한 약들은 정말로 효과가 있을까요? 전통적인 민간요법보다 증상을 호전시키는 데 더 효과적일까요? 감기약의 효과에 대한 흥미로운 연구와 최신 결과들을 소개해 드립니다.

항생제와 꿀 섭취에 대한 임상연구

영국에서 1주일 미만 동안 기침을 주로 호소하는 18~70세까지의 성인 감기 환자들을 대상으로 해열진통제, 항생제, 그리고 위약(가짜 약)을 사용하여 효과를 비교한 결과, 해열진통제와 항생제는 기침 증상을 호전시키는 데 효과가 없었습니다.[104] 이제까지 감기 증상을 호전시키는데 소염진통제가 효과가 있는지를 확인한 연구들을 종합하여 분석한 결과, 소염진통제는 감기의 지속기간이나 기침과 같은 호흡기 증상을 줄이지는 못했지만 재채기, 두통, 귀 통증, 근육통은 유의미하게 줄인 것으로 나타났습니다.[105]

미국에서 2~18세들을 대상으로 콧물과 기침 증상이 있는 감기 환자들을 대상으로 기침억제제, 꿀을 사용하거나 전혀 치료하지 않은 세 군으로 나누어 기침 빈도, 기침 정도, 기침으로 인한 수면방해 정도를 비교한 결과, 전혀 치료를 하지 않은 군보다 꿀을 사용한 군이 더 효과적이었음을 알 수 있었습니다. 하지만 기침억제제의 경우 전혀 치료하지 않은 군과 차이가 없었습니다.[106] 어린이들에게 감기로 인한 증상 호전을 위해 꿀과 다른 약을 비교한 연구들을 종합해서 분석한 결과, 기침을 줄이는데 꿀은 항히스타민제제나 위약(가짜 약)에 비하여 효과가 있었지만 기침억제제와 차이가 없었습니다.[107] 영국에서 18세 이상의 기침 증상을 가진 급성 기관지염(감기의 일종)을 가진 환자들을 대상으로 기침을 억제시키는 약물을 사용한 군과 꿀을 사용한 군으로 나누어 기침 증상 호전여부를 비교해서 평가하였는데 크게 차이가 없었습니다.[108] 감기 증상에 항히스타민제와 코충혈 완화제를 함께 사용한 효과를 검증한 논문을 종합하여 분석한 결과, 항히스타민과 코충혈 완화제를 함께 사용한 경우 감기 증상의 호전을 보이지만 입이 마르거나 불면증과 같은 부작용이 나타났습니다.[109]

감기가 낫는 데 도움이 되는 것

감기에 걸렸을 때 해열진통제는 두통이나 근육통 같은 증상을 완화시키는 데 도움을 주지만 기침이나 콧물을 완화시키는 효과가 없었습니다.

또한, 기침 증상을 호전시키는 데 항생제 등 양약과 민간요법으로 흔히 쓰는 꿀의 효과에는 거의 차이가 없었습니다.

가글이 감기에 도움이 된다고 생각하는 분들이 많은 듯합니다. 그렇다면 소독약으로 하는 가글은 감기 예방에 효과가 있을까요? 결론적으로 말씀드리면 그렇지는 않은 것 같습니다. 감기에 걸리지 않은 사람들을 맹물로 가글한 경우와 포비돈(일명 빨간약)이 포함된 소독약으로 가글한 경우로 나누어 비교한 결과, 소독약으로 가글했을 때보다 맹물로 하는 것이 감기 발생률이 더 낮았습니다.[110] 인삼은 어떨까요? 인삼추출물이 포함된 약물을 가지고 인삼이 감기 예방에 효과가 있는지를 평가한 연구를 종합적으로 분석한 결과, 효과가 있을 때도 있고 없을 때도 있어서 결론을 내리기 어려웠습니다.[111]

마지막으로 비타민 C를 살펴보겠습니다. 감기 예방과 치료에 비타민 C의 효과를 검증한 논문들을 종합해서 분석한 결과, 비타민 C를 복용하는 것이 감기 예방에 효과가 좋다는 결과는 나타나지 않았습니다. 다만, 비타민 C를 장기 복용하면 감기 증상 기간을 8퍼센트 줄이고 중증도도 약간 줄어드는 경우는 있었습니다. 그러나 감기 증상 기간이나 중증도가 줄어들지 않는 경우도 많았기에 명확한 결론을 내리기는 어려웠습니다.[112] 다른 연구들에서도 결과는 마찬가지였습니다.[113] 또한, 감기 치료에 효과가 있는지에 대한 연구 결과를 모아서 종합적으로 분석한 결과에서도 비타민 C는 감기의 지속 기간을 줄이지 못했습니다.[114] 가글, 인삼, 비타민 C가 감기를 예방하고 중증도를 낮춘다는 명확한 근거는 없는 셈입니다.

이러한 연구 결과를 보면 감기나 기침이 심하지 않은 감기의 경우 굳이 병원에서 약을 처방 받는 것은 증상 호전이나 회복에 크게 도움이 되지 않아 보입니다. 증상이 심하지 않은 감기라면 그냥 푹 쉬고 충분한 물을 마시는 것이 좋습니다. 하지만 고열이 심하면 독감일 가능성이 높거나 폐렴일 수도 있으니 반드시 의사와 상담하고, 수면이 방해될 정도로 기침이나 가래가 심할 경우, 병원에서 증상을 완화시킬 수 있는 약물을 처방 받기를 권합니다.

건강상식 HEALTH COMMON SENSE

감기와 항생제

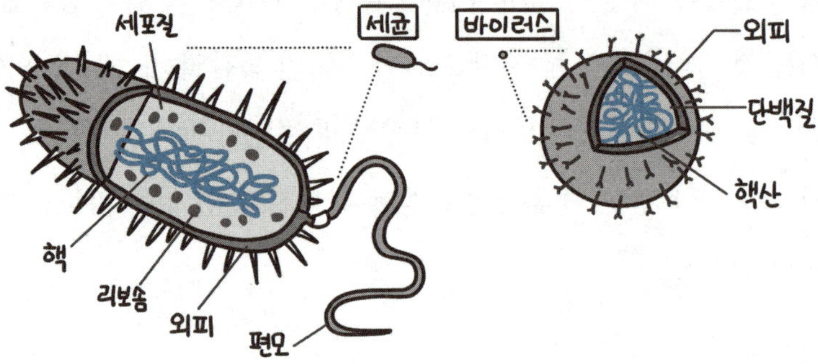

세균(bacteria, 박테리아)과 바이러스(virus)는 무슨 차이가 있을까요? 세균은 살아 있는 완전한 세포로 세포막, 세포벽, 핵, DNA, RNA로 이루어져 있으며 혼자서 독립적으로 생존이 가능하고 번식도 자유롭습니다. 이에 비하여 바이러스는 종류에 따라 단백질과 핵산의 단순한 구조로 이루어진 생물과 무생물의 중간 형태이며, 세균의 1/10에서 1/100정도로 크기가 매우 작습니다. 혼자서는 생명활동이 되지 않고 인간과 동물과 같은 숙주가 있어야 생존이 가능한 생명체라고 할 수 있지요. 우리가 흔히 말하는 항생제(antibiotics)란 바이러스가 아닌 세균을 죽이는 약입니다. 따라서 바이러스 감염으로 발생하는 감기에 세균을 죽이는 항생제를 사용하는 것은 효과가 없고 부적절하기도 합니다. 하지만 드물게 바이러스로 인한 감기나 독감 이후에 이차적으로 세균감염으로 인한 폐렴이 발생한 경우가 있는데 이러한 경우에는 항생제 치료가 필요합니다. 그러나 특별한 합병증이 발생하지 않은 감기나 독감의 경우 항생제는 굳이 사용하지 않아도 될 듯합니다.

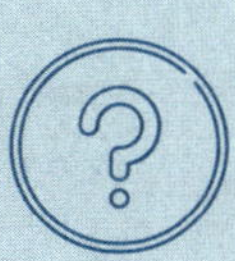

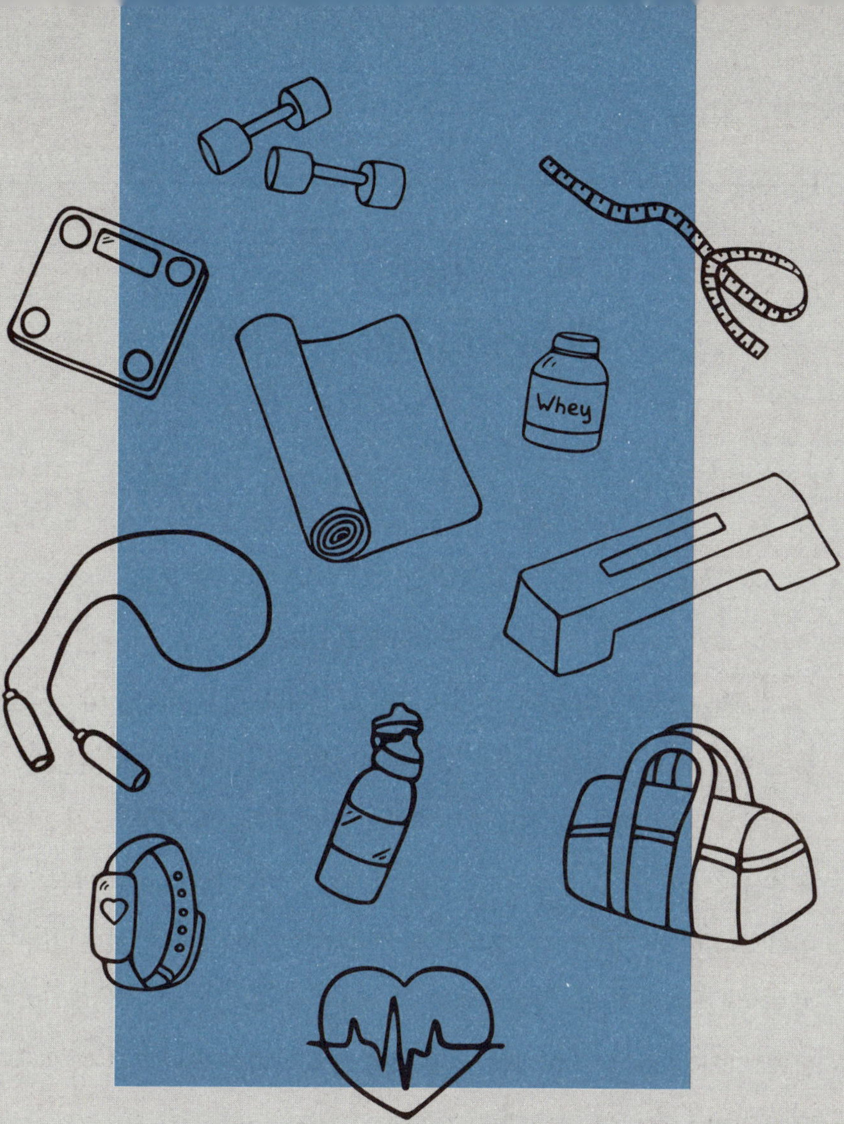

2부

수면과 운동

미인은 왜 잠꾸러기라고 할까?

잠자는 숲 속의 미녀

'잠자는 숲 속의 미녀'는 잘 알려진 동화입니다. 많은 사람들이 이 동화를 그림형제가 쓴 것으로 알고 있지만 사실은 조금 다릅니다. 1812년 그림형제가 독일 북부 포메라니아 지방의 전래동화를 바탕으로 자신들이 내용을 각색한 것으로 1697년 사를 페로가 '어미 거위 이야기'라는 책에 이미 수록한 바 있습니다. 흥미로운 것은 1959년에 제작된 디즈니의 '잠자는 숲 속의 미녀'는 그림형제의 이야기를 바탕으로 제작한 것이지만, 발레 '잠자는 숲 속의 미녀'는 사를 페로의 이야기를 바탕으로 했기에 내용이 약간 다르다고 합니다.

동화의 내용은 다음과 같습니다. 아이를 간절히 원하던 어느 왕과 왕비가 귀여운 딸을 얻게 되었습니다. 공주의 탄생을 축하하기 위하여 왕은 열 두 명의 마법사들을 초대하였습니다. 초대받은 마법사들은 공주에게 아름다움, 지혜 등을 선물로 주었는데 11번째 마법사가 선물을 주었을

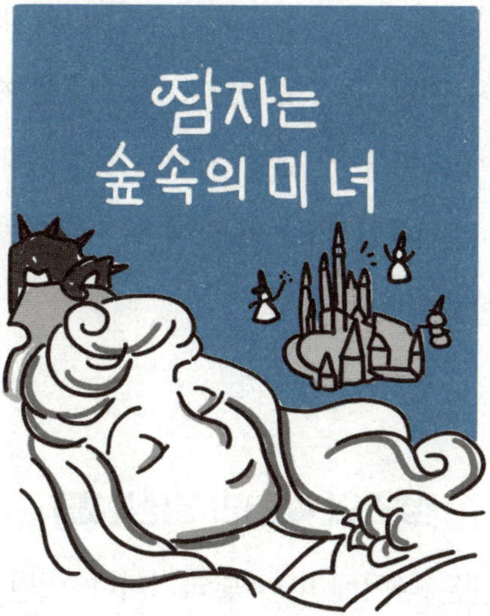

때 초대받지 못한 13번째 마법사가 나타나 '공주는 물레 바늘에 찔려 죽을 것이다'라는 저주를 걸었습니다. 아직 선물을 주지 않았던 12번째 마법사는 저주 자체를 풀 수는 없었지만, 죽음 대신 100년 동안 깊은 잠에 빠지는 것으로 바꾸었지요. 왕은 나라 안의 모든 물레를 불태웠습니다. 드디어 공주가 15세가 되던 해, 혼자서 성을 돌아다니던 공주는 탑 꼭대기에서 실을 짓는 노파를 발견하였고 물레바늘에 찔려 깊은 잠에 빠졌습니다. 이후 성안의 모든 사람들은 잠이 들었고 성은 가시덤불로 둘러 싸여 아무도 들어갈 수 없었습니다. 100년이 지난 후, 근처를 지나가던 한 왕자가 소문을 듣고 성을 찾아왔습니다. 그는 성으로 들어가 공주에게 입을 맞추었고 잠에서 깨어난 공주는 왕자와 결혼하여 행복하게 살았다는 이야기입니다.

디즈니의 만화영화에서 공주는 100년 동안이나 잠을 잤지만 아름답고 날씬한 미모를 유지할 수 있었습니다. 그렇다면 여기서 흥미로운 생각이 듭니다. 비록 100년 동안 잠을 자지는 못하더라도 평소보다 잠을 조금 더 자면 좀더 날씬해질까요? 이 장에서는 잠과 체중과의 관계에 대하여 알아보도록 하겠습니다.

성인의 수면과 일상생활

사람의 수면시간은 나이에 따라 달라집니다. 어릴 때는 자는 시간이 길고 나이가 들면서 짧아져서 생후 1주일간 하루 수면시간은 18~20시간, 1세는 12~14시간, 10세의 경우 10시간이지만 성인은 5~8시간 정도입니다. 나이가 들면서 수면시간은 점차 짧아지게 되어 70세가 넘으면 6시간 전후가 됩니다.

사회가 복잡해지고 일하는 시간이 길어지면서 많은 사람들이 수면부족을 호소하고 있습니다. 예를 들어 1942년 미국 성인의 평균 수면시간은 7시간 55분이었지만 최근 조사에서는 6시간 31분이었고 일본은 6시간 22분이었습니다. 또한 미국인의 약 1/3정도가 7시간 이하의 수면시간을 가지는 것으로 조사되고 있습니다.[115] 이러한 추세는 우리나라도 예외가 아닙니다. 2020년 구인구직 매칭플랫폼 '사람인'에서 우리나라 직장인을 상대로 시행한 조사 결과 평균 수면시간은 6시간 6분이었습니다. 수면이 부족한 이유는 다양했는데, 잦은 야근과 회식 38.7퍼센트, 텔레비전 시청이나 인터넷 검색 30.8퍼센트, 자기계발 25.5퍼센트, 통근시간 25.3퍼센트, 불면증 20.8퍼센트, 업무 후 취미활동 18.4퍼센트 등의 이유였습니다.

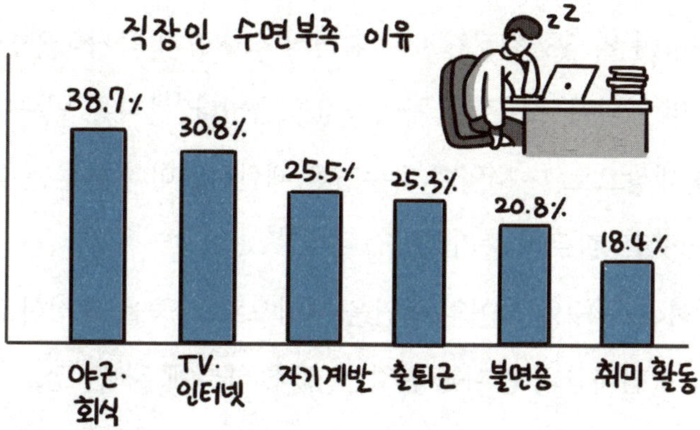

최근 수면과 다이어트에 관심이 많아지고 있습니다. 과연 수면시간과 비만은 관련이 있을까요? 수면시간을 조정하면 비만을 줄일 수 있을까요? 이에 대한 흥미로운 연구 결과들을 소개합니다.

수면과 비만, 음식물 섭취에 대한 임상연구

18세부터 40세까지 비만이나 과체중이 없고 일주일에 4번 이상 운동하는 성인을 대상으로 수면시간을 줄이니 그렇지 않은 사람에 비하여 하루 평균 559킬로칼로리를 더 소비하였습니다.[116] 30세부터 49세까지 비만이나 과체중이 없고 하루에 7~9시간 자는 정상인을 대상으로 무작위로 5일간 하루 4시간을 자게 한 후, 그렇지 않을 때와 비교하여 섭취하는 칼로리양을 평가하였더니 하루에 4시간 잘 때 평균 296킬로칼로리를 더 섭취하는 것으로 나타났습니다.[117] 수면부족과 음식물 섭취와의 관련성을 조사한 연구들을 종합해 분석한 결과, 수면이 부족하면 그렇지 않은 경우에 비하여 약 385킬로칼로리의 음식 섭취량이 증가하였습니다. 하지만 이들의 에너지 소비량은 차이가 없었습니다.[118] 다른 연구에서 건강한 성인을 대상으로 1~14일까지 수면을 제한하였더니 하루 음식 섭취량이 평균 253킬로칼로리 증가하였습니다.[119]

미국에서 32~49세 사이의 성인을 대상으로 체중을 측정하고, 3~5년 후 체중과 수면시간의 관계를 관찰한 결과, 하루에 7시간 정도 수면시간을 가진 사람들에 비하여 하루 2~4시간, 5시간, 6시간의 수면시간을 가질 경우 비만 위험도가 각각 2.3배, 0.6배, 0.27배 높았습니다.[120] 일본에서도 주야 교대근무자들을 대상으로 수면과 비만과의 관계를 평가하였습니다. 수면시간이 5시간 이하인 경우 5~7시간인 경우에 비하여 비만 위험도가 30퍼센트 높았는데, 이것을 남성과 여성으로 나누었더니 남성의 경우 20퍼센트 높은 반면 여성의 경우 70퍼센트가 높았습니다.[121] 일본 도쿄의 평균 47.8세 남성 직장인을 대상으로 4년간 추적관찰하였더니 수면시간이 7시간 정도인 직장인에 비하여 5시간 이하의 수면시간을 가진 직장인의 BMI가 처음에는 0.34, 4년 후에는 0.15 높았습니다.[122] 한국에서도 제4차와 제5차 국민건강영양조사를 분석한 연구에 따르면 수면시간이 7~8시간인 사람에 비하여 5시간인 경우 전체 비만 위험도가

22퍼센트, 복부비만 위험도가 32퍼센트 높았는데 남성보다 여성에게 더 잘 나타났습니다.[123] 수면시간과 비만과의 관계를 연구한 논문들을 종합적으로 분석한 결과 7시간 수면에 비하여 1시간 수면시간이 감소할 때 비만 위험도는 9퍼센트 더 높았습니다.[124]

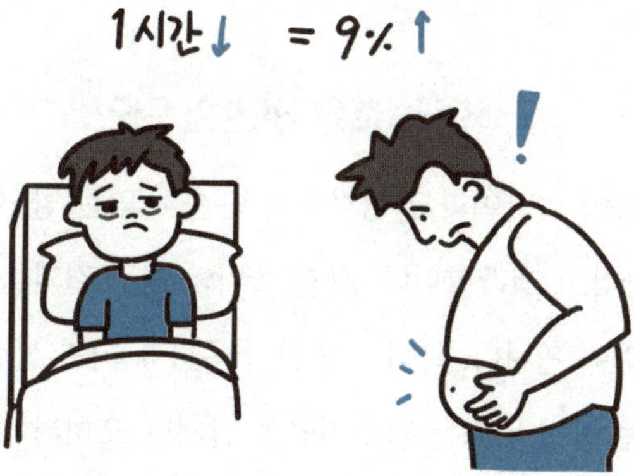

미국에서 21~40세를 대상으로 BMI가 25~30 사이로 과체중이면서 정상적인 수면량을 가진 성인을 무작위로 배정하여 일상적인 수면(평균 수면시간 6.5시간)을 취한 군과 하루 8.5시간까지 수면시간을 늘린 군으로 나누어 식이습관과 신체활동을 평가했습니다. 수면시간을 늘린 군의 경우 일상적인 수면을 취한 군에 비하여 평균 1.2시간 정도를 더 자고, 일일 섭취한 열량이 평균 270킬로칼로리 정도 낮았지만 에너지 소비량은 차이가 없었습니다. 하지만 일상적인 수면을 취한 군의 경우 연구기간 동안 체중이 평균 0.39킬로그램 증가한 반면, 수면을 늘린 군의 경우 평균 0.48킬로그램 감소하였습니다.[125]

영국에서 하루에 5~7시간 정도의 수면을 하는 18~64세 사이의 건강한 성인을 대상으로 1~1.5시간 더 자도록 한 군과 그렇지 않은 군으로 나누고 이들의 식습관을 일주일간 관찰했더니, 수면시간을 늘린 군의 경우 당분 섭취가 하루 평균 9.6그램 줄었습니다.[126]

수면 부족은 비만의 원인

많은 사람들이 비만이라고 생각하면 단순히 먹는 양이 많고 운동량이 적어서 발생한다고 생각합니다. 하지만 위의 연구 결과를 보면 수면부족도 비만의 원인이 됩니다. 특히 수면이 부족하게 되면 섭취하는 칼로리양이 증가하는 반면 소비되는 칼로리양은 같거나 오히려 줄어들게 됩니다. 이와 같은 경험은 야근을 했던 사람이라면 충분히 이해할 수 있을 것입니다. 이런 상황을 이해한다면 체중감량을 고려할 때 적절한 운동 및 다이어트와 함께 충분한 수면시간을 갖는 것이 중요하겠지요. 충분한 수면을 취하는 것만으로도 정신건강 및 삶의 질을 개선하는 데 도움이 됩니다.[127]

불면증이 있으면 심장병과 뇌졸중에 잘 걸릴까?

불면증에 시달리던 작가들

'올리버 트위스트', '크리스마스 캐럴', '두 도시 이야기', '위대한 유산'이라는 소설로 잘 알려진 영국의 소설가이자 저널리스트 찰스 디킨슨은 평생 불면증에 시달렸다고 합니다. 잠을 이루지 못하는 밤마다 런던 거리를 돌아다니며 접한 도시의 양면성을 '찰스디킨스 밤 산책'이란 작품으로 남겼지요. 이 책은 노숙자, 술주정뱅이, 매독환자들과 마권을 파는 사기꾼들, 워털루 전쟁에서 나폴레옹을 물리쳤던 웰링턴 장군의 죽음을 이용해 돈을 벌려는 장사치들 등 당시 런던 뒷골목과 소외된 사람들의 애환을 통해 격변하는 산업혁명기 영국의 어두운 면을 생생하고 사실적인 묘사로 보여주고 있습니다.

불면증을 긍정적으로 이용하여 좋은 작품을 남긴 작가도 있는 반면, 그렇지 않은 경우도 있습니다. '노인과 바다', '누구를 위하여 종을 울리나' 등으로 잘 알려진 대문호 어니스트 헤밍웨이입니다. 그는 술을 좋아하고 권투, 사냥, 낚시, 사파리 등 거친 스포츠를 즐겼으며 전쟁을 여러 번 참가하는 등 모험을 즐기고 도전적인 성격의 소유자로 알려져 있지요. 그러나 37세부터 우울증, 불면증, 자살충동에 시달렸다고 합니다. 1954년 '노인과 바다'로 노벨문학상을 받았지만 지속적인 불면증, 우울증과 망상으로 고통을 호소했고 두 차례나 병원에 입원하여 몇 달 동안 치료를 받았으나 1961년 62세의 나이에 자살하였습니다.

수면은 인간의 삶의 1/3을 차지하고 있습니다. 단순한 휴식이 아니라 신체와 정신건강을 유지하고 보호하는 총체적인 활동이라고 할 수 있습니다. 하지만 최근들어 정신적인 스트레스나 교대근무, 새벽배송/야간배송 등 여러 가지 이유로 불면증을 호소하는 사람들이 점차 증가하고 있습니다. 불면증은 우리 몸에 어떤 영향을 줄까요? 이 장에서는 수면과 불면증에 대하여 알아보도록 하겠습니다.

우리는 왜 잠을 잘까?

수면이란 몸과 마음의 활동을 쉬면서 의식이 없거나 줄어든 상태로 주위에서 발생하는 일에 대한 감지와 반응이 가역적으로 감소된 상태를 말합니다. 수면상태에서는 감각기관이 활동을 중단하고 움직일 수 있는 근육의 움직임도 거의 없어집니다. 수면시간은 나이에 따라 달라지는데 젊을수록 잠자는 시간이 길고 나이가 들면서 짧아집니다. 예를 들어 생후 1주일 된 아기의 수면시간은 18~20시간, 1세는 12~14시간, 10세의 경우

10시간이지만 성인은 5~8시간 정도입니다.

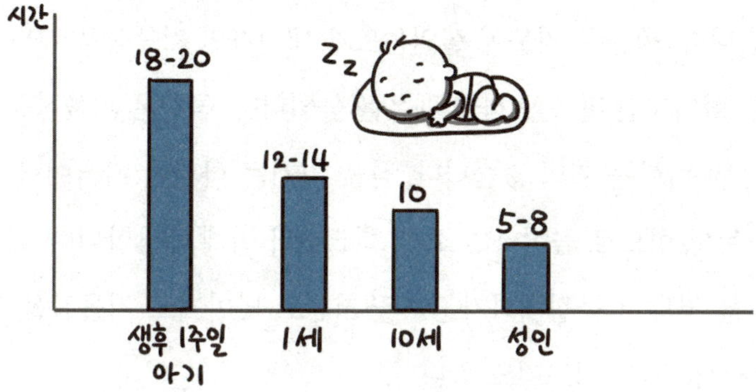

동물들도 수면을 필요로 하지만 방식은 동물에 따라 다릅니다. 예를 들어 박쥐는 하루에 18~20시간, 나무늘보는 16시간, 사자는 13시간의 수면을 합니다. 하지만 얼룩말의 경우 3~4시간, 코끼리는 2~3시간, 기린은 동물원에서는 2시간, 야생에서는 30분 정도밖에 자지 않습니다. 재미있는 것은 새나 돌고래와 같은 수중 포유류의 경우 반구수면 즉, 한 번에 뇌가 좌우 한쪽씩 번갈아 가면서 잠을 잔다는 사실입니다. 이유는 모든 뇌가 수면을 취하면 날지 못하거나 물 위로 올라와 숨을 쉬지 못하기 때문이라고 합니다.

이와는 반대로 겨울잠을 자는 동물들도 있습니다. 겨울잠은 겨울에 긴 잠을 자는 형태로 크게 개구리형, 박쥐형, 곰형으로 나눌 수 있습니다. 개구리형은 실외온도가 내려감에 따라 체온도 내려가 겨울잠을 자는 유형으로 개구리, 거북, 뱀 등 육지 변온동물에서 볼 수 있습니다. 겨울잠을 잘 시기가 오면 땅 속 깊은 곳이나 물 밑 등 온도의 변화가 적은 장소로 이동하여 겨울잠을 자지요. 박쥐형 역시 기온이 내려감에 따라 체온이 내려가는데 어느 이상 떨어지지 않는 유형으로 다람쥐나 박쥐에서 볼 수 있습니다. 이들은 겨울에 실외온도가 내려가면 겨울잠을 자다가 체온이 너무 떨어지면 활동을 하여 체온을 높입니다. 곰형은 겨울잠을 자더라도 체온의 변화는 거의 없습니다. 잠을 자기는 하지만 자극이 있으면 곧 활동하는 유형으로 곰이나 오소리, 햄스터가 이에 해당합니다. 곰의 경우 겨울잠을 자면서 물질대사가 30~35퍼센트 낮아지고 겨울잠을 자는 도중에 새끼를 낳아 기르기도 합니다.

그렇다면 사람을 포함한 동물들은 왜 잠을 잘까요? 첫째, 피로를 해소하고 회복하기 위해서입니다. 생물의 심신은 에너지를 소모하면 기능이 떨어지는데 이를 피로(fatigue)라고 합니다. 피로가 쌓이면 수면을 통해 강제로 휴식을 취함으로써 대사를 떨어뜨려 피로를 회복한다는 것입니다. 둘째, 노폐물을 청소하기 위해서입니다. 수면을 통해 뇌세포들이 순차적으로 활동을 정지하면 일시적으로 혈액공급이 차단되고, 혈액이 빠져나간 자리에 뇌척수액이 들어와서 노폐물이 청소되는 것입니다. 과학자들이 쥐의 뇌를 연구한 결과, 잠을 자는 동안 뇌세포 사이의 공간이 넓어지면서 뇌 안에 쌓인 독소를 제거하는 것을 확인하였습니다.[128] 인간을 대상으로 시행한 연구에서도 비렘수면을 하는 동안 뇌척수액이 뇌세포 내 베타아밀로이드를 비롯한 여러 독소를 청소하는 것이 밝혀졌습니다.[129] 셋째, 장기기억으로 전환시키거나 지워버리기 위해서입니다. 잠을 자는 동안 일상에서의 경험 중 필요한 것과 불필요한 것을 분류하는 과정이 일어납니다. 물론 깨어 있을 때도 이와 같은 과정은 일어나지만 잠을 자는 동안 더 확실하게 정리되는 것입니다. 넷째, 몸의 성장과 복구, 활동의 조화를 이루기 위해서입니다. 우리의 육체 성장과 복구에 관련된 호르몬은 운동능력을 떨어뜨리는 부작용이 있는데 깨어 있을 때는 이 호르몬 분비를 억제하여 활발하게 움직이고, 잠을 자는 동안에는 이 호르몬을 왕성하게 분비시키는 것입니다. 다섯째, 신체적인 사고나 정신적인 충격 같은 고통을 완화하기 위해서입니다. 여섯째, 억눌린 욕구를 해소하기 위해서입니다. 우리가 자는 동안 꿈을 꾸게 되는데 꿈에서는 평소 억눌려왔던 분노나 슬픔 등의 감정을 토해내는 등 억눌렸던 소망을 이루기도 합니다. 마지막으로 일곱째, 수면은 기억을 긍정적으로 편향시켜 행복하게 느끼도록 합니다. 이전 연구를 보면 충분한 수면을 가진 사람에 비하여 그렇지 않은 사람들이 상대적으로 부정적인 기억을 잘하는 것으로 나타났습니다.[130] 이러한 기억의 긍정적인 편향은 사람을 더 행복하게 만들어 줍니다.

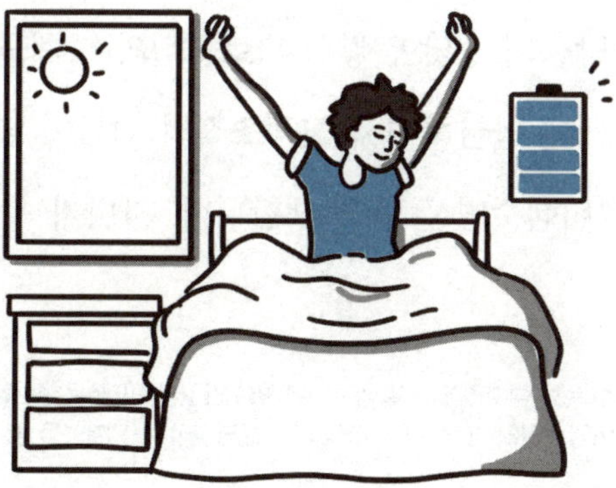

수면의 종류

수면에도 종류가 있다는 사실을 아시나요? 크게 렘(REM)수면과 비렘수면(NREM)으로 나눌 수 있습니다. 렘이란 'rapid eye movement'의 약자로 빠른 눈 운동을 수반하는 수면시기를 뜻합니다. 이 시기는 뇌가 완전히 잠드는 것이 아니라 깨어 있을 때와 비슷한 상태로 활동합니다. 우리가 꾸는 꿈은 대부분 렘수면 상태에서 일어나는데, 꿈의 내용이 행동으로 나타나지 못하도록 호흡이나 생명에 필수적인 기관들을 제외하고 대부분의 근육이 마비됩니다.* 반면, 비렘수면 상태에서는 근육마비가 발생하지 않습니다. 흔히 '가위에 눌렸다'고 표현하는 현상을 의학적 용어로 수면마비라고 하는데 렘수면 상태에서 비렘수면 상태로 바뀌지 않고 갑자기 깨는 경우 수면마비가 풀리지 않기 때문에 발생하는 것입니다.

렘수면 동안 뇌는 정신적인 피로를 풀고 스트레스를 회복하는 등 뇌 조직의 기능을 활발하게 회복합니다. 잠을 많이 자더라도 렘수면이 부족하면 감정조절이 안되거나 화나 짜증이 많아지고, 기억력, 사고력, 집중력이 떨어집니다. 비렘수면 동안에는 뇌와 신체가 모두 쉬는 상태가 됩니다. 성장호르몬이 방출되고 낮에 쌓인 피로물질과 노폐물을 처리하고 새로운 영양분을 신체에 공급하면서 신체조직의 회복이 일어나지요. 야경증 혹은 몽유병도 비렘수면 동안 발생합니다. 자다가 갑자기 일어나 걸

* 우리가 꾸는 꿈의 80퍼센트는 렘수면에서 발생하는데 렘수면일 때의 꿈은 좀 더 복잡하고 감정적이며 잘 기억할 수 있는 반면, 비렘수면일 때는 더 논리적이고 실제적이지만 깨었을 때 잘 기억하기 어렵다고 합니다.

어 다니거나 울부짖거나 옷을 갈아입거나 대화를 하는 등 이상한 행동을 보이지만 자신이 무슨 행동을 하는지 전혀 기억하지 못합니다.

일반적으로 수면은 비렘수면으로 시작하여 렘수면과 비렘수면이 반복되는데 하룻밤에 90~120분 간격으로 4~5회 반복됩니다. 렘수면과 비렘수면 비율은 1:3정도로 비렘수면의 기간이 더 많습니다. 육체적으로나 정신적으로 심하게 피곤할 때에는 렘수면이 줄고 비렘수면이 많아져서 꿈을 잘 꾸지 않기도 합니다. 그렇다면 불면증은 우리 몸에 어떤 영향을 미칠까요? 최근 불면증과 심장병과의 관련성에 대한 임상연구들이 발표되어 소개하면 다음과 같습니다.

불면증과 건강에 대한 임상연구

수면시간과 사망 위험도를 비교·분석한 연구에서 7시간 수면할 때 가장 위험이 적었습니다.[131] 다른 연구에서도 7시간 동안 수면하는 것이 심혈관질환의 위험도를 가장 줄였습니다.[132, 133] 중국에서 불면증을 가진 사람들을 평균 9.6년 추적관찰한 결과, 불면증을 가지지 않은 사람과 비교하여 심장병과 뇌경색 발생 위험도가 각각 13퍼센트, 5퍼센트 높았습니다.[134] 미국에서 불면증을 가진 사람들을 6년간 추적관찰한 결과, 처음에 잠을 자기 어려운 불면증의 경우 모든 원인에 의한 사망률이 25퍼센트 높았던 반면 수면의 질이 저하된 경우 24퍼센트 높았습니다.[135] 불면증이 우리 몸에 어떤 영향을 미치는지에 대한 논문들을 종합해서 분석해

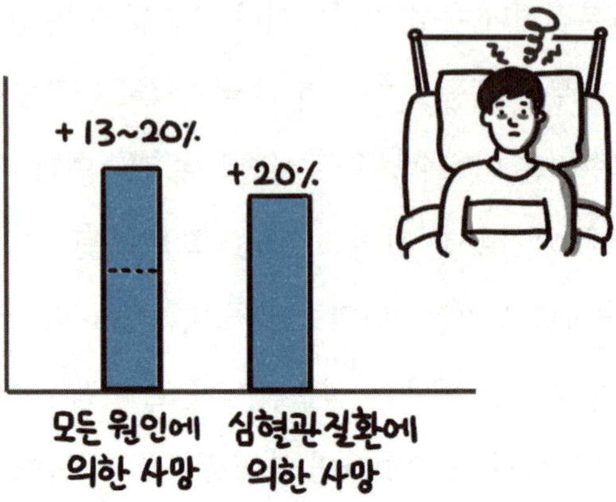

보니 불면증을 가진 경우 모든 원인에 의한 사망과 심혈관질환에 의한 사망률이 각각 13~23퍼센트, 20퍼센트 높았습니다.[136]

일정한 시간에 일어나고 낮잠을 줄이기

불면증이 건강에 좋지 않은 이유는 무엇일까요?[137] 첫째, 수면이 부족하거나 수면이 방해되면 감염극복 능력이나 자기방어 기전이 떨어져 결국 염증반응의 강도나 특성이 악화된다는 점입니다. 예를 들어 수면기간 동안 상기도가 반복적으로 폐쇄되는 수면무호흡증의 경우 잠을 자는 동안 코골이, 저산소증, 고탄산혈증이 발생하고 이로 인하여 일시적으로 잠에서 깨는 수면분열(sleep fragmentation)이 반복적으로 발생합니다. 이때, 활성산소 및 염증반응이 증가하여 동맥경화증이나 대사질환 및 인지능력 장애가 발생하기 쉬운데 이러한 것들 모두 심장병과 관련이 있습니다. 둘째, 불면증이 있으면 비만 가능성이 높아집니다. 수면이 부족해지면 식욕을 줄이는 호르몬인 렙틴(leptin) 분비가 떨어지고 식욕을 높이는 호르몬인 그렐린(ghrelin) 분비가 촉진되는 등 호르몬의 변화로 인해 식욕이 증가하여 비만이 되기 쉬운데 이로 인하여 심장병에 걸리기 쉽다는 것입니다.

현재 세계보건기구와 미국수면재단에서는 성인의 경우 하루에 약 7~8시간을 자도록 권고하고 있습니다. 만약 불면증이 있다면 어떻게 해결할 수 있을까요? 불면증이 있는 사람들은 대부분 잠이 오지 않더라도 일부러 잠자리에 누워있는 경우가 많습니다. 하지만 전문가들은 이렇게 하면 잠이 더 안 온다고 합니다. 오히려 잠자리에서 보내는 시간을 줄이는 것이 불면증 해소에 도움이 된다는 것이지요. 즉, 잠자리에서 누워 있는 시간과 실제로 자는 시간의 총합을 구한 후에 실제 수면시간과 잠자리에서 보내는 시간의 비율을 80~85퍼센트 정도로 유지하고 이보다 낮으면 잠자리에 누워 있는 시간을 15~20분 줄이는 것입니다.

예를 들어 야간에 8시간을 잠자리에서 보내는 사람이 실제로 수면하는 시간이 6시간이라면 잠자리에 있지만 실제로 자는 시간의 비율은 6/8인 75퍼센트입니다. 이런 경우에는 잠자리에 누워 있는 시간을 15분에서 20분 정도 줄이는 것이 불면증을 해소하는 데 도움이 됩니다. 이 외에도 규칙적인 일주기 수면을 확립하여 졸릴 때만 잠자리에 들고, 잠자리에서 음식을 먹거나, 텔레비전을 보는 등 수면에 도움이 되지 않은 활동을 최소화하는 것이 좋습니다. 전날 밤의 수면량에 관계없이 매일 아침 일정한 시간에 일어나고, 낮잠을 피하는 것도 불면증 해소에 도움이 됩니다.[138]

우울증, 양극성장애, 외상 후 스트레스장애(PTSD), 불안장애, 공황장애, 물질의존, 조현병 등 치료가 필요한 다른 정신질환에 의해서 불면증이 발생하는 경우도 있기 때문에 불면증이 잘 해결되지 않으면 전문의와 상담하시는 것이 좋겠습니다.[139]

자기 전에 전자책을 읽으면 수면에 도움이 될까?

삶에 도움이 되는 독서, 수면에도 도움이 될까?

독서의 중요성은 더 이상 강조할 필요가 없습니다. 지식을 습득하고 생각하고 판단하는 힘을 키우는 데 독서만한 것이 없지요. 살면서 모든 것을 직접 경험할 수 있다면 가장 좋겠지만 시간과 비용의 제한으로 한계가 있습니다. 게다가 직접 경험을 지나치게 강조할 경우 나무만 보고 숲을 보지 못해 잘못된 판단을 내리기도 합니다. 하지만 책을 통해서라면 내가 아닌 다른 사람들의 삶을 간접적으로 경험함으로써 역사를 배우고 세계를 보는 눈을 키우며 타인과 더불어 사는 인생의 자세를 기를 수 있습니다. 또한 독서는 다양한 견해를 접하게 하기에 스스로 생각하는 능력과 비판력을 길러주지요. 취미와 오락과 같은 즐거움도 제공하여 삶을 풍요롭게 하고 뇌의 집중력을 키우는 데도 도움이 됩니다. 잠자기 전에 하는 독서는 몸의 긴장을 완화시켜 숙면에 좋습니다. 부모가 아이와 함께 잠자리에 누워 책을 읽어주면 긍정적인 애착관계가 형성되고 아이의 지능발달에도 좋은 영향을 미칩니다.

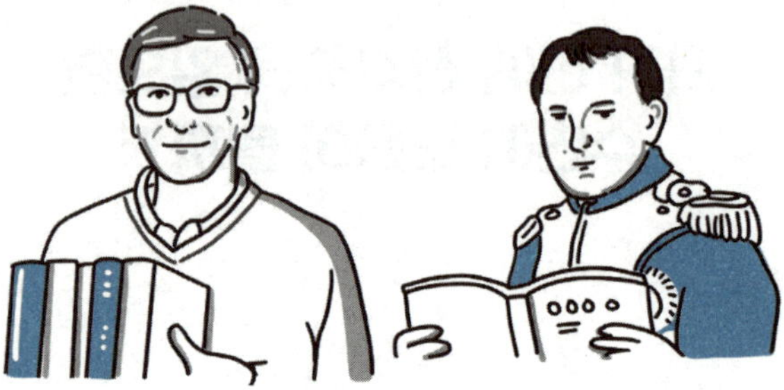

성공적인 기업가들이나 지도자들은 독서광으로 유명합니다. 나폴레옹은 전쟁터에서도 말 위에 앉아 책을 읽을 정도였고 마이크로소프트 창립자인 빌 게이츠의 저택에는 14,000권 이상을 보유한 개인 도서관이 있어 매일 잠들기 전에 다양한 주제의 책을 읽었다고 합니다. 아시아 최대 갑부인 홍콩 창장그룹 리카싱 회장은 중학교 중퇴의 학력이지만 매일 잠들기 전 30분 이상 책을 읽는 습관을 60년 넘게 유지하고 있다고 합니다. 김대중 대통령은 감옥에 있을 때 부인에게 책 차입을 부탁해 하루 10시간씩 읽었고, 망명 시절이나 자택연금 시절에도 손에서 책을 놓지 않았다고 합니다. 미국의 억만장자 워렌 버핏은 주식시장에 진입하고 나서 깨어 있는 시간의 1/3을 독서에 투자했고 지금도 여전히 책을 많이 읽는다고 합니다. 버락 오바마 전 미국대통령도 밤에 한 시간씩 독서를 하며 스스로를 안정시키고 다른 사람의 입장에서 보는 균형적인 시각을 갖는 등 책에서 위안과 조언을 얻고 통찰을 받았다고 합니다.

흔히, 독서를 말하면 종이책을 읽는 것을 생각합니다. 그렇다면 잠자기 전 전자책을 읽는 것도 독서 효과가 있을까요? 아니면 종이책과 달리 수면에 다른 영향을 미칠까요? 전자책에 대하여 알아보도록 하겠습니다.

전자책의 장점

전자책은 전자기기를 사용해 읽거나 들을 수 있는 형태로 만든 책을 말합니다. 2016년 기준 한국의 콘텐츠 산업 매출액이 110조 원을 넘어섰고 매출액도 2012년에서 2016년 게임 12.4퍼센트, 지식정보 9.2퍼센트, 음악 8.1퍼센트 등 높은 증가세를 보이고 있는 반면, 출판 산업 매출액은 2012년 이후 감소하는 추세입니다. 이러한 출판 산업 매출감소는 국민 독서율 감소와 맥을 같이하고 있습니다. 2017년 국민독서 실태조사에 따르면 1년에 1권 이상 읽은 사람의 비율인 성인 독서율이 2015년 65.4퍼센트에서 2016년 59.9퍼센트로 5.4퍼센트 감소하였고, 종이책 독서량은 2014년 9.1권에서 2015년 8.3권으로 1994년 조사 이래 최저를 기록했습니다.[140] 하지만 전자책은 2019년 매출액 23.2퍼센트, 관련 산업 종업원 수 32.6퍼센트 증가 등 큰 폭으로 신장세를 보이고 있습니다.[141]

전자책 시장이 크게 늘고 있는 것은 전자책만의 장점이 있기 때문입니다. 첫째, 인터넷 구매가 쉽습니다. 언제든지 구입이 가능하고 다시 읽기나 찾아 읽기도 편리합니다. 둘째, 휴대하기 간편합니다. 종이책은 들고 다니기 귀찮고 여러 권인 경우 가지고 다니기도 무겁지만, 전자책은 휴대폰이나 전용 태블릿으로 읽기가 가능하고 여러 권이라도 무게의 차이가

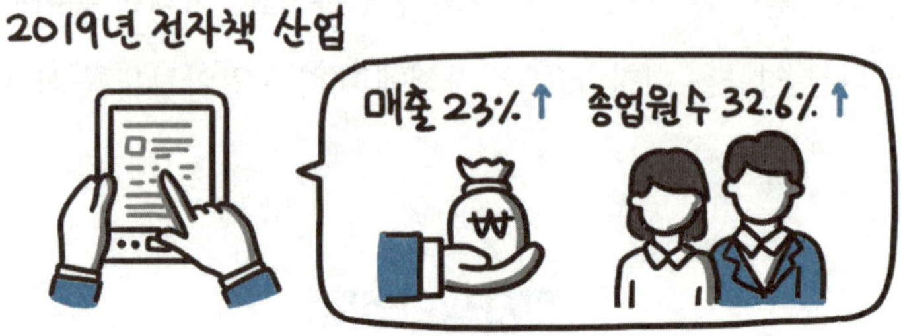

없습니다. 셋째, 내용 검색이 쉽습니다. 종이책도 색인(index)으로 검색이 가능하지만 색인이 구비되어 있는 경우가 드물고 찾기 어렵습니다. 하지만 검색어 옵션이 지원되는 전자책은 순식간에 검색이 가능합니다. 예를 들어 문학서적에서 마음에 드는 글귀를 찾고 싶을 때 종이책은 찾고 싶은 페이지를 스스로 기억해야 합니다. 하지만 전자책은 핵심 키워드만 알고 있다면 검색을 통해 쉽게 찾을 수 있습니다. 넷째, 내구성이 좋습니다. 종이책의 경우 오염되거나 변색되기 쉬워 아무리 적절한 환경에 보존하더라도 오랫동안 보존할 수는 없습니다. 하지만 전자책은 정보가 저장된 기기가 고장이 나지 않는 한 처음과 동일한 모습을 유지합니다. 또한 디지털이라는 특성상 여러 곳에 쉽게 복제할 수 있기에 보관에도 용이합니다. 다섯째, 오류를 수정하기 쉽습니다. 여섯째, 동영상이나 플래시 애니메이션, 읽어주기 등 다양한 기능을 추가할 수 있습니다. 일곱째, 환경 친화적입니다. 종이책은 나무를 베어 책을 만들기 때문에 우리 환경을 파괴하는 역할을 합니다. 하지만 전자책은 종이를 사용하지 않아 환경에 친화적이고 출판, 제작, 운송, 보관에 드는 비용을 혁신적으로 절감할 수 있습니다.

물론 전자책에 장점만 있는 것은 아닙니다. 전자책의 단점으로는 첫째, 디지털 파일의 형식으로 존재하기 때문에 읽을 수 있는 프로그램이 있어야 합니다. 둘째, 출판사가 서비스를 종료하거나 전자책을 지원하는 장비나 프로그램이 없어지면 책을 읽을 수 없습니다. 종이책은 출판사가 망하는 것과 상관없이 구매하면 물리적으로 책을 소장할 수 있지만 전자책은 일정 조건이 필요한 것이지요. 셋째, 가독성의 문제입니다. 종이책과 전자책과의 차이가 줄어든 것은 사실이지만 아직도 가독성과 해상력에서 전자책이 종이책에 비해 떨어지는 것은 사실입니다. 또한 종이책에 비하여 전자책의 경우 시각적 피로감이 빨리 오기 때문에 장시간 독서가 어렵습니다. 넷째, 진열 등의 감성을 충족시키지 못합니다. 종이책은 오랜 전통이 있으며, 읽은 책을 책장에 정돈하여 진열할 수 있고, 종이를 넘기는 감각과 다양한 형태의 책갈피와 같은 독서와 관련된 즐거움을 제공합니다. 그러나 전자책은 이러한 감성을 자극하지 못합니다. 또한, 종이책은 독자가 책을 만져가며 얼마나 읽었는지를 느낄 수 있지만, 전자책은 이러한 감각을 제공하지 못하며, 또한 자신이 읽은 책을 친구나 동료에게 빌려주기 어렵습니다. 다섯째, 중고 판매가 불가합니다. 종이책은 중고로 팔거나 살 수 있지만 전자책은 중고로 살 수도 팔 수도 없습니다. 마지막 여섯째, 호환의 어려움입니다. 전자책은 디지털 형태의 매체로 종이책보다 복제가 더 쉬운 문제가 있어서 다양한 복제방지 기술이 적용되고 있기 때문에, 한 업체의 책을 다른 업체의 장치나 책에서 읽을 수 없습니다.

이전에 비하여 줄어들기는 했지만 아직도 많은 사람들이 잠자기 전에 책을 읽습니다. 앞서 설명한대로, 잠자기 전에 독서를 하는 것은 몸의 긴장을 완화하고 편안한 상태로 잠을 잘 오게 해주기 때문입니다. 그렇다면 잠자기 전에 전자책을 읽는 것은 어떨까요? 수면에 도움이 될까요? 최근에 이에 대한 여러 논문이 발표되어 소개하면 다음과 같습니다.

수면과 전자책에 대한 임상연구

미국에서 평균 24.9세의 건강한 젊은 성인을 대상으로 5일간, 잠자기 직전 4시간 동안 희미한 불빛 아래서 전자책 또는 종이책을 읽게 한 후 수면과 관련된 멜라토닌 농도와 불을 끄고 잠들기까지 시간을 비교한 결과, 전자책의 경우 밤에 멜라토닌 양이 평균적으로 55퍼센트 낮았고 멜라토닌이 증가되는 시점도 1.5시간 정도 늦어졌습니다. 또한 잠에 들기까지 종이책보다 평균 10분 정도 더 시간이 걸렸으며 렘수면 기간도 더 짧았습니다. 마지막으로 전자책을 읽는 사람들은 아침에 더 피곤을 호소했고 잠에서 완전히 깨는 데도 더 많은 시간이 필요했습니다.[142] 미국에서 평균 25.7세의 건강한 성인을 대상으로 5일간 태블릿을 사용한 군과 종이책을 사용한 군으로 나누어 잠들기까지의 시간과 멜라토닌 정도를 비교한 결과, 저녁에 태블릿을 사용한 경우 잠자리에 드는 시간이 평균 30분 정도 늦어지고 멜라토닌 수치도 감소되었으며, 아침 기상시간도 1시간 정도 늦어졌습니다.[143]

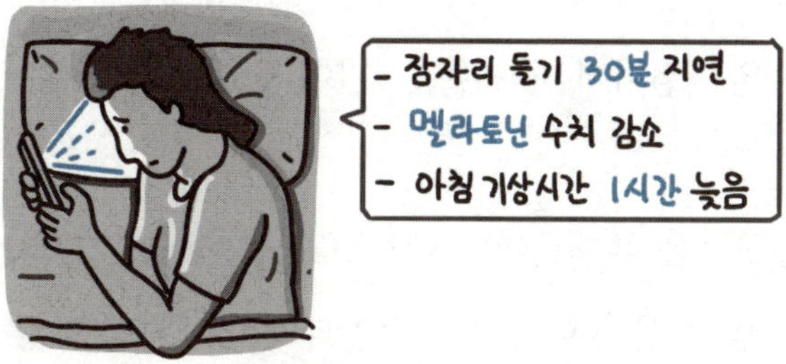
- 잠자리 들기 30분 지연
- 멜라토닌 수치 감소
- 아침 기상시간 1시간 늦음

종이책보다 전자책이 수면에 나쁜 영향을 미치는 원인은 무엇일까요? 전자책은 화면에서 불빛을 사용하여 텍스트나 이미지를 보여주기 때문에 이러한 불빛이 각성 효과를 나타내고 수면 주기를 늦추는 요인으로 작용할 수 있습니다. 즉, 우리 몸이 빛에 노출되면 수면과 관련된 멜라토닌 생성을 억제하기 때문에 전자책을 밤에 읽으면 잠이 잘 오지 않게 되는 것입니다. 이런 효과는 휴대폰과 같은 전자기기에서도 나타납니다. 우리나라에서 젊은 성인들을 대상으로 설문조사를 한 결과, 취침을 미루는 사람들의 경우 잠자기 전 휴대폰을 사용하는 시간이 그렇지 않은 사람에 비하여 평균 4.5배(61분) 더 길었습니다. 또한 이들은 아침에 늦게 일어나고 우울증이나 불안 증상을 더 호소하였습니다.[144]

한국에서 중·고등학생을 대상으로 실시한 설문조사에 따르면, 휴대폰 사용량이 증가할수록 수면시간이 6시간 미만인 경우가 더 많았으며, 자정을 넘어 취침하는 비율도 높았습니다. 이러한 학생들은 음주 경험이 평균보다 1.7배 더 높았으며, 친한 친구와의 관계가 상대적으로 부족한 경향을 보였습니다.[145] 5~8세 어린이를 대상으로 휴대폰 사용과 수면과의 관련성을 조사한 결과, 하루에 한 시간 이상 휴대폰을 사용한 어린이들은 그렇지 않은 어린이에 비해 수면시간이 짧았고 밤에 깨는 시간이 많았습니다.[146]

이러한 연구들은 휴대폰이나 태블릿과 같은 전자기기들과 마찬가지로 전자책을 밤 시간에 이용하면 수면과 일상생활에 악영향을 미칠 수 있다는 것을 알려줍니다.

잠자기 전엔 전자책보다 종이책

사회적으로 성공한 사람들의 상당수는 꾸준히 독서하는 습관을 가지고 있습니다. 물론 독서를 한다고 성공하는 것은 아니지만 독서를 하면 자기계발과 성공의 가능성을 높이는 것은 사실입니다. 독서습관은 하루아침에 이루어지지 않기 때문에 습관을 만들기 위해서는 최소 두 달 정도 매일 실천해야 합니다.

잠들기 전 독서는 마음을 진정시키고 감성을 살릴 수 있으며 잠을 청하기 좋습니다. 하지만 잠자기 전 전자책을 읽는 것은 종이책이 제공하는 독서의 장점보다는 단점이 더 부각되는 것으로 보입니다. 그러니 양질의 수면을 위해서라도 잠자기 전에는 전자책보다는 종이책을 읽는 것이 좋겠습니다.

건강상식 HEALTH COMMON SENSE

미 해군은 왜 주황색 안경을 착용할까?

2017년 6월 일본 시즈오카현 앞바다에서 미해군 소속 이지스함과 컨테이너선이 충돌하는 사고가 발생했습니다. 이지스함 선체가 처참하게 부서졌고 승조원 7명이 사망하는 참사였습니다. 이 사건이 발생하고 미해군은 함정의 승조원 근무실태를 점검하기 시작하였고 승조원의 피로도를 줄이기 위한 방법을 조사하였습니다. 가장 문제가 되는 것이 바로 잠수함이었습니다. 잠수함은 수중에서 은밀하게 활동해야 하기 때문에 소리에 민감하고, 환기도 어려워 근무환경이 좋지 않기로 악명이 높았습니다. 가장 큰 문제는 오랫동안 햇볕을 쬐지 못한다는 점이었습니다. 게다가 잠수함 통로는 항상 불이 항상 켜져 있기 때문에 24시간 인위적인 빛에 노출되어 있었지요. 이러한 근무환경으로 인해서 잠수함 승조원 중에는 불면증에 시달리는 경우가 많았다고 합니다. 미해군은 잠수함 내부 조명을 바꾸는 실험을 시행하였지만 효과가 없었습니다. 이에 주목한 것이 바로 블루라이트입니다.

모니터, 스마트폰, 텔레비전 등에서 나오는 파란색 계열의 가시광선을 흔히 블루라이트(청색광)라고 합니다. 블루라이트가 전자기기에서만 나온다고 생각하기 쉽지만 블루라이트란 말 그대로 파란 빛으로, 맑은 날 청명한 하늘에서 산란되는 빛도 블루라이트입니다. 최근에는 전자기기에서 방출되는 블루라이트가 시력을 저하시키고 수면에 방해가 되는 등의 유해성에 대한 논란이 있었으며, 이에 대응하여 각종 블루라이트 차단 필름, 소프트웨어, 시력보호 모니터 등이 출시되고 있습니다. 그렇다면 블루라이트를 차단하는 기기들이 정말로 효과적일까요? 이제까지 안구에 삽입하는 블루라이트를 차단하는 안구 내 렌즈의 효과에 대한 연구들을 종합해 분석한 결과 블루라이트를 막는 안경이나 렌즈를 사용해도 수면을 방해하는 효과를 제거하거나 눈의 건강을 보호하는 효과는 없었습니다.[147, 148]

그러나 블루라이트는 낮의 일상생활에서는 매우 중요한 물질입니다. 예를 들어 한국에서 대학생을 대상으로 낮에 강의실에서 LED 백광과 청색광이 풍부한 LED 백광이 멜라토닌에 어떤 영향을 미치는지 확인한 결과 청색광이 풍부한 백광에 노출되었을 때 멜라토닌 수치가 낮았고 각성효과와 함께 시각도 편안하였습니다.[149] 마찬가지로 오피스에 근무하는 화이트칼라 근로자를 대상으로 백광과 청색광이 풍부한 백광에 노출되었을 때 차이를 비교한 결과, 청색광이 풍부한 백광에 노출되었을 때 각성효과가 높았고 졸림도 적었습니다. 또한 심리상태가 긍정적이었고, 성취도가 증가하고 집중력도 높았습니다. 더불어 오후에 피로감도 낮았습니다.[150] 따라서 낮 시간에 청색광을 충분히 받는 것은 졸음을 방지하고 집중력을 향상시킬 수 있기 때문에 블루라이트를 많이 받는 것이 각성효과 및 집중

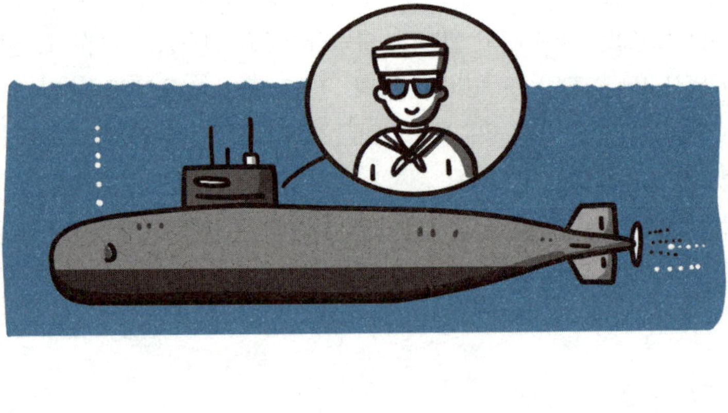

력 향상에 도움이 될 수 있습니다.

그렇다면 미해군은 어떤 해결책을 찾았을까요? 잠수함 승조원들에게 파란색 안경과 주황색 안경을 제공하여, 수면 후 일어났을 때 한동안은 파란색 안경을, 취침 직전에는 주황색 안경을 착용하도록 조치하였습니다. 파란색 안경으로 블루라이트가 안구에 들어올 수 있게 하여 대뇌에 낮이라는 인식을 주고, 주황색 안경으로 블루라이트를 차단하여 밤이라고 인식하게 하기 위해서였지요. 아직 연구 결과가 발표된 것은 아니지만 이러한 안경을 쓴 사람들이 쓰지 않은 사람들보다 잠도 더 잘 자고 졸음도 덜 느꼈다고 합니다.

저녁형 인간에서 아침형 인간으로 바꾸는 게 좋을까?

저녁형 인간 VS 아침형 인간

'나는 생각한다. 고로 존재한다'라는 철학적 명제를 통해 인간의 이성을 강조하는 근대적 세계관의 기본 틀을 마련한 프랑스의 철학자 데카르트는 전형적인 저녁형 인간으로 알려져 있습니다. 그는 늦잠을 자도 좋다는 허락을 받고 나서야 학교에 갔고, 군인으로 복무할 때에도 밤늦게 일하고 오전 11시까지 자곤 했다고 합니다. 그런데 스웨덴 여왕이 그를 철학 과외교사로 초빙하면서 새벽 5시 강의를 요청했습니다. 데카르트는 고민 끝에 새벽 강의를 수락하였지만 강의를 시작하고 몇 개월 후 갑자기 사망하였다고 합니다.

반면, '순수이성비판'이라는 책을 통해 관념론이라는 독일철학을 집대성한 칸트는 걸어 다니는 시계라고 불릴 만큼 시간관념이 철저했던 것으로 유명합니다. 매일 아침 5시에 일어나 저녁 9시에 잠자리에 들었는데 아침 5시에 일어나기 위하여 하인에게 새벽 4시 45분부터 자신을 깨우도록 했으며, 하인은 칸트가 조금만 더 자겠다고 화를 내도 무조건 깨워야 한다는 명령을 받았다고 합니다. 칸트는 모든 것을 정확한 시간에 맞추어 행동했기 때문에 잿빛 코트에 지팡이를 들고 집 밖으로 나오는 모습을 보고 주민들이 시계를 맞추었을 정도라고 합니다.[151]

지구상에 있는 모든 생명체는 시간주기의 지배를 받습니다. 이러한 시간주기의 거의 대부분은 지구, 태양, 그리고 달의 움직임과 관련이 있습니다. 예를 들어 지구의 공전으로 인해 사계절이 나타나고 자전으로 인해 낮과 밤이 생기지요. 밀물과 썰물도 달이 지구를 한 달에 한 번 도는 공전으로 생기는 현상입니다. 시간주기는 식습관, 활동방식, 번식시간 등 여러 생물들의 생명활동에 영향을 미치는데 이러한 생물들의 내재화된 생체리듬을 '생체시계'라고 합니다. 생체시계 중에서 가장 흔한 현상은 아침에 일어나고 밤에 잠을 자는 것입니다. 하지만 어떤 사람들은 밤늦게까지 일하고 아침까지 늦잠 자는 것을 선호합니다. 이런 사람들을 '올

인간의 생체시계

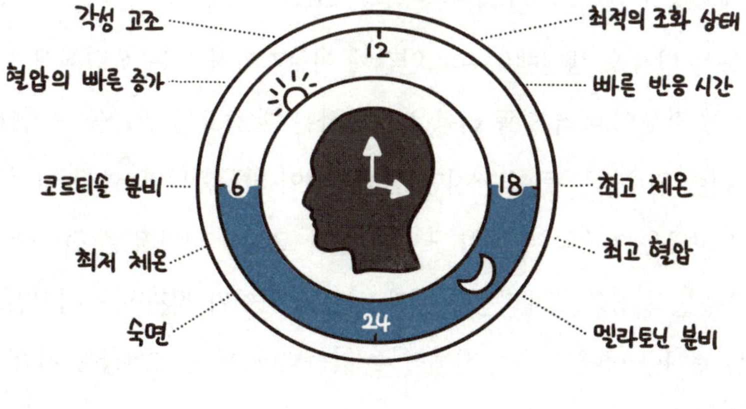

빼미족' 혹은 '저녁형 인간'이라고 합니다. 반면, 아침에 일찍 일어나 일을 하고 저녁에 해가 지면 잠을 자는 사람들을 '아침형 인간'이라고 합니다.

유교 문화권인 한국에서 아침형 인간은 긍정적으로 평가되며 칭찬을 받는 경우가 많지만, 저녁형 인간의 경우 게으르다는 오명을 쓰기 쉽습니다. 또한 낮에 일을 하는 직장의 특성상 저녁형 인간은 사회생활도 불리한 것도 사실입니다. 그렇다면 저녁형 인간은 왜 생겼을까요? 저녁형 인간으로 살아도 건강에 문제가 없을까요? 여기서는 저녁형 인간에 대하여 이야기해 보도록 하겠습니다.

일주기 리듬

일주기 리듬(circardian rhythm)이란 생화학적, 생리적, 혹은 행동학적 흐름이 24시간의 주기로 나타나는 현상을 말합니다. 밤에 잠을 자고 낮에 일어나는 수면-각성 주기나 하루의 시간 흐름에 따라 규칙적인 변화를 보이는 체온이나 호르몬 분비량도 일주기 리듬에 해당합니다. 이러한 일주기 리듬은 단세포 생명체로부터 인간에 이르기까지 모든 생명체에서 나타나는데 하루의 여러 활동 리듬을 조절하는 데 중요한 역할을 수행합니다. 이러한 일주기 리듬이 깨지면 신체이상이 발생합니다. 예를 들어 유럽이나 미국을 여행할 때 시차가 맞지 않아 고생한 적이 있을 겁니다. 교대근무자들의 경우 생체리듬과 실제 시간에 차이가 커지면 만성적인 불면증을 겪거나 낮에 졸음이 심해질 수 있습니다. 또한 사회활동 저하, 두통, 소화불량, 집중력 저하, 무기력 등 여러 증상을 호소하기도 합니다.

실제 인간의 생체시계는 24시간이 아니라 24.2~24.9시간으로 맞춰져 있다고 합니다. 이로 인해서 불이 꺼진 곳에 고립된 상태로 오랫동안 있으면 신체의 일주기 리듬이 깨지게 됩니다. 예를 들어, 1962년 프랑스의 동굴탐험가이자 지질학자인 미셀 시프레는 두 달 동안 빙하의 움직임을 추적하기 위해 지하 얼음동굴 속에서 시계 없이 60일간 혼자 지냈습니다. 실험이 끝나갈 무렵 시간감각이 급격하게 왜곡되어 몇 시간 만에 전화통화를 하면서도 한 시간 만에 전화통화를 한 것으로 생각하였고, 동굴에서 나왔을 때 실험을 시작한 지 34일밖에 지나지 않았다고 확신했다고 합니다.[152]

우리의 생체시계를 재조정(entrainment)하거나 동기화(synchronization)하기 위해서는 외부자극이 필요합니다. 외부자극이란 활동, 빛, 시계, 외부 온도, 식사와 같이 외부로부터의 자극을 말하는데 이 중에서 가장 효과적이고 중요한 것은 바로 빛입니다. 빛은 뇌의 시상하부에 존재하는 시신경

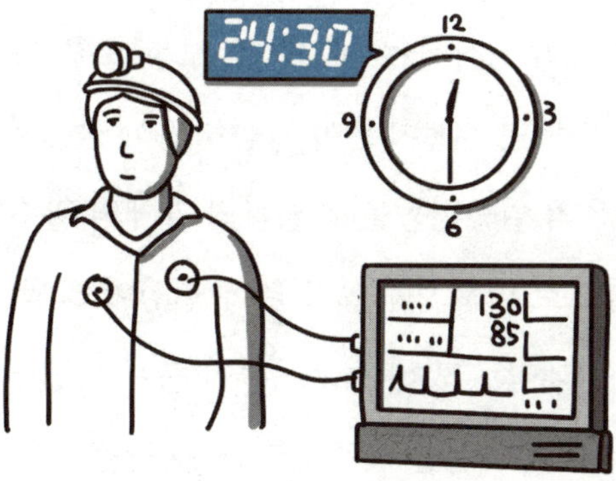

교차상핵(SCN)을 자극하여 생체리듬 조절에 도움을 줍니다.

이렇듯 일주기 리듬과 생체리듬이 우리 몸의 항상성을 유지하는 데 매우 중요하다는 것을 이해할 수 있습니다. 그렇다면 일주기 리듬의 변화를 측정할 수 있는 방법이 있을까요?[153]

일주기 리듬에 따른 신체 변화를 직접 측정하기는 매우 어렵기 때문에 여러 대용물을 이용해 간접적으로 측정하고 있는데 가장 대표적인 것이 멜라토닌(melatonin)이고 이 외에 심부체온 변화, 혈중 코르티솔 변화가 있습니다. 멜라토닌이란 뇌의 시상하부 송과체(pineal gland)에서 생산되는 호르몬으로 낮에는 매우 낮은 수준에서 분비되다가 밤이 되면 점차 상승하는 특성 때문에 수면과 연관이 있다고 알려진 호르몬입니다. 이러한 멜라토닌은 사람들의 타액(침), 혈액, 소변에서 검출할 수 있습니다.

심부체온(core body temperature)이란 우리 몸 안쪽의 깊숙한 곳의 체온을 말합니다. 밤이 되면 심부체온이 떨어지다가 오전 5시경 가장 최저점에 도달하는데 이 시기가 하루 중 가장 졸린 시간입니다. 또한 심부체온은 최저점에 도달하기 5~6시간 전에 체온이 급격히 하강하는 시기가 있는데 이 시기가 잠이 오기 시작하는 시간으로 보통 오후 11시 전후가 됩니다. 그리고는 아침이 되면 심부체온이 상승하면서 잠에서 깨어나게 됩니다. 따라서 심부체온의 일중변동을 측정하면 개체의 일주기 리듬을 파악할 수 있습니다. 참고로 더운 여름에 열대야 현상이 발생하면 잠을 잘 이루지 못하는 것은 열대야로 인해 심부체온이 충분히 떨어지지 않게 되기 때문이라고 합니다. 심부체온을 측정하려면 몸 안 깊숙한 곳에서도 온도 측정이 가능한 카테터를 위 또는 항문에 넣고 측정해야 합니다. 하지만 이렇게 측정하는 것은 매우 불편하기 때문에 임상에서는 고막의 체온을 이용하는 경우가 많습니다.

코르티솔(cortisol)이란 뇌의 시상하부의 통제를 받아 부신이라는 콩팥 위에 존재하는 작은 기관에서 분비되는 호르몬입니다. 보통 코르티솔이 최저점이 되는 시각은 자정 전후이고 이후 2~3시간 후부터 상승하기 시작하여 아침 9시경에는 최고점에 도달하게 됩니다. 코르티솔은 혈액과 타액에서 채취할 수 있습니다.

많은 사람들은 아침에 일어나고 밤에 잠자는 일주기 리듬을 가집니다. 이는 아마도 밤에는 음식을 구하기 어렵고 다른 야생동물의 습격을 받기 쉽기 때문에 이렇게 환경에 적응한 것으로 생각되고 있습니다. 그렇다면, 왜 저녁형 인간이 발생하게 되었을까요? 아직 정확한 이유는 모르지만 현재까지 연구 결과에 따르면 유전과 관련이 있다고 합니다. 일란성 쌍생아와 이란성 쌍생아를 대상으로 아침형 및 저녁형 수면패턴에 영향을 미치는 요인을 분석한 연구들을 종합한 결과 유전적 영향이 수면패턴의 46~72퍼센트를 결정하였습니다.[154]

그렇다면 저녁형 인간은 아침형 인간과 생활패턴이나 식생활에 어떤 차이가 있을까요? 저녁형 인간으로 살아도 건강에는 문제가 없을까요? 최근 이에 대한 여러 연구가 발표되어 소개하면 다음과 같습니다.

저녁형 인간에 대한 임상연구

핀란드에서 25~74세의 성인을 대상으로 설문조사를 시행한 결과 아침형 인간에 비하여 저녁형 인간은 아침에는 음식물 섭취가 적었지만 저녁에 당분과 고기가 포함된 음식을 더 많이 먹었습니다.[155] 영국에서 시행된 연구에 따르면, 저녁형 인간의 경우 흡연율이 아침형 인간보다 각각 2.3배 높았고 텔레비전 시청시간도 0.6시간 길었지만 과일이나 채소섭취는 각각 0.25그릇, 0.13그릇 적었습니다.[156] 평균 46세인 중장년 성인과 당뇨를 가진 사람들을 대상으로 활동량을 비교한 결과 아침형 인간에 비하여 저녁형 인간은 앉아 있는 시간이 많았고 활동량의 정도와 강도가 낮았습니다.[157, 158]

우리나라에서 47~59세의 성인들을 아침형 인간과 저녁형 인간으로 나누어 특징을 비교한 결과 저녁형 인간이 당뇨 1.7배, 대사증후군 1.7배, 근육량 감소 3.1배 더 높았습니다. 성별에 따라 나눈 결과, 남성의 경우 저녁형 인간은 아침형 인간보다 당뇨 위험도가 3배, 근육량 감소는 약 3.9배 높았고 여성은 대사증후군 위험이 2배 더 높았습니다.[159] 우리나라에서 성인을 대상으로 설문조사를 한 결과에 따르면, 저녁형 인간의 경우 저녁에 카페인이 포함된 음료를 더 많이 섭취하고, 잠자기 전에 담배를 피거나 식사를 과다하게 섭취하는 경향이 있으며, 불규칙한 수면-각성리듬을 가지며 낮에 낮잠을 자는 경우가 많았습니다.[160]

저녁형 인간이 아침형 인간에 비하여 활동량이 적고 운동능력이 떨어지는 이유는 무엇일까요? 첫째, 저녁형 인간의 경우 주로 남들이 잘 때

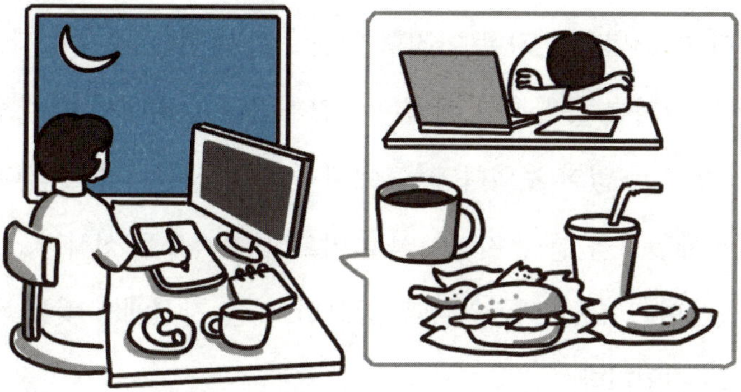

활동하기 때문에 다른 사람들과 수면 시간과 패턴이 맞지 않아 대중들이 이용하는 수영장이나 운동장과 같은 대중체육시설이나 문화시설을 이용하기 어렵기 때문입니다. 둘째, 저녁형 인간은 우울증이나 조울증과 같은 기분장애를 가지는 경우가 상대적으로 높습니다. 이러한 기분장애를 가지면 아무래도 신체활동이 떨어질 가능성이 높습니다. 셋째, 현대사회가 원하는 생활패턴과 맞지 않는 신체리듬을 가진 저녁형 인간은 낮에 일을 해야 하는 조직문화에 적응하기 힘들고 이로 인해 자존감과 자신감이 떨어지게 되면서 다른 사람들과 함께 하는 활동이 줄어들면서 결국 활동량이 감소한다는 것입니다.[161] 이렇게 낮은 신체 활동량은 다시 수면의 질을 악화시키고 이로 인하여 운동능력이 저하되는 악순환이 발생할 수 있습니다.

무리해서 바꿀 필요는 없다

그렇다면, 저녁형 인간은 아침형 인간으로 바뀌는 게 좋을까요? 이제까지 연구 결과를 종합하면 저녁형 인간패턴을 무리해서 아침형 인간으로 바꿀 필요는 없어 보입니다.[162] 어떤 유형의 생활이라고 하더라도 규칙적인 신체활동을 통해 지방축적을 막고 규칙적으로 식사하고 잠을 푹 잘 수 있다면 건강한 생활입니다. 중요한 것은 자신에게 맞는 생활패턴을 가지는 것입니다.

만약, 저녁형 인간이 아침형 인간으로 바뀌려면 어떻게 하는 것이 좋을까요? 미국에서 흥미로운 실험을 진행한 적이 있습니다. 아침형 인간과 저녁형 인간이 혼재된 건강한 남녀를 모집하여 일주일 동안 산 속 깊은 곳에서 살도록 하였습니다. 참여자들은 모두 휴대전화, 노트북과 같은 전자제품은 물론 손전등이나 형광등도 없이, 낮에는 태양광을 활용하고 밤에는 모닥불을 사용하여 자연의 빛만으로 살아가도록 하였습니다. 그리고 참가자들의 노출된 빛의 세기와 노출시간과 활동 및 수면패턴을 기록한 결과, 서로 달랐던 참가자들의 생체시계가 자연리듬에 맞추어 해가 질 때 생체시계도 밤 시간으로 접어들고 해가 뜰 때 생체시계도 낮 시간으로 접어들게 되었다고 합니다.[163] 또 다른 연구에서 저녁형 인간들에게 평소보다 2~3시간 일찍 잠자리에 들게 하고 잠자기 직전이나 잠잘 때 빛에 노출되는 시간을 최대한으로 줄였습니다. 그리고, 평소보다 2~3시간 일찍 일어나도록 하여 아침 채광량을 늘이고, 근무일과 휴일 모두 자고 깨는 시간을 일정하게 하고, 가능하면 아침과 점심식사를 일정한 시간에 하고 오후 7시 이후 저녁식사를 자제하도록 하였더니 이들이 아침형 인간으로 변화하였으며, 우울감, 스트레스, 낮 졸음 등이 감소하였다고 합니다.[164]

사람들의 생체주기에 대해서는 정답이 없는 것 같습니다. 특히, 창조성을 강조하는 최근의 사회적 분위기에서는 자신이 창조성을 최대로 발휘할 수 있는 시간에 열심히 일하는 것이 가장 좋다고 생각합니다. 다만 저녁형 인간의 경우 아침형 인간과 달리 과도한 음주나 흡연에 노출될 가능성이 높기 때문에 규칙적인 식사와 운동을 통해 신체 활동량을 증가시켜 살찌는 것을 막고 적절한 수면을 유지하도록 노력하는 것이 필요합니다.

저녁형 인간에서 아침형 인간으로 변화하고 싶으신가요? 아침과 낮에 강렬한 햇볕을 쬐고 야간에는 조명의 밝기를 낮추고 텔레비전, 노트북, 휴대전화 등 전자제품의 사용을 줄여보세요. 이것이 자신의 생체리듬을 바꾸는 가장 좋은 방법이라고 생각합니다.

저탄고지요법이 체중을 빼는 데 효과적일까?

다이어트는 괴로워?

2006년 개봉한 영화 '미녀는 괴로워'라는 영화를 알고 계시지요? 이 영화에서 주인공 한나(김아중)는 신이 내려준 천상의 목소리를 가지고 있지만 169센티미터의 키에 95킬로그램라는 체중으로 인해 미녀가수의 립싱크 대역을 하면서 외롭게 살아가고 있었습니다. 어느 날 그녀가 짝사랑하던 프로듀서의 생일파티에 초대받았지만, 그녀가 단지 소모품에 불과하다는 이야기를 듣고 실망한 후 잠적하여 전신 성형과 혹독한 다이어트를 통해 새로운 여신으로 재탄생하게 됩니다. 이후에, 이전 소속사에서 오디션을 통해 가수로서 데뷔를 하지요. 그러나 어느 날 누군가의 폭로로 인해 전신 성형을 한 사실이 드러나자, 당당하게 자신을 드러내면서 열광하는 관객들 앞에서 '마리아'를 부르며 영화는 끝이 납니다. 이 영화는 능력이 아니라 외모를 중시하는 현재의 사회풍조를 비판한 영화라고 할 수 있습니다.

우리나라 사람들이 점차로 뚱뚱해지고 있습니다. 2018년 기준 전체 성인 비만율이 34.8퍼센트이었고, 2019년 학생건강검사 자료를 분석한 결과 전체 초·중·고등학교 분석 대상자 중 25.8퍼센트가 과체중 또는 비만으로 나왔다고 합니다.[165] 이에 많은 사람들이 다이어트에 뛰어들고 있습니다.

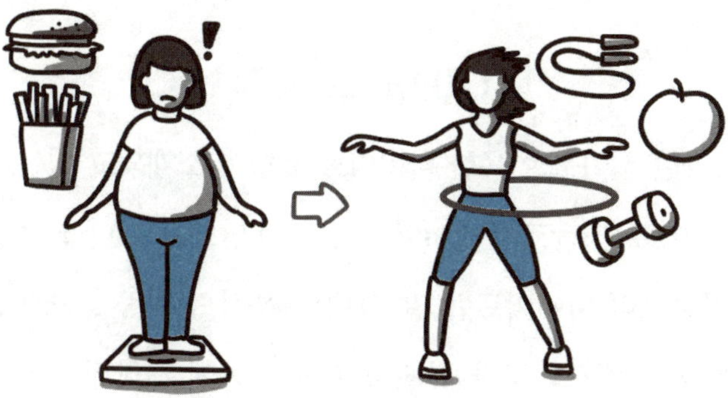

다이어트를 하고자 할 때 주로 방송이나 인터넷을 통해 정보를 얻게 됩니다. 인터넷을 뒤져보면 각종 다이어트법이 난무하고 다이어트와 관련된 수많은 광고가 줄을 잇고 있습니다. 하지만 거의 대부분 효과가 없거나 너무 어려워 실패하는 경우가 많습니다.* 이렇듯 다이어트에 매번 좌절감을 느끼던 사람들에게 희망이 된 다이어트가 바로 저탄수화물/고

* 예를 들어 다이어트를 하려면 적게 먹고 많이 움직여야 하는데 적게 먹으면 몸에 힘이 없어 움직이지 않게 됩니다. 다이어트 식단은 칼로리가 낮고 단백질 함량도 적은 음식으로 평소보다 적게 먹어야 하는데 대개 맛이 없고 양도 적어 허기지고 예민해지기 쉽기 때문입니다.

지방(이하 저탄고지) 다이어트입니다. 허기를 느낄 필요가 없고 기름진 음식을 맘껏 먹어도 살이 빠진다는 이 방법은 많은 사람들의 귀를 솔깃하게 했지요. 그렇다면 저탄고지 다이어트는 정말로 효과적일까요? 부작용은 없을까요? 체중감소 효과가 있다면 어떤 요인으로 인해서 나타날까요? 여기서는 다이어트에 대하여 알아보도록 하겠습니다.

다이어트의 종류

현재 다양한 식이를 이용한 다이어트 요법이 소개되고 있는데 크게 저칼로리 다이어트, 저탄고지 다이어트, 간헐적 단식으로 나눌 수 있습니다.

첫째, 저칼로리 다이어트란 말 그대로 음식 섭취량을 줄이는 것으로 하루 최소 필요 칼로리보다 적게 섭취하면 몸에 저장된 에너지를 사용하기 때문에 체중이 감소한다는 것입니다. 이러한 저칼로리 식사는 크게 저칼로리 다이어트와 초저칼로리 다이어트로 나눌 수 있습니다. 저칼로리 다이어트란 하루에 여성의 경우 1,000~1,200킬로칼로리, 남성의 경우 1,200~1,400킬로칼로리 정도의 식사를 하는 것으로 일반적으로 하루 한 끼나 두 끼를 저칼로리 식사로 대체하는 방법을 말합니다. 초저칼로리 다이어트란 하루에 400~800킬로칼로리만 섭취하는 것으로 다른 음식은 먹지 않고 상업적으로 제조된 다이어트 액체만 섭취하는 것입니다.

이러한 저칼로리 다이어트의 문제점은 계획된 기간 동안 정해진 프로그램대로 따르지 않으면 체중감량이 잘 되지 않고, 다이어트 후 요요현상도 잘 생기며, 무엇보다도 음식 섭취에서 오는 즐거움을 박탈하여 우울함과 무기력 등 심리적인 부작용이 올 수 있습니다. 또한 장기간 저칼로리 다이어트를 하는 경우 열량 부족뿐만 아니라 우리 몸에 필수적인 여러 미세영양소 또한 부족해져 건강을 해칠 수도 있습니다.

둘째, 저탄고지 다이어트란 탄수화물 섭취량을 하루 130그램 이내 혹은 섭취 열량의 26퍼센트 이내로 제한하는 대신 충분한 단백질이나 지방을 섭취하는 방법으로 가장 대표적인 방법이 앳킨스(Atkins) 다이어트입니다. 앳킨스 다이어트는 미국의 심장내과 전문의인 로버트 앳킨스가 창안한 방법으로 '황제 다이어트'라고 알려져 있습니다. 단백질과 지방을 충분히 섭취함에도 불구하고 어떻게 체중이 감소하는 걸까요?

우리 몸의 1차 에너지원은 탄수화물인 포도당입니다. 만약 우리가 탄수화물 섭취를 급격히 제한하면 우리 몸은 간과 근육에 저장되어 있는 글리코겐을 사용하여 에너지를 얻고, 체내의 글리코겐을 모두 사용하면 체내에 저장된 지방을 분해하여 생활에 필요한 에너지원으로 사용되게

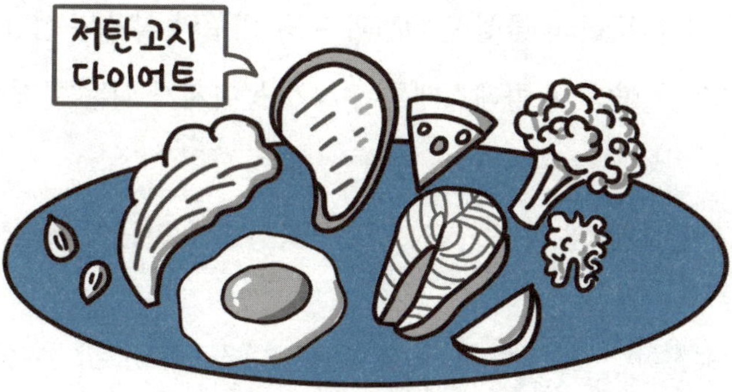

됩니다. 이렇게 탄수화물 섭취를 줄여 지방을 에너지원으로 사용하게 되면 우리의 체중이 감소하게 된다는 것입니다. 예를 들어 우리 몸에는 글리코겐이 간에 약 100그램, 근육에 200~400그램 정도 저장되어 있고, 글리코겐을 이용해 에너지를 만들면 글리코겐의 약 3배 정도의 수분이 함께 소비되기 때문에 엣킨스 다이어트를 시작하면 초기에 약 1~2킬로그램 정도의 체중이 감소됩니다. 또한, 탄수화물 대신 지방을 분해하면서 생성된 케톤물질들은 식후 포만감을 유발하고 식욕을 억제하는 효과가 있기 때문에 결국 전체 식사량이 줄어들고, 이로 인해 더 많은 체중감량이 일어나게 됩니다. 또한 탄수화물의 경우 섭취한 열량의 5~15퍼센트만 체내의 열 발생에 소모되지만 단백질의 경우 20~30퍼센트가 사용되고 소화를 시키는 데에도 더 많은 에너지가 소비되기 때문에 결국 기초에너지 소비가 증가하게 됩니다.

하지만 이러한 저탄고지 다이어트를 하면 지방 분해 부산물인 케톤체가 많이 생기면서 변비, 두통, 입 냄새, 근육경련, 설사, 전신 쇠약감, 안면홍조 등의 부작용과 함께 비타민 부족과 같은 영양불균형이 발생할 가능성이 높습니다. 또한 동물성 단백질과 지방 위주의 식단은 심장혈관질환의 주요원인인 혈액 내 콜레스테롤 수치가 높아지게 되는 문제점이 있습니다.*

셋째, 간헐적 단식이란 규칙적으로 공복상태를 만들어 음식으로 공급

* 사람들은 고단백질 음식이라고 하면 흔히 고기를 생각하는데 고기나 계란 같은 동물성 식이의 경우 단백질과 함께 포화지방과 콜레스테롤을 많이 함유하고 있기 때문입니다.

하는 탄수화물을 줄여 신체가 지방을 에너지원으로 사용하려는 변화를 일으켜 지방소모를 유도하는 방식으로 장기적으로 천천히 체중을 감량하는 방법입니다. 간헐적 단식에는 여러 방법이 있으나 대표적으로 하루에 23시간 금식하고 나머지 1시간 동안 식사하는 1일1식법, 하루에 16시간 금식하고 나머지 8시간 내에 하루에 권장되는 칼로리보다 낮은 식사를 하는 16/8금식법, 일주일에 2일 동안 금식하되 연속해서 2일 동안 굶어서는 안 되고 5일 동안 폭식해도 안 되는 5/2금식법 등이 있습니다. 간헐적 단식을 할 때 주의할 점은 공복 후 식사를 할 때 폭식을 하면 안 되고 음식을 섭취하더라도 칼로리를 줄여야 한다는 것입니다. 또한 간헐적 단식을 하면 체내 근육량이 줄어드는 부작용이 있기 때문에 근력운동을 병행하는 것이 좋습니다. 이 외에 금식 시기에는 저혈당으로 인한 어지럼증이 발생할 수 있습니다. 특히 여성의 경우 기본적인 근육량이 적은데 절대적인 식사량까지 줄면 쉽게 어지럼증이 올 수 있다고 합니다.

이 외에 대시 다이어트와 존 다이어트가 있습니다. 대시 다이어트(DASH, Dietary Approaches to Stop Hypertension)란 미국 국립보건원이 제안한 방법으로 칼륨, 칼슘, 마그네슘, 섬유소 등은 충분히 섭취하고 포화지방, 콜레스테롤, 불포화지방, 단순 탄수화물은 적게 섭취하는 것으로, 먹을 때마다 음식의 양이나 칼로리를 일일이 계산할 필요가 없지만 술을 마시지 말아야 하며 하루에 30분 이상 걷기와 같은 운동을 동반해야 합니다. 존 다이어트는 적정한 비율의 탄수화물-단백질-지방을 섭취하면 체중을 줄이고 최상의 건강상태에 도달할 수 있다는 존(Zone)이라는 개념을 설정한 것으로 식사에서 탄수화물, 단백질, 지방 섭취의 비율을 4:3:3으로 유지하는 것입니다. 특히 섭취하는 탄수화물을 곡물이나 전분 대신 섬유질이 풍부한 야채와 과일 위주로 하며, 단백질도 지방의 비율이 적은 부위로 하고, 지방의 경우 올리브유나 아보카도 등에서 얻을 수 있는 단일 불포화지방을 섭취하되 한 끼에 최대 500킬로칼로리(간식의 경우 100킬로칼로리)로 제한하는 대신 하루 5끼 식사를 하여 공복상태가 5시간 이상 지속되지 않게 하는 다이어트입니다. 균형적인 식이를 위해 식판의 1/3을 지방함량이 낮은 단백질로, 2/3를 채소 및 과일로 채우고 소량의 불포화지방을 첨가해 먹습니다.

그렇다면 이러한 다이어트 방법들은 정말로 효과가 있을까요? 부작용은 없을까요? 최근에 이에 대한 임상연구들이 많이 발표되었고 소개하면 다음과 같습니다.

다이어트에 대한 임상연구

먼저 저탄고지 다이어트 및 저탄수화물 다이어트에 대해 알아보겠습니다. 평균 45.5세이고 BMI 36.1인 비만한 성인을 대상으로 운동과 함께 저탄고지법과 저지방식이법을 한 군으로 나누어 2년간 시행하고 비교한 결과 체중은 1년 후 11킬로그램, 2년 후 7킬로그램이 감소하였는데 다이어트 방법에 따른 차이가 없었고, 체중감소 효과는 다이어트 방법보다는 치료방법에 대한 순응도와 관련이 있었습니다.[166]

과체중 혹은 비만인 성인을 대상으로 저탄수화물 식사의 체중감량 효과를 연구한 논문들을 종합해서 분석한 결과 저탄수화물 다이어트가 6개월 이내에는 체중감량 효과가 좋았지만 1년 이상 지속하는 경우에는 저탄수화물 다이어트와 저지방 다이어트와 통계적으로 유의한 차이가 없었습니다.[167]

이제까지 다이어트 방법에 대한 연구들을 종합적으로 분석한 결과 저탄수화물과 저지방 다이어트는 체중감소에 비슷한 효과를 보이며 혈압도 낮아지는 결과를 보였습니다. 앳킨스 다이어트의 경우, 시작한 지 6개월 후 체중 5.5킬로그램 감소를 보인 반면 대시 다이어트와 존 다이어트는 각각 3.6킬로그램, 4.1킬로그램의 체중감소 효과를 보였습니다. 하지만 모든 다이어트 방법에서 이러한 체중감소 효과는 시작하고 12개월 정도 지나야 나타나는 경향을 보였습니다.[168]

간헐적 단식의 효과를 검증한 임상연구는 매우 한정적이며 그 연구들도 대부분 소규모 인원으로 짧은 기간 진행되었기 때문에 효과를 확실하게 검증하기는 어렵습니다. 하지만 소규모로 짧은 기간 시행된 연구 결과를 보면 간헐적 단식도 체중감소 효과를 나타냈습니다. 예를 들어 미국에서 당뇨를 가진 비만한 남성을 대상으로 간헐적 단식을 12주간 시행하였더니 평균 체중이 6.4킬로그램 빠졌습니다.[169] 마찬가지로 미국에서 40세 이상의 비만여성을 대상으로 칼로리를 제한한 군과 간헐적 단식을 시행한 군으로 나누어 24주간 시행하였더니 간헐적 단식의 경우 6.4킬로그램, 칼로리 제한의 경우 5.6킬로그램이 빠졌습니다.[170] 미국에서 비만인 사람들을 대상으로 8주간 점심 또는 저녁만 식사하게 한 결과, 점심식사만 한 경우 평균 3.5킬로그램, 저녁식사만 한 경우 평균 4.1킬로그램의 체중감소가 나타났습니다.[171] 하지만 장기적인 간헐적 단식의 효과는 명확하지 않았습니다. 예를 들어 미국에서 비만인 사람들을 대상으로 간헐적 단식, 저칼로리 다이어트, 그리고 아무것도 하지 않은 군으로 나누어 1년간 체중감소를 비교한 결과 체중감소 정도는 간헐적 단식과 저칼로리다이어트 모두 6~7개월 정도 동안 가장 높았지만 이후 점차적으로 체중이 다시 증가하는 양상을 보이다가 연구를 진행하고 1년 후에는 모든 군에서 차이가 없었습니다.

그러나 연구 참여자들 중에서 다이어트를 중도 탈락한 비율을 살펴보면, 간헐적 단식이 38퍼센트, 저칼로리 다이어트가 29퍼센트, 단지 교육만 시킨 경우가 26퍼센트로, 간헐적 단식이 상대적으로 높은 중도 탈락률을 보였습니다.[172] 호주에서 당뇨환자를 대상으로 간헐적 단식과 저칼로리 다이어트로 나누어 1년간 관찰한 결과 체중감소는 간헐적 단식 6.8킬로그램, 저칼로리 다이어트 5.0킬로그램으로 유사한 체중감소를 보였습니다.[173]

극단적인 다이어트는 건강에 좋지 않다

이제까지 연구를 종합해보면 저탄고지 다이어트나 간헐적 다이어트를 하면 단기적으로 체중감소 효과가 있는 것은 명확해 보입니다. 하지만 장기적으로 시행하는 것에 대한 효과와 안전성이 명확히 증명되지는 않았습니다.* 따라서 저탄고지 다이어트나 초저칼로리 다이어트 등 건강에 심각한 영향을 미칠 수 있는 다이어트를 장기간 실시하는 것은 어렵고 바람직하지 않아 보입니다.

특히, 저탄고지 다이어트의 경우 주의하여야 할 것이 있습니다. 이제까지 저탄고지 다이어트 연구를 보면 증가된 지방 섭취로 인해서 나쁜 콜레스테롤로 알려진 혈액 내 LDL콜레스테롤이 증가할 수 있습니다.[174] 이에 따라 2016년 대한내분비학회와 대한당뇨병학회, 한국영양학회, 한국지질동맥경화학회 등 국내 의학회들은 성명서를 통해 '탄수화물과 지방은 둘 다 중요한 에너지 공급원으로 지방 중에서도 포화지방을 과다하게 섭취하면 LDL 콜레스테롤 수치가 증가해 심혈관질환의 발생 위험이 커진다'고 하면서 '탄수화물 섭취를 극도로 제한하는 것 역시 뇌로 가는 포도당이 줄어들면서 집중력이 떨어지는 부작용이 발생할 수 있기 때문에 저탄고지요법은 탄수화물과 지방 둘 중 하나만을 선택해야 하는 것처럼 생각과 행동을 몰아가는 아주 위험한 방법'이라고 발표한 바 있습니다.[175]

다이어트를 시도해본 분들은 아실 것입니다. 다이어트를 오랫동안 지

* 즉, 특정 다이어트법의 장기적인 안전성과 효과를 증명하기 위해서는 최소 2년 혹은 5~10년에 걸친 임상연구가 있어야 하는데 아직 이런 연구는 없습니다. 내용에서 보시는 바와 같이 수개월에서 1년 정도가 거의 대부분입니다. 또한 다이어트법의 효과와 안전성을 평가한 연구들은 거의 대부분 비만이거나 과체중인 사람들을 대상으로 이루어졌기 때문에 정상체중인 사람이 좀 더 체중을 줄이기 위해서 이러한 다이어트법이 정말로 효과가 있는지는 명확히 증명이 되어 있지 않습니다.

속하는 것은 매우 어렵습니다. 특히 열심히 수개월 동안 다이어트를 시행한 후 조금만 소홀하게 되면 이전과 같은 체중으로 돌아가거나 오히려 살이 더 찌는 요요현상을 흔히 볼 수 있습니다.[176] 다이어트를 결심하였다면 오랫동안 꾸준히 할 수 있는 방법을 찾아 시도하시는 것이 좋겠습니다. 체중감량에 대한 동기부여와 함께 유산소 운동 및 근육운동을 통해 칼로리 소비량을 늘리면서 근육량이 줄지 않도록 하는 것이 좋겠습니다. 또한, 폭식이나 절주와 같은 부정적인 생활습관도 함께 교정해야 합니다. 그리고 무엇보다 중요한 것은 자신이 다이어트를 시작했다는 사실을 주변의 가족, 동료, 친구들에게 알리고 그들로부터 협조를 요청하는 것입니다.[177]

건강상식 HEALTH COMMON SENSE

탄수화물의 모든 것

탄수화물은 탄소, 수소, 산소로 구성된 화합물로서 단당류, 이당류, 올리고당 및 다당류로 분류할 수 있습니다. 단당류는 더 작은 탄수화물로 가수분해 될 수 없는 가장 작은 탄수화물로 포도당, 과당, 유당(갈락토오스) 등이 있습니다. 이당류란 2분자의 단당류가 결합된 화합물로 엿당(포도당+포도당), 설탕(포도당+과당), 젖당(포도당+갈락토오스)가 있습니다. 다당류란 단당류 분자들이 연쇄적으로 결합한 중합체로서 녹말, 글리코겐, 셀룰로오스 등이 있습니다. 대부분의 식물들은 에너지를 녹말형태로 저장하고 동물의 경우 근육이나 간에 글리코겐의 형태로 저장하게 됩니다. 참고로 녹말이나 섬유소와 같은 다당류는 모두 탄수화물로 구성되어 있지만 단맛이 없습니다.

다만, 녹말의 경우 침에서 분비되는 아밀라아제라는 효소에 의해 분해되어 입에서 단당류나 이당류가 되기 때문에 단맛을 느낄 수 있습니다. 이에 비하여 섬유소는 우리의 침에 함유된 아밀라아제에 의해 분해되지 않고, 장에서도 섬유소를 분해하는 소화효소를 가지고 있지 않기 때문에 우리는 섬유소를 먹어도 단맛을 느낄 수도 없고, 섭취해도 소화가 되지 않아 열량으로 변환되지 않습니다. 그렇다면 이렇게 섬유소만 먹고사는 초식동물은 어떻게 살 수 있을까요? 초식동물도 섬유소를 분해하는 소화효소를 가지고 있지는 않습니다. 하지만, 초식동물은 섬유소를 분해하는 미생물이 위 내에 살고 있어서 섬유소를 먹으면 미생물들이 위에서 섬유소를 분해하여 영양물질로 만들어 주게 되는데 이를 흡수하여 영양을 얻게 됩니다.

그렇다면, 탄수화물이 우리 식사에서 차지하는 비중은 얼마 정도일까요? 탄수화물의 섭취 정도는 식생활 문화와 관련이 있어 한국인은 하루 섭취열량의 약 70퍼센트 정도를 탄수화물로 섭취하는 반면, 서양인들은 50~60퍼센트 정도의 열량만을 탄수화물로 섭취하고 나머지는 지방이나 단백질로 보충한다고 합니다.

청년기 비만이 중장년기 비만보다 위험할까?

우랑아 선발대회

'우량아 선발대회'라고 아시나요? '내 아기를 튼튼하고 건강하게'를 모토로 삼아, 만 10개월부터 24개월 미만의 아기를 대상으로 어린이날을 앞둔 4월에 시행된 행사로 당시 공중파에서 방송되었을 정도로 대단한 인기였습니다. 대회에서 선발된 아이들은 1년치 분유와 상금은 물론 광고모델이 되기도 하였습니다. 1970년대에는 연 인원 2만여 명이 참가할 정도로 대단한 인기를 끌었지만 점차 인기가 줄면서 1983년 이후에 중단되었습니다. 우량아 선발대회의 우승자가 되기 위해서는 여러 가지 조건을 갖추어야 했지만, 이 중에서 가장 중요한 것은 포동포동하게 살이 올랐어야 한다는 것입니다. 첫 대회 우량아로 선정된 아기는 16개월이었는데 몸무게가 13킬로그램이나 되었을 정도라고 합니다.

정사(正史)에 따르면 중국 4대 미인으로 알려진 중국 당나라의 양귀비는 현재의 미인상과 다르게 체구가 동글고 풍만한 느낌이라고 합니다.

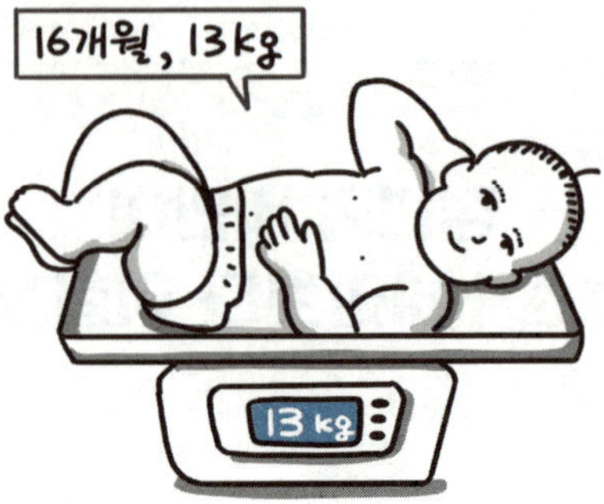

그래서 그런지, 옛날의 벽화나 그림에서 미인상은 현대인의 시각으로 보면 통통하거나 상당히 살찐 모습으로 그려져 있습니다. 하지만 지금은 관점이 바뀌었습니다. 현재의 미인상은 연예인이나 아이돌과 같이 너무 마르다 못해 앙상하게 보이는 모습이 많습니다. 또한 통통한 사람들을 게으르고 절제심이 없으며 자기관리를 하지 않는 무능한 사람으로 취급하며 차별의 대상으로 삼기도 합니다. 이러한 사회적인 편견은 통통한 사람들이 자신감을 상실하고 우울증에 걸리는 등 삶의 질을 떨어뜨리는 정신적 스트레스의 요인마저 되었습니다.

그러나 지나친 비만은 당뇨, 심장병, 암, 근골격계 질환 등 여러 질병을 발생시키는 위험인자로 알려져 있기에 주의를 기울여야 합니다. 그렇다면 청년기에 비만이 된 경우와 청년기에는 정상이다가 중장년이 되어 비만이 된 경우 중에서 어떤 상황이 건강에 더 나쁠까요? 살을 빼면 무조건 건강에 좋을까요? 여기서는 비만에 대하여 알아보도록 하겠습니다.

비만인지 아닌지 알아보려면?

세계보건기구인 WHO는 비만을 '건강을 해칠 정도로 지방조직에 비정상적인 또는 과도한 지방질이 축적되는 상태'로 정의합니다. 이 정의에 따르면 체중이 많이 나가지만 운동으로 인해 근육량이 많은 경우는 비만이라고 할 수 없습니다. 현재 비만여부를 평가하는 방법으로 대표적으로 체질량지수(body mass index, BMI), 체중 대비 백분율(percent of ideal body weight, PIBW), 허리둘레, 브로카(BROCA)법 등이 있습니다.

체질량지수란 키와 체중을 이용하여 체내 지방의 양을 추정하고자 만든 지수로서 흔히 약자로 BMI(body mass index)라고도 합니다. 19세기에 개발된 방법으로 오래되었지만 체지방량과 상관관계가 높아 세계적으로 가장 많이 사용하고 있습니다. BMI는 체중을 키의 제곱으로 나눈 값으로 예를 들어 키가 170센티미터이고 70킬로그램의 체중을 가진 사람의 경우 체질량지수는 70/1.7x1.7로 계산되어 24.2가 됩니다. 다음의 그림은 체질량지수를 이용하여 비만을 분류한 것입니다.

BMI는 간단하기 때문에 많이 사용되고 있지만 키와 몸무게만 고려하기 때문에 실제 근육량과 지방량이 고려되지 않는다는 문제점이 있습니

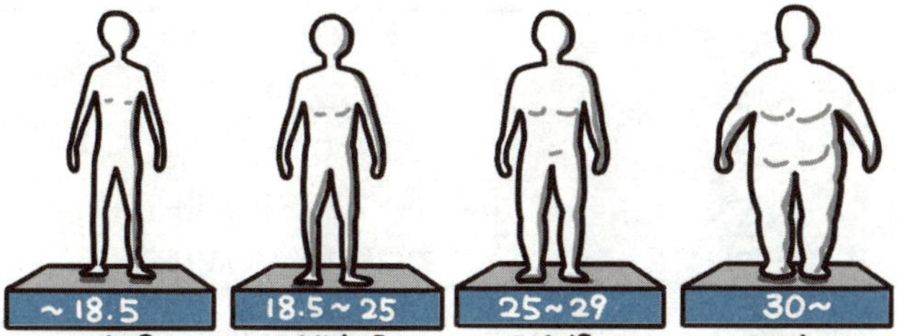

다. 예를 들어, 근육량이 많고 지방이 적은 근육맨이나 운동선수와 같은 경우 BMI를 측정하면 비만으로 나오기도 합니다. 또한 체질량지수가 낮은 경우(BMI 25이하)에는 체지방량을 충분히 반영하지 못한다는 문제점도 있습니다. 마지막으로 BMI만 가지고는 근육과 지방의 비율을 확인할 수 없다는 문제점을 가지고 있습니다.

표준몸무게란 일상생활에서 건강을 유지하는데 가장 적절한 체중을 의미하는 것으로 가장 대표적인 방법이 체중 대비 백분율과 브로카법입니다. 체중 대비 백분율을 구하기 위해서는 남성은 신장의 제곱에 22를 곱하고, 여성은 신장의 제곱에 21을 곱합니다. 예를 들어, 한 남성의 키가 170센티미터이고 체중이 70킬로그램이라면, 체중 대비 백분율로 계산된 표준체중은 1.7×1.7×22 = 63.58킬로그램으로 나타납니다. 이 남성의 체중이 70킬로그램이고 표준체중이 63.58킬로그램이라면, 체중을 표준체중으로 나눈 값은 70/63.58 = 1.1이므로, 이를 백분율로 나타내면 110퍼센트로 정상체중 범주에 속한다고 할 수 있습니다. 브로카법은 (신장-100×0.9)로 표준체중을 정하고 자신의 체중이 표준체중의 10퍼센트를 넘어서면 비만으로 정의하는 방법입니다.

내 체중상태	체중대비 백분율
저체중	90퍼센트 미만
정상체중	90~110퍼센트 이내
과체중	110~120퍼센트 미만
비만	경도: 120~130퍼센트 중도: 130~160퍼센트 고도: 160퍼센트 이상

내 체중상태	체지방률	
	남성	여성
정상	18.9퍼센트 이하	24.9퍼센트 이하
과체중	19~24.9퍼센트	25~29.9퍼센트
비만	25퍼센트 이상	30퍼센트 이상

이렇게 신장을 이용한 표준체중은 구하기 어렵고 체중에 영향을 미치는 요소가 신장뿐만 아니라 타고나는 골격, 근육량 등 여러 요소들이 영향을 미칠 수 있기 때문에 동일한 신장이라도 적정체중은 다를 수 있다는 문제가 있습니다.

허리둘레도 비만 여부를 확인하는데 사용됩니다. 하지만 허리둘레는 인종과 성별에 따라 다르게 적용하는데 우리나라의 경우 성인남성의 90센티미터 이상, 성인여성 85센티미터 이상인 경우를 비만으로 정의합니다. 이 외에도 생체전기저항 분석법(bioelectrical impedance analysis)이 있습니다. 생체 지방과 피부는 수분함량이 상대적으로 적어 전기전도성이 약하고 전기저항이 상대적으로 큰 반면 근육과 혈액은 전기전도성이 강합니다. 이러한 특성을 이용하여 다리와 팔에 약한 전류를 통과시켜 전기저항으로 신체 내 수분량을 측정하고 이를 통해 체지방량을 예측하는 방법입니다. 이 방법은 우리에게 '인바디'로 알려져 있는데 참고로 인바디는 생체전기저항 분석법을 이용한 체성분 분석기의 상품명이자 회사 이름입니다. 생체전기저항 분석법은 간편하고 저렴하게 체지방량과 수분량을 측정할 수 있어 병원에서 비만치료 전후에 많이 이용됩니다. 하지만 신체의 수분량에 따라 오차가 생길 수 있습니다.

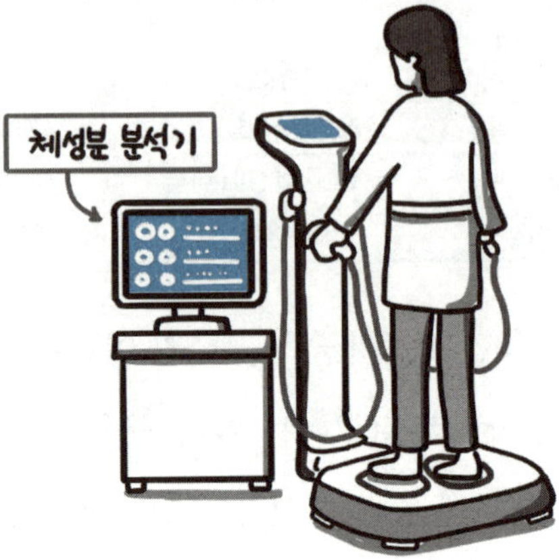

비만과 관련된 합병증

비만은 비만 그 자체로 머무르지 않고 신체 및 정신적 질병의 원인이 될 수 있습니다. 가장 대표적인 것이 당뇨와 심장병입니다. 비만일수록 당뇨병의 발생 위험성이 증가하는데 이전까지 연구들을 종합하면 비만인 사람은 그렇지 않은 사람보다 당뇨 위험성이 5~13배 높다고 합니다. 또한 심장병도 더 많이 발생합니다. 이전 연구 결과를 보면 비만인 사람들은 심장병 위험도가 50퍼센트 높고 심장병에 의한 사망률도 50퍼센트 높다고 보고되어 있습니다. 이 외에도 비만일수록 고혈압의 유병률도 높고 심부전 위험도도 높습니다. 또한 고지혈증, 지방간, 위식도역류질환, 담석증, 간기능 이상도 잘 생긴다고 알려져 있습니다. 마지막으로, 비만인 사람들은 종종 차별과 불이익을 경험하며 이러한 차별과 불이익, 자신감 하락과 같은 심리적인 위축과 함께 우울증이나 불안도 관찰됩니다.

이러한 심리적인 위축으로 일이나 학업에 대한 의욕을 잃기 쉽고, 다이어트에 대한 집착으로 폭식이 많아지고 신경성 식욕부진이나 대식증과 같은 섭식장애가 나타나기도 합니다.[178, 179, 180]

그렇다면 여기서 한 가지 의문이 생깁니다. 청년기에 살이 찐 경우와 청년기는 정상이다가 중장년이 되어 비만이 된 경우 어떤 것이 더 나쁠까요? 비만이더라도 체중을 감량하면 건강에 좋을까요? 최근에 이에 대한 임상연구 결과가 나와 소개하면 다음과 같습니다.

비만에 대한 임상연구

미국의 40대에서 70대 사이 평균 연령이 54.2세인 대상자들을 대상으로 한 연구에서, 참가자들에게 25세 때의 체중과 10년 전 체중을 회상하도록 하고, 이러한 체중의 변화가 그들의 삶에 미치는 영향을 확인했습니다. 결과적으로, 젊은 시절에 비만(BMI>30)이었고 중년에도 비만인 경우, 정상체중(BMI 18.5~24.9)인 사람들에 비해 모든 원인에 의한 사망 위험도가 2.1배 높았습니다. 하지만 젊을 때는 정상체중이였지만 중년에 과체중(BMI 25~29.9)인 경우 모든 원인에 의한 사망 위험도가 증가하지 않았지만 비만(BMI>30)이 된 경우에는 사망 위험도가 32퍼센트 증가하였습니다.[181]

이에 비하여 젊어서 과체중이다가 중년에 비만인 경우 모든 원인에 의한 사망 위험도가 47퍼센트 증가하였습니다. 또한, 청년 시기에 비만이었다가 중년에 체중이 과체중 정도로 감소한 경우, 젊은 시절과 중년에 모두 비만인 경우와 비교하여 모든 원인에 의한 사망률이 54퍼센트 낮았습니다. 그러나, 청년 시기에 과체중이었다가 중년에 정상체중인 경우, 젊은 시절과 중년에 모두 과체중인 경우와 비교하면 통계적으로 유의미하지는 않지만 사망률이 약 12퍼센트 정도 증가한 것으로 나타났습니다.

미국에서 40~74세까지의 성인을 대상으로 설문조사를 통해 자신의 10년, 25년 전의 체중과 현재의 체중변화와 질병과의 관계를 조사한 연구에서 체중을 정상으로 유지하고 있는 사람에 비교하여 과체중인 사람이 체중이 감소하였을 경우, 고혈압의 위험도는 97퍼센트 높았지만 지속적으로 비만인 사람보다는 고혈압의 위험도가 40퍼센트 낮았습니다.[182] 그리고, 처음에 비만이다가 체중을 줄이면 계속적으로 체중을 유지하는 것보다 당뇨위험도가 67퍼센트 낮았습니다.[183]

젊어서 비만인 경우가 더 위험하다

위의 연구 결과들을 보면 젊을 때 비만인 경우가 그렇지 않은 사람에 비하여 당뇨나 심장병의 위험이 더 높습니다. 하지만 젊을 때 비만이더라도 체중을 조금이라도 줄이는 것이 비만을 계속 유지하는 것보다 비만과 관련된 여러 질병 위험도가 낮았습니다. 따라서 젊을 때부터 비만이 되지 않도록 관심과 노력이 필요하지만 비만이나 과체중이라고 미리 포기할 이유는 없어 보입니다. 최근에 비만을 치료하기 위한 여러 방법들이 개발되었고 그 효과와 안전성이 입증되어 임상에서 사용되고 있습니다. 가장 대표적인 것이 비만치료 수술입니다.

한 연구에 따르면 평균 47세의 비만으로 진단받은 성인을 대상으로 비만치료 수술을 받은 군과 일반적인 치료를 받은 군으로 나누어 평균 10.9년 동안 관찰한 결과, 비만치료 수술을 한 사람들의 체중감소 효과가 훨씬 더 컸고, 급성심근경색과 악성종양으로 인한 사망률도 더 낮았습니다.[184] 이러한 연구 결과를 고려한다면 비만이나 고도비만으로 다이어트와 같은 생활요법을 통해 체중을 줄이기 어렵다면 비만치료 수술을 적극적으로 고려해 볼 수 있습니다.

우리나라 정부도 비만을 하나의 질병으로 인식하기 시작하면서 2018년부터 BMI가 35 이상의 고도비만이거나, BMI가 30 이상이면서 고혈압, 당뇨, 고지혈증, 수면무호흡증, 관절질환, 비알콜성지방간, 위식도역류증, 천식, 심장병, 다낭성난소증후군이 있거나, BMI가 27.5 이상이면서 내과적 치료에도 혈당조절이 되지 않는 제2형 당뇨를 가진 비만환자의 비만치료 수술에 대해 건강보험 적용을 하고 있습니다.

건강상식 HEALTH COMMON SENSE

비만약물치료제 정확히 알고 먹자

현재까지 비만치료는 크게 다이어트법과 약물치료, 수술치료가 있습니다. 일반적으로 비만클리닉에 방문하면 우선 약물치료를 권하게 됩니다. 그렇다면 어떤 약물들이 비만치료에 사용되는지 그리고 그 부작용은 없는지 살펴보겠습니다.

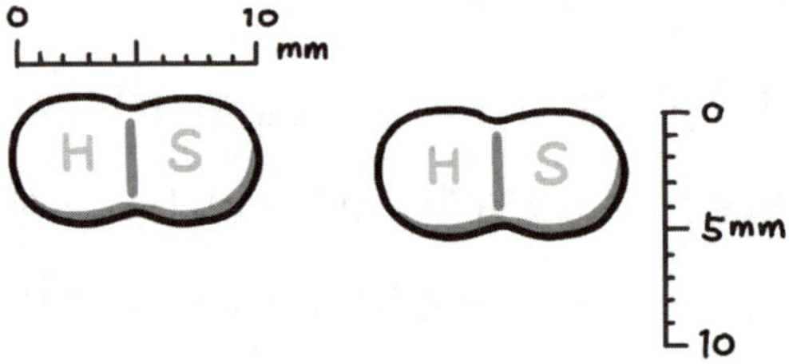

펜터민(phentermine)

펜터민의 상품명으로는 '디에타민', '휴터민', '푸리민', 아디펙스'가 있으며 나비처럼 생겨서 흔히 '나비알약'으로 알려져 있습니다. 가격은 1,000~1,500원정도로 비교적 싼 편입니다. 펜터민은 마약성분인 암페타민과 구조가 유사한 물질로 교감신경*을 자극하고 식욕을 억제하는 작용을 통해 체중감소가 나타나게 됩니다. 주의할 것은 심장관련 부작용과 약물남용 우려가 있기 때문에 최대 3개월만 사용이 가능합니다.

* 자율신경계는 교감신경과 부교감신경의 상호작용으로 유지됩니다. 교감신경이 활성화되면 심장박동이 빨라지고 입이 마르고, 어지럽고, 땀이 나고 떨리는 등 우리가 흥분하였을 때 느끼는 증상과 유사하게 됩니다. 부교감신경이 활성화되면 심장박동과 호흡이 느려지고 혈압이 떨어지고, 무기력해지고 우울감이 나타나게 됩니다.

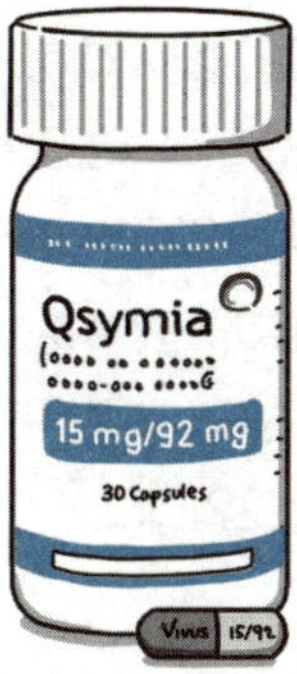

펜터민/토피라메이트
(phentermine/topiramate) 복합제

팬터민과 토피라메이트 복합체의 상품명은 '큐시미아'입니다. 이 약은 펜터민의 용량을 줄이고 토피라메이트라는 항발작제를 추가하여 약물부작용은 줄이면서도 체중감량 효과는 증가시킨 약으로 3개월 이상 처방이 가능하지만 한 알에 4,430원 정도로 약값이 상대적으로 비쌉니다. 큐시미아가 어떻게 체중감소를 일으키는지는 잘 알려지지 않았습니다. 주의할 것은 약성분인 펜터민이 교감신경을 흥분시키기 때문에 심장병이 있다면 사용하지 않는 것이 좋습니다. 또한 우울, 불안, 수면장애가 발생하고 집중력장애가 발생하여 업무능력이 떨어질 수 있고 자살시도나 행동이 증가할 수 있기 때문에 우울증이 있거나 이전에 자살시도를 한 적이 있는 경우에는 복용하지 않는 것이 좋겠습니다.

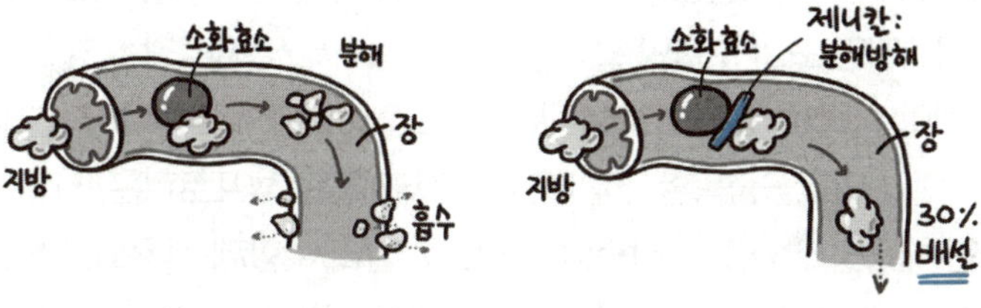

올리스타트(orlistat)

올리스타트의 상품명은 '제니칼'로 장에서 지방을 분해시키는 췌장의 소화효소인 리파아제를 억제하여 장에서 지방흡수를 막아 흡수 칼로리를 낮추는 약으로 섭취한 지방의 30퍼센트 정도가 몸에 흡수되지 않고 대변으로 배출된다고 합니다. 하지만 그 효과가 장에서 지방흡수를 저해하는 것으로 식사와 함께 하루에 세 번 먹어야 하는 단점이 있습니다. 이 약은 체내에 흡수되지 않기 때문에 가장 안전한 약으로 평가받고 있으며 미국이나 우리나라에서 청소년에게도 사용이 가능한 약입니다. 하지만 지방이 소화되지 않아 변이 무르고 냄새가 독하고, 복부팽만 및 방귀, 배변증가 등이 자주 나타날 수 있습니다. 약값은 한 알에 1,500원 정도입니다.

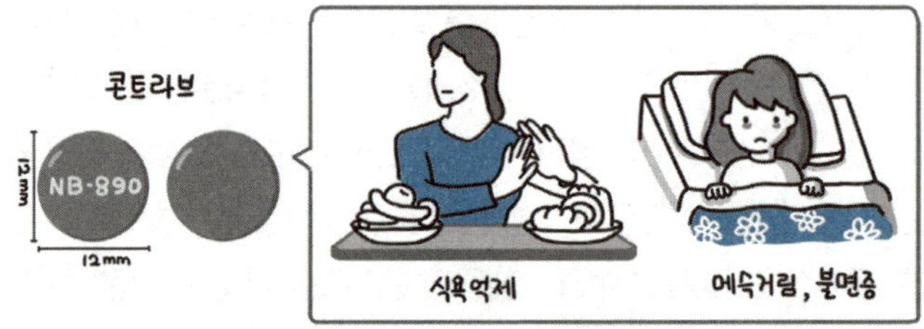

날트렉손/부트로피온(naltrexone/butrepion) 복합제

날트렉손과 브트로피온 복합제의 상품명은 '콘트라브'로 한 알에 1,300원 정도입니다. 약성분인 부트로피온은 원래 우울증과 금연치료에 사용하는 약이지만 뇌의 도파민 활성을 통해 식욕억제 및 체중감소 효과가 있다는 것이 알려져 비만치료제로 사용되고 있습니다. 날트렉손은 원래 아편중독이나 알코올중독환자에 대한 치료제이지만 부프로피온과 같이 사용하면 식욕억제 효과가 상승되는 것으로 알려져 함께 사용되고 있습니다. 콘트라브는 처음에는 하루 한 알부터 시작하여 점차적으로 용량을 증가시켜 넷째 주에는 아침 2알, 저녁 2알까지 증량합니다. 가장 흔한 부작용은 메슥거림이며 드물게 발작이나 불면증이 일어날 수 있습니다.

리라글루타이드의 상품명은 '삭센다'이고 다른 약과 달리 주사제로 한 개당 8~13만 원 정도입니다. 원래 당뇨병 치료제로 개발되었지만 뇌에 작

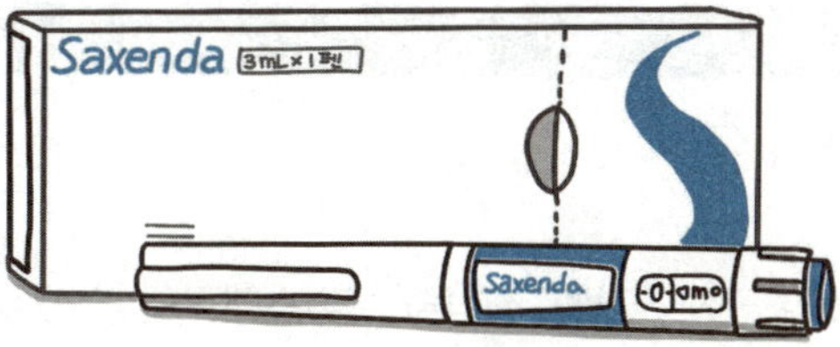

리라글루타이드(liraglutide)

용하여 식욕억제 효과와 함께 장에서는 음식물 통과를 지연시키는 작용으로 체중감소 효과가 나타납니다. 메슥거림, 구토가 가장 대표적인 부작용이고 변비나 설사가 있을 수 있습니다. 또한 주사제라는 단점이 있습니다. 최근 삭센다 사용 후 자살 위험성이 보고되었고 이를 유럽의약품청이 약물의 안전성에 대하여 검토 중입니다.

이제까지 비만치료제의 상당수가 안전성을 이유로 판매가 중단되었습니다. 예를 들어 로카세린(상품명 '벨빅')의 경우 암발생률이 높아진다는 이유로 판매가 중단되었고, 시부트라민(상품명 '리덕틸')도 심혈관계질병 발생위험을 증가시킨다고 하여 판매가 중단되었습니다.

많은 비만치료제들이 중추신경에 작용하고 마약과 구조가 유사하기 때문에 가능한 짧은 기간만 사용하는 것이 좋겠습니다. 또한 사용하는 경우 정기적으로 병원을 방문하셔서 육체적, 정신적 건강상태를 반드시 체크하시기 바랍니다.

건강상식 HEALTH COMMON SENSE

비만수술

비만수술 방법은 크게 '위밴드성형술', '위소매절제술', '위우회술'이 있습니다.

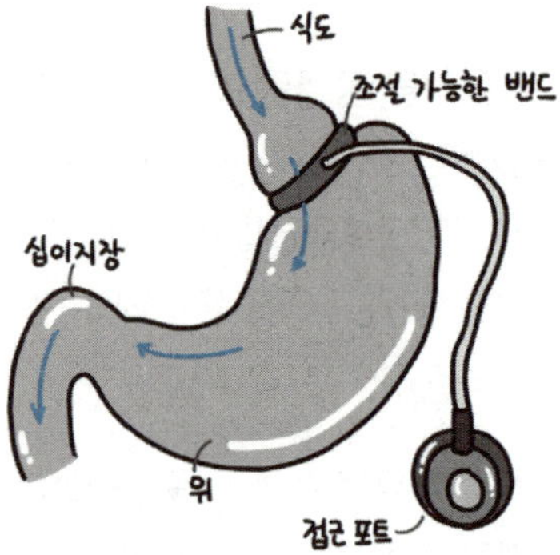

위밴드성형술(위밴드술)

위밴드성형술은 복강경으로 위 상부에 의료용 실리콘으로 만들어진 조절이 가능한 밴드를 위의 최상부에 위치시키고 밴드조절을 통해 위의 용적을 15-20밀리리터 정도 줄여 적은 양의 식사에도 쉽게 포만감을 느끼게 하고, 밴드조절을 통해 음식물이 내려가는 속도도 느리게 해 포만감이 오래 지속되게 하는 방법입니다. 이 방법은 수술시간이 짧고 초기 수술 합병증이 낮지만 밴드를 너무 꽉 조이면 식사 전후 토하는 경우가 많고, 식도가 늘어나 밴드 위쪽의 위가 늘어지거나 밴드가 미끄러져 재수술이 필요할 수 있습니다. 또한, 심하게는 밴드가 위를 파고들어 밴드를 제거해야 하는 등 다른 수술법에 비하여 장기적인 합병증이 많고 상대적으로 체중감소가 느리며 주기적으로 병원을 방문해서 밴드를 조절해야 한다는 단점이 있습니다.

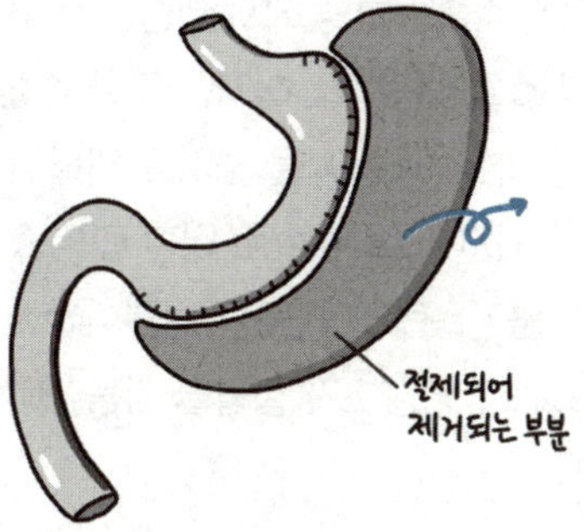

위소매절제술(위절제술)

위소매절제술은 위의 일부를 바나나처럼 길게 제거하여 위의 용적을 줄여 조금만 먹어도 포만감이 발생하도록 하는 수술로 다른 위 수술에 비해 덜 복잡하기 때문에 상대적으로 안전하고 더 많은 체중감량이 가능할 뿐 아니라 수술 후 위내시경도 가능하기 때문에 현재 전 세계적으로 가장 많이 시행되고 있습니다. 하지만 상대적으로 수술 후 위식도 역류병이 발생할 가능성이 높습니다.

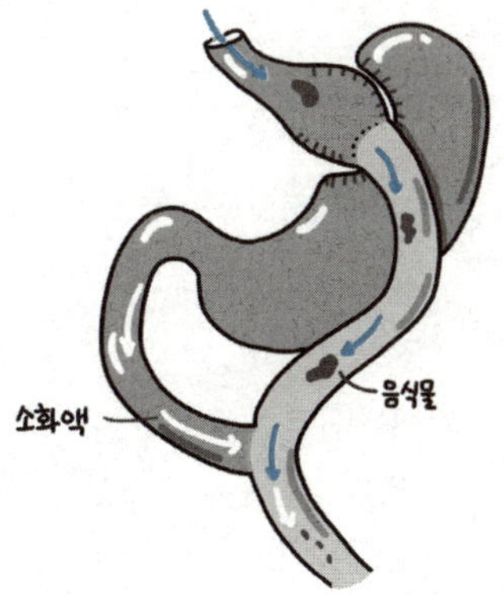

위우회술

위우회술은 위와 식도 연결부위를 작게 남기고 잘라 위와 분리한 후 소장과 연결해 주는 수술로 현재까지 알려진 수술방법 중에서 체중감소 및 당뇨병 등 동반질환을 개선하는 데 가장 효과적입니다. 하지만 다른 수술법보다 상대적으로 수술이 어려우며 복잡하고, 위 용적을 줄이고 위를 우회하기 때문에 섭취한 음식의 흡수가 잘 되지 않아 수술로 인한 합병증 발생률이 높고, 수술 후에는 위내시경이 불가능합니다. 또한 위를 우회하기 때문에 음식흡수가 잘 되지 않아 빈혈이나 영양소가 결핍될 가능성이 높습니다.

헉헉거릴 정도로 뛰는 것이 산책보다 건강에 좋을까?

뛰는 운동은 건강에 좋을까?

영하로 떨어진 겨울 아침에 따뜻한 거위털 이불의 유혹을 떨쳐내고 조깅이나 아침 운동을 하는 것은 쉽지 않습니다. 잠옷에서 운동복으로 옷을 갈아입고 문을 열고 찬바람을 마주치는 그 순간까지 아침 운동을 하지 말아야 할 이유 열여섯 가지가 머리에 떠오릅니다. 하지만 유혹을 물리치고 10분 정도 달리면 등에 땀이 흐르면서 상쾌한 아침 공기가 온몸

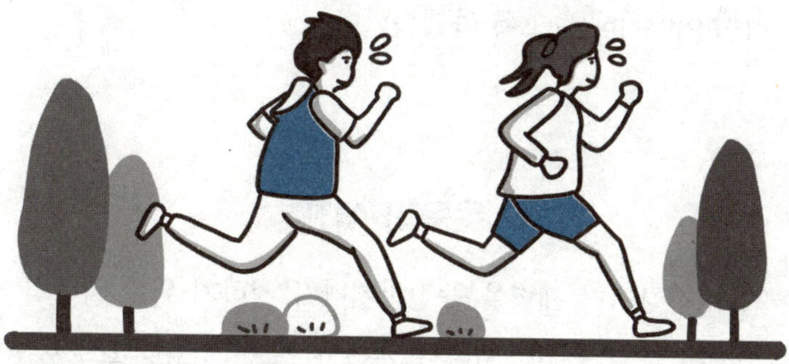

을 감쌉니다. 바깥 온도가 영하라도 상관없습니다. 뛰기 시작하면서 몸이 더워지면 찬 공기는 시원한 공기가 됩니다. 하필 이럴 때 군대생각이 나는 것은 저만 그런가요? 군대에 갔다 온 남자라면 아침점호를 마치고 웃통을 싹 다 벗기고 연병장에서 구보를 한 경험이 있습니다. 지휘에 따라 전후좌우 열과 오를 나란히 맞추고 발도 맞추어 연병장을 뛰어야 합니다. 뛰기만 하는 것이 아니라 군가를 힘차게 불러야 합니다. 발을 잘 못 맞추고 군가 소리가 작으면 바로 얼차려에 들어갑니다. 이등병 때에는 따라가지 못하다가 무리 없이 완주하기 시작하면 군대를 전역할 때가 얼마 남지 않았다고 느끼는 때이기도 합니다. 연병장을 열 바퀴나 돌아도 힘들지 않았는데, 제대하고 조금만 지나면 아랫배가 나오기 시작하면서 지하철역에서 강의실까지 뛰는 것 조차 숨이 헉헉거리게 됩니다.

신체활동은 건강에 매우 중요합니다. 많은 보건단체나 연구기관에서는 규칙적으로 운동할 것을 권하고 있습니다. 그렇다면 운동이 건강에 정말로 좋을까요? 모든 운동이 건강에 좋을까요? 헉헉 땀이 날 정도로 해야 하나요? 아니면 산보 정도로 걷기만 해도 충분하나요? 여기서는 운동에 대하여 이야기해 보도록 하겠습니다.

운동과 ATP

운동이란 '건강이나 체력을 증진하거나 유지하기 위한 일련의 계획적이고 규칙적인 모든 움직임'이라고 정의할 수 있습니다. 운동을 하기 위해서는 근육과 함께 근육을 움직이기 위한 에너지가 필요합니다. 근육의 에너지의 원천은 몸에 저장된 당이나 글리코겐, 지방을 분해되면서 발생하는 ATP라고 할 수 있습니다. ATP란 아데노신 삼인산(adenosine triphosphate)의 약자로 ATP에서 인산(phosphate)이 떨어지면 아데노신 이인산(ADP)이 되면서 에너지가 방출되는데 이 에너지를 이용해서 다양한 생명 활동이 일어나게 됩니다.

우리의 몸이 사용하는 에너지원으로는 포도당이나 글리코겐, 단백질, 지방 등이 있습니다. 하지만 이러한 에너지원은 동시에 사용되지 않고 순서대로 사용됩니다. 즉, 운동을 하면 혈액 속에 존재하고 있는 포도당이 가장 먼저 사용되고, 포도당이 떨어지면 근육 속에 저장되어 있는 글리코겐을 사용되고, 글리코겐이 모두 사용되면 몸에 축적된 지방을 에너지원으로 사용하게 됩니다. 지방을 에너지원으로 시작하는 시간은 운동의 수준과 정도에 따라 다릅니다만 대략 20분 정도 운동을 해야만 한다고 합니다. 주의할 것은 외부에서 충분한 열량을 보충하지 않으면서 운동을

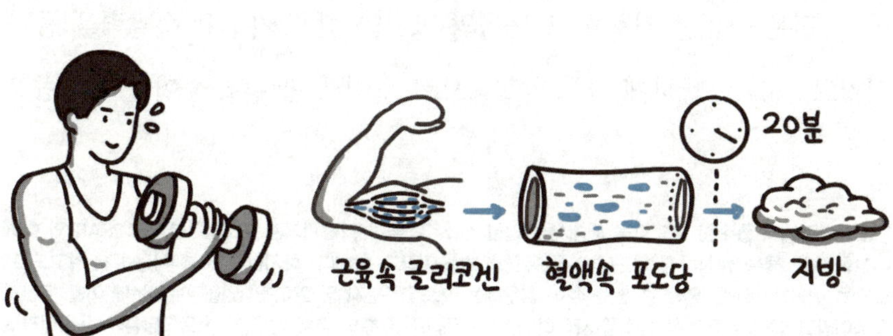

지속하면 근육까지 태워 에너지를 얻게 됩니다. 따라서 운동을 할 때 적절한 식이를 병행하지 않으면 오히려 근육량이 줄어들 수 있습니다.

유산소운동(aerobic exercise)은 에너지원을 산소로 산화시키면서 에너지를 만들어 사용하는 운동으로 빠르게 걷기, 자전거타기, 경사 오르기, 수영 등이 있습니다. 유산소운동은 심장과 폐의 기능을 개선하면서 안전하기 때문에 운동 초보자, 고령자도 가볍게 시작할 수 있습니다.

무산소운동(anaerobic exercise)은 운동할 때 산소 공급이 충분히 이루어지지 않거나 부족한 상태에서 온몸의 근육을 압축하여 순간적인 힘을 이용하는 운동을 말합니다. 바벨이나 덤벨 및 기구를 이용한 웨이트 트레이닝, 100미터 전력 달리기가 이에 해당합니다. 무산소운동은 순간적인 힘을 필요로 하기 때문에 산소를 이용하지 않고 포도당을 분해해서 에너지를 얻습니다. 따라서 상대적으로 포도당 분해속도가 빠르지만 산소를 이용한 방법보다 합성되는 에너지양이 적어 비효율적이고,* 불안전한 연소를 하기 때문에 젖산과 같이 필요 없는 부산물이 생성되고, 이러한 젖산이 근육에 축적되면서 근육통이 생기고 쉽게 피로하게 됩니다. 반면, 장점은 근력을 강화하고 근육의 크기와 힘을 키우고 순발력을 증가시키고 몸을 탄탄하게 하며 탄력적으로 보이게 합니다. 늘어난 근육량으

* 소화기관에서 흡수한 포도당을 폐에서 흡입한 산소 및 물과 결합시키면 포도당 1분자당 28ATP와 함께 이산화탄소, 물을 생성하게 되는데 이를 유산소 호흡이라고 합니다. 하지만 산소를 사용하지 않고도 포도당을 이용해 ATP를 얻을 수 있는데 이 경우에는 포도당 1분자 당 2ATP만 얻을 수 있는데 이를 무산소 호흡이라고 합니다. 이러한 산소를 사용하지 않는 무산소 호흡의 경우 같은 양의 포도당을 사용하더라도 에너지 효율이 떨어지게 됩니다.

로 인해 기초대사량이 증가하여 체중유지에 도움이 되지만 숨이 차고 힘이 들어 길어야 2~3분 정도밖에 지속할 수 없습니다. 또한 근육에 과도한 힘을 주기 때문에 잘못된 자세로 하면 다치기 쉽습니다.

운동량 측정하기: 신진대사 해당치(metabolic equivalent, MET)

운동효과를 객관적으로 평가하기 위해서는 운동량을 정량적으로 측정할 수 있어야 합니다. 그렇다면 운동량을 어떻게 정량적으로 측정하고 평가할 수 있을까요? 연구자들은 신진대사 해당치(metabolic equivalent, MET)이라는 측정 단위를 만들어 사용하고 있는데 흔히 MET(멧)이라고 합니다. MET이란 휴식기에 사용되는 산소소모량을 기초로 하여 운동을 할 때 사용되는 산소요구량을 정량적으로 평가하는 것입니다. 1MET은 체중 1킬로그램이 1분 동안 사용하는 산소소비량으로 숫자로 표현하면 3.5밀리리터/킬로그램/분입니다. 우리가 힘든 운동을 하면 할수록 그에 비례하여 산소소모량이 많기 때문에 MET이 높은 운동은 힘든 운동이 되고 MET이 낮은 운동은 덜 힘든 운동이 됩니다. 이렇게 MET을 이용하면 우리가 평소에 하는 운동이 얼마나 산소를 소모하는지 정량적으로 평가할 수 있습니다. 예를 들어, MET이 3~4 정도면 개와 함께 산책하는 정도의 운동량이고 MET이 6 이상이면 심한 강도의 운동으로 축구나 농구경기에 참여하는 운동량이 됩니다(다음 표 참조).

신체활동에 따른 MET

신체활동	MET	소비칼로리(킬로칼로리/10분)
가벼운 신체활동		
수면	0.9~1.0	12
휴식, TV 시청	1.0	12
대화, 회의	1.5	18
서있기	2.0	24
시속 3킬로미터로 걷기	3~4	36~48
중간정도 신체운동		
페달 밟기 운동기구	3.0	36
사교춤(느린)	3.0	36
카트타고 치는 골프	3.0	36
볼링	3.0	36
시속 5킬로미터로 걷기	4~6	48~72
시속 16킬로미터로 자전거타기	4~5	48~60
골프	5.0	60
강한 신체활동		
계단오르기	6~7	72~84
축구	6~7	72~84
등산	6~7	72~84
시속 8킬로미터로 달리기	7~9	84~108
농구	7~9	84~108

또한 MET은 특정 운동이나 신체활동의 에너지 소비량(칼로리 소비량)을 비교할 수 있을 뿐 아니라* 신체장애를 가진 환자들에게 가능한 운동 정

* 1MET를 하는데 대략 3.5밀리리터의 산소가 소모되는데 이를 통해 쉽게 특정 행위에서 사용되는 칼로리를 측정할 수 있습니다. 예를 들어 70킬로그램인 사람이 10분 동안 텔레비전을 시청하면 3.5(밀리리터)x1(MET)x70(킬로그램)x10(분)=2,350밀리리터, 즉 2.3리터이고 1리터는 5킬로칼로리를 소비하기 때문에 2.3x5=12킬로칼로리 즉, 12킬로칼로리 정도의 칼로리가 소비됩니다.

도를 객관적으로 나타낼 수 있습니다.*

성인에게 적절한 운동량[185]

미국 보건복지부 2008년 신체활동지침과 WHO 2010년 신체활동 지침에서 성인은 중간 정도의 신체활동을 1주일에 150분 혹은 격렬한 고강도 운동 75분 이상 실천하는 것이 건강에 좋다는 보고서를 냈습니다. 중요한 것은 이러한 운동을 일주일에 한두 번 몰아서 하는 것은 부상 위험을 높이고 효과도 명확치 않기 때문에 가급적이면 일주일에 3회 이상 여러 날에 나누어 실천하는 것입니다.

근력운동을 할 때에는 자연스럽게 숨을 쉬어야 하고 본인에게 알맞은 무게로 운동하는 것이 중요합니다. 본인에게 맞는 무게란 여러 운동기구들 중에서 8회 정도 들 수 있는 무게를 가진 운동기구를 의미합니다. 이렇게 본인에게 맞는 운동기구를 한 번에 8~15회씩 3~5세트 반복적으로 시행합니다. 특정 무게의 운동기구를 반복적으로 사용하면 운동 기구가 점차 가벼워지는 현상을 경험하게 되며, 15회 정도도 들 수 있게 되면 무게를 올려 8회 정도만 들 수 있는 무게부터 다시 시작하는 것입니다. 근

* 물론 MET도 문제가 있습니다. 예를 들어 같은 MET인 운동에서도 한 사람의 체질지수, 체력수준 및 많은 환경적인 요소들에 의해 에너지 소비량이 변하기 때문에 정확하게 정량적으로 평가하는 것이 어렵습니다. 따라서 좀 더 정확한 운동 강도를 평가하려면 최대 여유 산소소비량(VO2R) 혹은 최대 여유 심박수(HRR)등 다른 방법을 사용하기도 합니다만 그래도 비교적 간단하게 운동량을 측정하고 평가할 수 있어 MET이 가장 많이 사용되고 있습니다.

력운동은 유산소운동과 달리 매일 하는 것보다 신체 부위별로 일주일에 2~3회 시행하는 것이 좋습니다. 근력운동으로 생긴 미세한 근육 손상이 회복되고 근육이 커지는 데 시간이 필요하고 너무 자주하면 부상 위험이 증가하기 때문입니다.

그렇다면 운동은 건강에 도움이 될까요? 근육강화운동과 유산소운동 중에서 어떤 운동이 건강에 더 좋을까요? 숨이 찰 정도로 힘든 운동을 짧은 시간동안 하는 것과 힘들지 않은 정도의 운동을 길게 하는 것 중에 어떤 방법이 더 좋을까요? 최근에 이에 대한 임상연구들이 많이 나와 소개하면 다음과 같습니다.

신체활동과 건강에 대한 임상연구

미국에서 평균 79세인 심장병이나 뇌경색이 없는 여성을 대상으로 가속도계를 이용해서 앉아 있는 시간과 의미가 있는 신체활동 정도에 따라 나누어 평균 4.9년간 추적관찰한 결과 하루에 9시간 이하로 좌식생활을 하는 경우에 비하여 11시간 이상 좌식생활을 한 경우 심장병 위험도가 62퍼센트 높았습니다.[186] 영국에서 직장인을 대상으로 출근용으로 자가용을 이용한 사람과 도보, 자전거, 버스나 지하철과 같은 공공운송수단을 이용한 사람들의 사인(死因)을 분석한 결과, 자가용 사용군에 비해서 자전거 사용군은 모든 원인에 의한 사망률이 20퍼센트, 심혈관질환에 의한 사망률 24퍼센트, 악성종양에 의한 사망률 16퍼센트, 악성종양 발생률이 11퍼센트 낮았습니다. 자가용 사용군에 비하여 지하철이나 철도를 이용군은 모든 원인에 의한 사망률이 10퍼센트, 심혈관질환에 의한 사망률 21퍼센트, 암발생률은 12퍼센트 낮았습니다.[187] 심장병 위험인자를 가진 당뇨전단계 성인들을 대상으로 만보기로 평소의 보행정도를 측정하고 평균 6년간 추적관찰한 결과, 하루에 2천보 이상 걷는 것이 심혈관 질환 발생 위험도가 10퍼센트 낮았습니다.[188]

이제까지 신체활동과 사망률을 종합적으로 비교한 연구들을 분석한 결과, 가장 활동적인 사람들이 가장 운동을 하지 않는 사람들과 비교하여 모든 원인에 의한 사망률이 73퍼센트 낮았습니다. 운동 강도로 보면 가벼운 운동과 비교하여 중등도 및 고강도 운동을 하는 사람의 경우 사망률이 48퍼센트 낮았습니다. 좌식생활을 잘 하지 않는 사람에 비하여 거의 모든 시간을 좌식생활을 하는 사람의 경우 사망률이 2.6배 더 높았습니다.[189]

미국에서 18세 이상의 건강한 성인을 대상으로 평균 8.7년 추적관찰한 결과 가이드라인에 따른 근육강화 운동이나 유산소운동을 규칙적으로 하는 경우, 그렇지 않은 경우보다 모든 원인에 의한 사망률이 각각 11퍼센트, 29퍼센트 더 낮았습니다. 두 운동을 같이 하는 경우에는 모든 원인에 의한 사망 위험도가 40퍼센트 더 낮았습니다.[190]

미국에서 만보계를 이용하여 운동 정도를 평가하고 이들의 예후를 평균 10.1년 관찰한 결과, 하루에 4천보를 걷는 사람에 비하여 8천보를 걷는 사람들이 모든 원인에 의한 사망률이 51퍼센트 낮았습니다. 하지만 도보 속도는 예후와 관련이 없었습니다.[191] 중국에서 평균 51세의 건강한 성인을 추적관찰한 결과 대략 하루에 한 시간 정도 빠르게 걷는 운동을 할 때마다 심장병, 뇌경색, 뇌출혈, 심뇌질환에 의한 사망률이 각각 9퍼센트, 5퍼센트, 6퍼센트, 12퍼센트씩 더 낮았습니다.[192] 17개 나라에서 35~70세 사람들을 대상으로 총운동량과 사망과의 관계를 조사한 결과, 운동량이 낮은 사람들에 비하여 중등도 혹은 높은 운동량을 가지는 사람들의 경우 모든 원인에 의한 사망률이 20퍼센트 낮았으며, 주요 심장병 발생률도 14퍼센트 더 낮았습니다.[193]

미국에서 평균 66세인 사람들을 대상으로 운동량과 심장병과의 관계를 조사한 결과, 운동을 하지 않는 사람에 비하여 중등도와 고강도 운동을 한 사람들의 심장병 위험도가 14퍼센트, 28퍼센트 낮았습니다.[194] 노르웨이에서 70~74세의 사람들을 대상으로 중등도 운동 군, 고강도 운동 군, 그리고 일반적인 운동 군으로 평균 2년 동안 추적관찰한 결과, 고강도 운동을 한 군이 중등도 운동을 한 군에 비해서 모든 원인에 의한 사망률이 49퍼센트 낮았습니다.[195]

성인에서 앉아 있는 시간과 사망률과의 관계를 연구한 다수의 논문을 종합해서 분석한 결과, 매일 4시간보다 적게 앉아 있으면서 운동량이 일주일에 35.5MET 시간 이상인 활동적인 사람들에 비하여, 하루에 4시간 이하로 앉아 있으면서 운동량이 일주일에 16MET 시간 이하인 경우 모든 원인에 의한 사망 위험도가 12퍼센트 낮았습니다. 반면, 하루에 8시간 앉아 있으면서 운동량이 일주일에 2.5MET 시간 이하인 경우 사망 위험도가 59퍼센트 높았습니다.[196]

자신의 신체운동능력을 고려한 운동이 좋다

위의 연구들을 보면 운동을 하지 않는 사람들보다 운동하는 것이, 짧은 운동시간보다는 긴 운동시간이, 천천히 산보 걷는 것보다는 헉헉 숨이 찰 정도로 운동을 하는 것이 건강에 더 좋아 보입니다. 하지만 주의할 것은 아무리 힘든 운동이 좋더라도 현재 자신의 신체운동능력을 고려해야 합니다. 너무 무리한 운동은 득보다는 해가 될 수 있기 때문입니다. 또한 운동은 오랜 기간 지속적으로 해야 효과가 있기 때문에 결국 자신의 신체에 맞는 운동을 찾아 장기간 꾸준히 하는 것이 가장 좋습니다.

우리 몸은 움직일수록 더 건강해집니다. 최소한의 운동을 꾸준히 하지 않으면 몸은 쇠약해지고 세상을 버티고 나갈 수 없게 될지도 모릅니다. 또한 운동부족은 심각한 수면장애를 일으킬 수 있습니다. 오늘 저녁에 퇴근 후 텔레비전을 끄고 가족과 함께 동네 한 바퀴 빠르게 걸어 보시는 것은 어떠실까요?

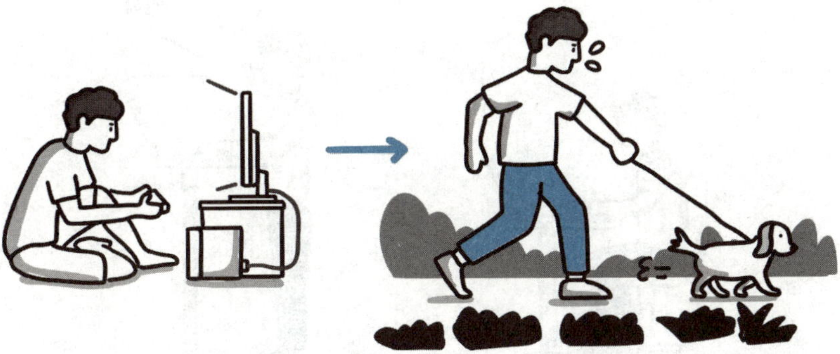

건강상식 HEALTH COMMON SENSE

입식책상은 건강에 도움이 될까?

회사에서도 근로자들의 운동부족이 근로자의 질병 위험도를 높이고 생산성을 떨어뜨릴 수 있다는 것을 인식하면서 서서 일하는 입식책상이 도입하는 경우가 많아지고 있습니다. 그렇다면 이런 입식책상은 근로자들의 건강과 생산성 향상에 도움이 될까요? 최근에 이에 대한 연구가 발표되어 눈길을 끌고 있습니다.

2018년 영국에서 입식책상이 좌식책상에 비하여 업무성과나 근로자의 건강에 도움이 되는지를 비교하였더니 입식책상을 도입하고 나서 근로자가 앉아 있는 시간이 일일 평균 83분 줄었지만 허리근육통 발생 정도는 양 군에서 차이가 없었습니다. 하지만 입식책상을 사용한 경우, 참여도나 성과 정도는 유의하게 높았고 삶의 질도 높아졌습니다. 하지만 근로자의 인지기능, 직업만족도나 병가 발생률은 차이가 없었고 직업피로도는 증가하였습니다.[197]

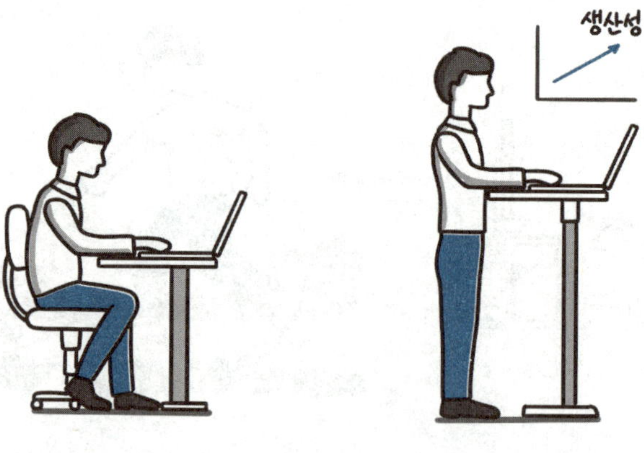

이 연구 하나로 입식책상이 정말로 근로자들의 건강에 도움이 될지 결론을 내리기는 어렵습니다만, 입식책상을 사용하면 생산성 향상에는 도움이 되는 것 같습니다. 하지만 예상과 달리 근로자의 건강에는 크게 도움이 되지 않고 오히려 근로자들이 많은 피로감을 느낄 수 있다는 것은 알 수 있습니다. 만약 근로자들의 건강을 위하여 입식책상을 도입하고 있다면 좀 더 고민하시는 것이 좋겠습니다.

건강상식 HEALTH COMMON SENSE

운동을 하면 근육이 생기는 이유

운동을 하면 왜 근육이 생길까요? 우리의 근육은 강한 부하를 받으면 근육을 생선하는 근섬유의 일부가 손상되어 피로 상태에 빠지면서 일시적으로 근력이 감소합니다. 그러다 36~72시간이 지나면 원래 수준으로 회복되면서, 원래보다 더 강한 근섬유를 생성하기 때문에 과한 운동을 하면 근육이 생성됩니다. 그러나 이후에 아무런 운동을 하지 않으면 근육은 다시 원래 수준으로 돌아갑니다. 회복 기간 동안 다시 근육에 과부하가 걸리면, 즉, 운동량을 늘리면 지속적으로 근섬유를 생성하게 되어 근육량과 근력이 계속해서 증가하게 됩니다.

만약 근육의 회복 시간을 기다리지 않고 지속적으로 과부하를 주게 되면 근육량과 근력이 향상되지 않을 뿐만 아니라 다치기 쉬워질 수 있습니다. 따라서 근력 운동을 할 때 하루는 집중적인 근력 운동을 하고 다음날은 쉬는 것이 근육량을 높이는 데 더 효과적입니다.

건강상식 HEALTH COMMON SENSE

신체활동량-건강 패러독스 (physical activity-health paradox)

신체활동량이 많을수록 건강에 도움이 된다는 것은 잘 알려져 있습니다. 하지만 여기서의 신체활동량은 주로 레저와 관련된 신체활동량과 관련된 것으로 직업과 관련된 신체활동량을 의미하는 것은 아닙니다. 예를 들어 건축, 청소, 돌봄, 농사나 공장 등에서 일하고 있는 근로자들은 근무와 관련된 거의 대부분의 활동이 신체를 움직이는 활동이지만, 이들의 건강 상태는 사무실 근무자들보다 심혈관계질환의 위험이나 사망 위험도가 높습니다. 같은 운동량이라고 하더라도 어떤 종류의 신체활동인지에 따라 건강에 미치는 영향이 다른 것을 '신체활동량-건강 패러독스'라고 합니다.

그렇다면 신체활동량-건강 패러독스가 발생하는 원인은 무엇일까요? 첫째, 레저와 관련된 신체활동은 활동의 강도와 기간을 자발적으로 조절할 수 있습니다. 스스로 짧은 시간 동안 활동하기 때문에 회복 시간을 충분히 확보할 수 있는데다, 혈압을 급격하게 상승시키지 않으면서 심폐건강과 대사를 향상시킬 수 있습니다. 반면에, 일과 관련된 신체활동은 무거운 물건을 들거나 반복적이면서 단조로운 위험한 근무 자세를 포함하고 있고, 이러한 활동들은 장기적으로 근무하는 특성 때문에 충분한 회복 시간을 확보하기 어렵습니다. 그 결과, 심혈관질환의 위험성이 증가할 수 있습니다. 특히 업무의 속도, 일정, 사회적 스트레스 및 주변 환경을 스스로 통제하기 어려운 근로환경은 근로자들의 스트레스 수준을 높이고 피로를 증가시켜 심혈관질환의 위험성을 더 높일 수 있습니다.[198] 둘째, 낮거나 높은 강도의 신체활동을 필요로 하는지에 관계 없이 장기간 동안 지속되는 근로 특성은 심박수를 증가시켜 심혈관질환과 사망 위험을 증가시킬 수 있습니다. 마지막으로, 장시간 동안 고정된 자세로 근무해야 하는 직업은 근무 시간 동안 혈압 상승을 유발할 수 있으며, 이로 인해 사망 위험도가 증가할 수 있습니다.

같은 양의 신체활동이라도 활동의 종류에 따라 몸에 미치는 영향이 다를 수 있다는 사실이 놀랍습니다. 우리의 근로환경을 레저활동처럼 만들 수 있다면 이상적이겠지요. 근로환경을 개선하는 것은 근로에 의한 피로를 줄이고 신체적 부담을 감소시키는 최선의 방법 중 하나입니다. 이 문제에 대해서는 우리와 사회가 함께 노력해야 할 것으로 생각됩니다.

요가는 허리통증을 줄일 수 있을까?

연예인들도 즐겨하는 요가

이효리는 30대와 40대의 중년층에게는 아이돌 그룹 핑클의 맏언니로서, 그리고 신동엽과 함께 노래방 프로그램을 진행한 청춘의 아이콘으로 잘 알려져 있습니다. 또한 20대에게는 '놀면 뭐하니'라는 프로그램에서 '환불원정대'와 '싹3' 프로젝트 그룹의 일원으로 활약하며 쿨한 언니로도 인기를 끌었습니다. 그러나 그녀를 대표하는 또다른 이미지는 바로 요가입니다. 그녀는 제주도에 거주하며, 일어나자마자 매일 아침 4시 반에 기상하여 5시 반에는 요가를 수행한다고 알려져 있습니다. 특히 '서울체크인'이라는 프로그램에서 2021년 MAMA 행사 중, 스우파 리더들과의 합동무대 연습 후에도 가수들과 밤늦게까지 술을 마신 뒤에도 불구하고 오전 5시에 기상하여 2시간 동안 요가를 하는 모습을 공개함으로써 그녀의 요가에 대한 열정과 진심을 엿볼 수 있었습니다.

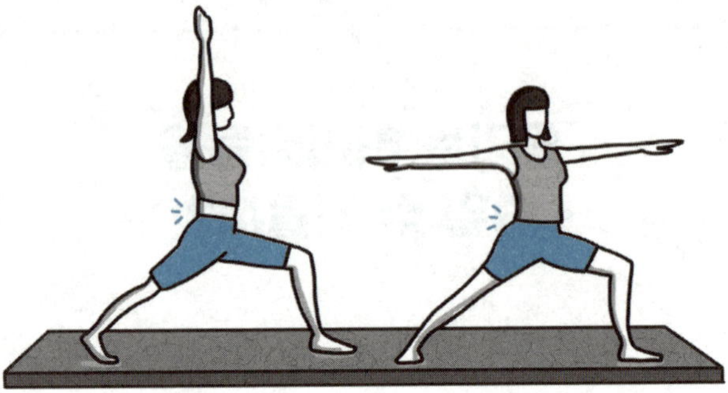

젊을수록 허리가 아프다?

최근 많은 사람들이 요가를 배우고 있습니다. 요가를 배우는 요인은 여러 가지가 있지만 허리통증이 그 원인 중의 하나인 듯합니다. 허리통증은 현대인들에게 매우 익숙한 질환으로 통계에 따르면 허리통증 유병률이 1992년 3.9퍼센트에서 2006년 10.2퍼센트로 점차 높아지고 있고 허리통증으로 진료를 받은 환자수도 2018년에는 198만 명이었다고 합니다.[199] 특히 허리통증으로 진료를 받은 환자들 중 70세 이상 연령층에서는 10~20퍼센트였던 반면, 사회에서 활발한 활동을 하는 20~50대에서는 60퍼센트나 되었다고 합니다.[200, 201] 허리통증에 대하여 단순한 진통제 처방부터 수술치료, 침술치료 등 여러 치료방법들이 소개되고 있지만 그다지 효과적이지 않은 경우가 많습니다.

가장 일반적인 허리통증은 움직일 때 허리에 발생하는 둔하고 쑤시는 듯한 통증입니다. 한 번 발생하면 쉽게 없어지지 않고, 장기간 방치하면 다리나 허리를 조금만 움직여도 심한 통증이 생기고 허리부터 엉덩이 또는 다리까지 저릴 정도로 악화되기도 합니다. 가장 주된 원인으로는 잘못된 자세를 손꼽지만, 외부 충격, 교통사고 등 각종 사고와 함께 나이가 들면서 척추 구조가 점차적으로 변화하기 때문입니다.

허리통증으로 병원을 방문하면 단순 방사선촬영, MRI, CT와 같은 검사를 시행하여 척추에 구조적인 변화가 있는지를 평가하게 됩니다. 하지만 정작 환자는 통증을 호소해도 영상검사에서는 원인이 나오지 않는 경우도 흔합니다. 최근에 발표된 한 연구에 따르면, 명백한 신경학적 장애가 있는 환자를 제외하고 만성 척추통증환자에서 MRI, 근전도를 포함한 모든 검사 결과, 통증 원인이 발견되는 경우는 15퍼센트에 불과하다고 합니다.[202] 이와 반대로 MRI나 기타 영상검사에서는 병이 있는 것처럼 보이지만 환자는 전혀 증상을 느끼지 못하는 경우도 있습니다. 즉, MRI나 CT가 허리통증의 원인을 찾는 데 반드시 도움이 되는 것은 아닙니다.

허리통증의 치료법은 양방병원과 한방병원이 다릅니다. 양방병원에서는 통증조절을 위한 진통제 등 약물치료와 함께 나쁜 생활 습관을 교정하고, 스트레칭과 근력강화 운동을 포함한 운동치료를 시행하거나 흔히 뼈주사로 알려진 신경차단술과 같은 척추중재시술을 시행하기도 합니다. 만약 척추변형이 너무 심하여 배변, 배뇨장애와 같은 합병증이 발생하거나 3~4개월 동안 물리치료나 약물치료가 효과가 없다면, 수술치료를 고려하게 됩니다. 이에 비하여 한방병원에서는 침시술을 많이 사용합니다.

그렇다면 요가는 어떨까요? 요가(yoga, योग)는 힌두어로 '결합' 또는 '억제'란 뜻으로 원래 종교적 영적 수행방법 중의 하나입니다. 또한, 자세, 호흡 기법, 명상 수련 등을 결합하여, 이를 통해 순간순간의 경험을 인식하고 수용함으로써 신체적 불편감과 정신적 어려움을 극복하고 스트레스를 해소하는 고대로부터 내려오는 전통적인 방법입니다. 한국에 요가가 소개되기 시작한 시기는 1980년대 중후반으로, 2000년대 초에는 미국식 다이어트 요가와 같은 형태의 요가가 미디어를 통해 점차 노출되면서 특히 젊은 여성들을 중심으로 인기를 얻기 시작했습니다.

요가는 근육 단련보다 호흡과 스트레칭 그리고 명상을 중심으로 하는 전신운동으로 몸의 균형을 잡고 유연성을 강화하는 데 효과적입니다. 최근에 만성 허리통증에 요가가 효과적인지에 대한 연구 결과가 발표되어 소개하면 다음과 같습니다.

요가와 허리통증에 대한 임상연구

미국에서 허리통증을 가진 성인을 대상으로 인지행동요법, 요가, 명상 같은 심적 충족을 통한 스트레스 해소법을 시행한 군과 물리치료나 약물치료와 같은 일반적인 치료로 나누어 평균 7.3년간 추적관찰하였더니 일반적인 치료군은 44.1퍼센트만이 허리통증이 호전된 반면, 인지행동요법과 요가나 명상 같은 심적 충족을 통한 스트레스 해소법을 받은 환자들의 경우 허리통증 호전이 각각 60.5퍼센트, 57.7퍼센트로 유의하게 증상 호전 비율이 높았습니다. 특히 연구를 시작하고 26주 후에 유의하게 만성 허리통증이 호전된 경우, 일반 치료를 받은 환자들의 비율은 26.5퍼센트였지만, 인지행동요법과 요가, 명상과 같은 심적 충족을 통한 스트레스 해소법을 받은 환자들의 경우 각각 43.6퍼센트로 높았습니다.[203]

미국에서 만성 허리통증을 가진 성인을 대상으로 12개월 동안 요가, 물리치료, 또는 단순히 정보 책자만 전달한 세 가지 군으로 나누어 허리통증으로 인한 진통제 사용률을 비교한 결과, 치료 12주 후 진통제만 사용한 군에 비해 요가와 물리치료를 받은 군에서 진통제 사용 비율이 각각 21퍼센트와 22퍼센트 낮았습니다. 요가와 물리치료 그룹 간에는 허리통증으로 인한 진통제 사용 비율에서 유의미한 차이가 없었습니다.[204]

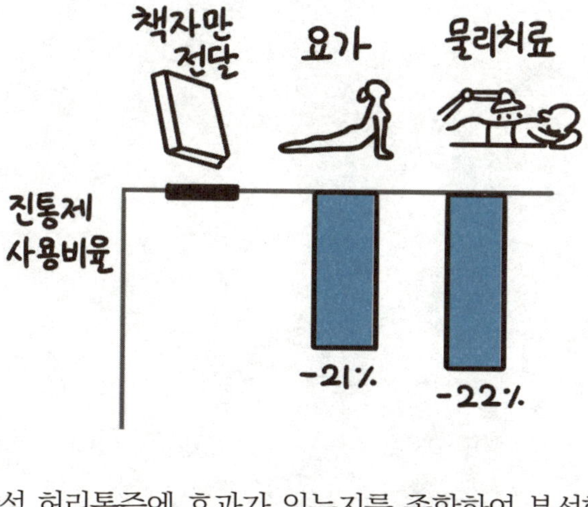

요가가 만성 허리통증에 효과가 있는지를 종합하여 분석한 결과, 요가와 물리치료는 허리기능을 향상시키고 만성 허리통증도 호전시키지만, 운동요법과 요가를 같이 하는 경우 그 효과가 더 좋았습니다.[205, 206]

허리통증에 도움이 되는 요가

위의 연구 결과를 정리하면 요가는 물리치료와 비슷한 정도의 만성 허리통증 호전 효과가 있지만, 이 효과는 임상적으로 약물치료나 수술을 완전히 대체할 정도로 크지는 않다는 것으로 나타났습니다. 따라서 만성적인 허리통증에 시달리는 경우 약물치료 외에 요가나 물리치료와 같은 보조적 방법을 추가하는 것이 증상완화에 도움이 될 것으로 생각됩니다. 하지만 일부의 환자들의 경우 요가의 스트레칭이 오히려 증상을 악화시키는 경우도 있으니[207] 요가를 하다가 증상이 악화된다면 중단하시고 전문가와 상의 후에 지속 여부를 결정하시는 것이 좋겠습니다.

건강상식 HEALTH COMMON SENSE

인지행동요법이란?

최근에 인지행동요법(cognitive behavioral therapy)이 주목을 받고 있습니다. 인지행동요법은 일종의 대화치료로, 정신건강 카운셀러나 정신치료사가 환자들에게 현재의 부정확하고 부정적인 생각을 인식하게 하고, 어려운 상황을 더 효과적이고 명확하게 인식하도록 하는 방법을 통해 어려운 상황에 대처할 수 있도록 돕는 치료 접근법입니다.* 인지행동요법이 주목을 받는 이유는 최근 MRI나 CT와 같은 영상기법이 만성적인 허리통증을 모두 설명해주지 않기도 하거니와 요가나 명상 같은 심리 충족을 통한 스트레스 해소법이 효과가 있다는 연구 결과와 함께 인지행동요법도 여러 만성통증질환에서 효과적이라는 보고들이 나오고 있기 때문입니다.[208, 209] 물론 인지행동요법이 어떻게 치료효과를 내고, 그 작용기전이 무엇인지 아직은 정확히 밝혀지지 않았고, 효과에 대한 근거도 미약하지만 앞으로 만성 허리통증환자들의 통증관리에 주목을 받을 수 있을 것으로 보입니다.

* 인지행동요법은 크게 1. 환자의 삶에서 문제가 되는 상황이나 상태를 확인하고, 2. 이 상태나 상황에 대한 환자의 생각이나 감정, 믿음을 인식하고, 3. 부정적이거나 불확실한 생각을 확인하고, 4. 정신치료사들은 부정적이거나 불확실한 생각을 인식하게 하여 환자들을 북돋아주는 역할을 하게 됩니다.

건강상식 HEALTH COMMON SENSE

필라테스는 혈압을 낮출 수 있는가?

최근 필라테스(pilates)가 여성들에게 많은 인기를 얻고 있습니다. 필라테스는 기존의 다른 운동과 달리 무거운 기구를 사용하지 않고 복부, 허리, 골반기저근, 엉덩이 등 몸의 중심 부분 근력을 강화시키는 데 집중합니다. 필라테스의 기원은 제1차 세계 대전 중 독일인 요제프 필라테스(Joseph H. Pilates)가 병사들의 신체 건강을 위해 개발한 운동 방법으로 시작됩니다. 요제프 필라테스는 영국의 포로 수용소에서 수용되었을 때, 다른 포로들이 운동 부족으로 인해 건강에 문제를 겪는 것을 목격하고, 제한된 공간에서도 침대와 매트리스 등 간단한 기구만으로 자신의 근력을 이용해 몸의 긴장을 풀어주면서 심부근육을 강화시킬 수 있는 운동 방법을 개발하였습니다.*

최근 필라테스가 혈압을 낮추는 효과에 대한 임상연구 결과가 나와 눈길을 끌고 있습니다. 비만이 있으며 혈압이 높은 젊은 여성을 대상으로 12주간 필라테스를 시행한 결과 필라테스를 시행한 사람들의 혈압이 평균

* 필라테스와 요가는 공통적으로 심신단련을 하는 데 고도의 집중력과 함께 땀을 뻘뻘 흘리는 정도의 강도로 운동하지는 않는다는 면에서 일치합니다. 하지만 요가와 필라테스는 다른 점이 더 많습니다. 첫째, 요가는 기본적으로 호흡에 집중하여 감정을 조절하고 긴장된 부위를 내적으로부터 이완시켜 풀어가기 때문에 모든 근육을 동등하게 균형을 맞추어 사용합니다. 이에 비하여 필라테스는 동작을 반복하면서 스트레칭과 근육을 단련하는 방법으로 다양한 기구와 매트, 소도구를 이용하여 심부근육강화에 집중하기 때문에 움직임을 엄격하게 조절하여 복부와 엉덩이는 항상 힘을 주고 있어야 하며 운동 속도와 자세를 신경을 써서 조절해야 합니다. 둘째, 요가는 코로 숨을 들이 마시고 내쉬며 그 과정에서 복부를 부풀렸다가 내뱉는 복식호흡이 주가 되는 반면 필라테스는 코로 숨을 들이마실 때 갈비뼈를 확장하고 내쉴 때 갈비뼈를 조이는 흉식호흡을 활용합니다. 셋째, 요가는 운동을 통해 유연성이 더 좋아지는 반면, 필라테스는 근력강화에 더 유리하다고 할 수 있습니다.

6밀리미터머큐리(mmHg) 낮았고 체지방도 평균 2퍼센트 정도 낮았습니다.[210] 혈압약을 먹고 있는 평균 나이 50세 여성을 대상으로 매트 필라테스를 한 번에 60분, 일주일에 두 번 16주간 시행한 군과 그렇지 않은 군으로 나누어 혈압을 측정한 결과 필라테스를 시행한 군에서 수축기 혈압과 이완기 혈압이 평균 7, 4밀리미터머큐리 감소하였습니다. 운동능력도 필라테스를 시행한 군에서 더 좋았습니다.[211]

물론 두 개의 작은 연구 결과로부터 나온 데이터가 효과가 있는지를 판단하는 데에는 한계가 있습니다. 그러나 규칙적으로 장기간 운동을 하면 혈압이 낮아지는 등 건강에 긍정적인 영향을 미친다는 것은 이전 연구 결과와 일치합니다. 예를 들어, 고혈압 전단계에 있는 젊은 사람들을 대상으로 무산소운동과 유산소운동, 그리고 운동을 하지 않는 사람으로 나누어 운동을 일주일에 3일씩 8주간 시행한 결과, 유산소운동과 무산소운동을 시행한 참가자들은 수축기 혈압이 평균적으로 9.6밀리미터머큐리와 11.9밀리미터머큐리 감소한 것으로 나타났습니다.[212] 고혈압약을 3개 이상 먹고 있는데도 혈압이 140/90밀리미터머큐리 이상인 사람들에게 8~12주간 러닝머신 운동을 시행하게 한 군과 시행하지 않은 군으로 나누어 혈압을 측정한 결과 운동을 한 군은 평균 수축기 혈압과 이완기 혈압이 각각 6, 3밀리미터머큐리 떨어졌습니다.[213] 따라서 저강도의 운동이라도 꾸준히 한다면 건강에 도움이 되는 것은 사실인 것 같습니다.

규칙적인 운동과 함께 식생활도 바꾸는 것도 중요합니다. 운동을 한 후 허기가 진다고 음식을 많이 먹으면 운동을 통한 에너지 소비보다 더 많은 에너지를 섭취하게 되어 오히려 살이 찔 수 있기 때문입니다. 이전 연구에서도 이와 같은 결과를 확인할 수 있습니다. 예를 들어, 대학 신입생 120명을 대상으로 세 그룹으로 나누어 하루에 각각 1만 보, 12,500보,

15,000보를 걷게 한 후 6개월 후 몸무게를 쟀더니, 운동을 많이 한 그룹에서 오히려 평균 체중이 1.5킬로그램 늘어난 것으로 나타났습니다.[214]

규칙적인 필라테스 운동은 건강에 많은 이점을 제공하지만, 운동 후 배가 고프다고 해서 지나치게 많이 먹으면 오히려 체중이 늘 수 있다는 것도 기억하면 좋겠습니다.

나이 들수록 근육량이 감소해도 괜찮을까?

나이가 들수록 감소하는 근육량

영화배우 아놀드 슈워제네거를 아시나요? 오스트리아에서 태어난 그는 처음에는 운동에 크게 흥미가 없었다고 합니다. 하지만 15세부터 보디빌딩을 시작하여 두각을 나타내다가 20세에 미국으로 건너가 세계 최대 규모의 보디빌딩 대회인 미스터 올림피아에서 6년 연속 우승하면서 세계 최고의 보디빌더로 이름을 알리게 됩니다. 당시 팔 굵기 58센티미터, 가슴둘레 148센티미터, 허벅지 둘레 78센티미터, 종아리 굵기 51센티미터로 어마어마하게 발달된 근육을 보여주었습니다. 이 명성을 계기로 할리우드에 입성하였고, '코만도', '프레데터', '토탈리콜' 등 우리에게 잘 알려진 영화에 출연하면서 영화배우로서 입지를 굳혔습니다. 그는 여기서 만족하지 않고 정계에 입문하여 2003년 캘리포니아 주지사에 당선되었습니다. 하지만 주지사로 일하면서 근육을 관리하기는 쉽지 않았나 봅니다. 주지사 당시 그의 사진을 보면 찬란했던 시절의 근육은 다 빠지고

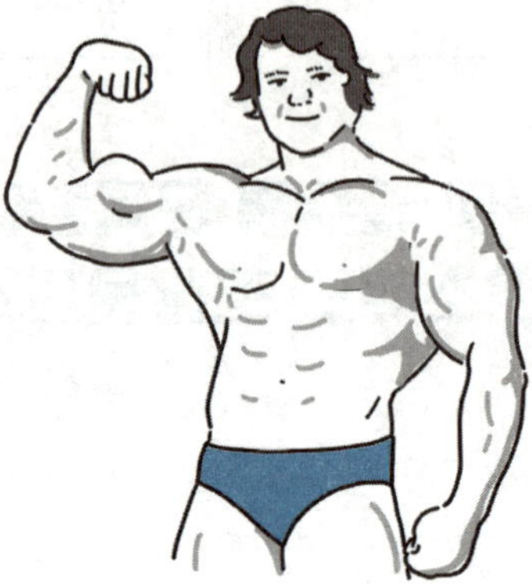

배가 나온 몸매로 바뀌어 있습니다. 그러나 정계 은퇴한 후 다시 운동을 통해 건강한 몸을 회복하였고 다수의 영화에 출연하면서 활발한 노년기를 맞고 있습니다. 최근 신문기사에 따르면 여러 번 심장수술을 받았다고 하여 많은 팬들을 안타깝게 만들었습니다.

사람은 나이가 들면 자연스럽게 배가 불뚝 나오고 팔다리는 얇아지면서 근육량이 감소합니다. 나이가 들면서 근육량이 감소하여도 건강에 큰 문제는 없을까요? 우리 몸을 구성하는 근육에 대하여 알아보도록 하겠습니다.

근육의 역할과 근감소증

우리의 몸에서 근육은 뼈라는 기둥을 잡아 자세를 유지하고, 뼈와 뼈를 이어주는 관절을 안정시키며, 신체를 움직이고 자세를 유지하는 등 매우 중요한 역할을 하고 있습니다. 이 외에도 숨을 쉬거나 체온을 유지하

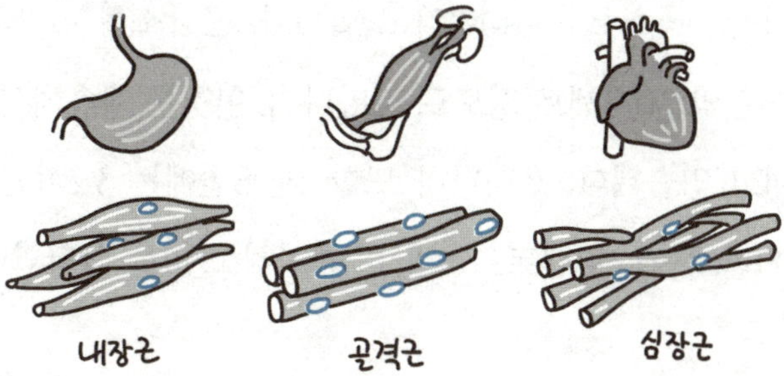

는 데에도 매우 중요한 역할을 합니다.* 근육은 모양과 기능에 따라 내장근(smooth muscle)과 골격근(striate muscle)으로 나눌 수 있습니다. 내장근은 주로 내장과 혈관에 존재하며 자신의 의지와 상관없이 자율적으로 수축과 이완을 하는 특징을 가집니다. 골격근은 골격에 붙어 있으면서 신체운동을 일으키는 근육으로 자신의 의지로 조절할 수 있는 근육입니다. 내장근과 골격근을 현미경으로 보면 모양이 다릅니다. 내장근은 길고 가늘며 미세한 붉은 선과 흰 선이 규칙적인 형태로 교차되는 독특한 모양이 있지만, 골격근은 이러한 무늬가 나타나지 않습니다.

골격근은 20대까지는 꾸준히 늘다가 30대부터 서서히 줄기 시작하여 50세가 넘으면서 매년 1~2퍼센트 정도가 사라지며, 70대에는 절반으로 줄어듭니다. 나이가 들수록 근육의 양과 근력이 감소되는 것을 근감소증(sarcopenia)이라고 하고,** 근육이 소실된 자리가 지방으로 축적되는 것을

* 몸에서 열을 가장 많이 발생시키는 곳이 바로 근육으로 전체 열 생산량의 40퍼센트를 차지한다고 합니다.

** 근감소증을 의미하는 sarcopenia는 근육이라는 뜻의 sarco와 부족, 감소를 의미하는 penia가 합쳐진 말입니다.

근감소형 비만(sarcopenic obesity)이라고 합니다. 근감소형 비만의 전 세계적인 유병률은 약 30퍼센트 정도로 나타나며, 이것은 계속해서 상승하는 추세를 보이고 있습니다. 우리나라 또한 1998년에는 3.2퍼센트였던 유병률이 2009년에 30.7퍼센트로 상당히 증가하고 있는 상황입니다.[215]

근감소증의 원인

나이가 들면 왜 골격근이 줄어들까요? 첫째, 나이가 들면서 치아 손실, 의치, 치근손상 등으로 인해 저작기능이 떨어지고, 위나 장에서 위산 및 소화효소의 분비가 저하됩니다. 이로 인해 단백질이 풍부한 음식인 고기류와 같은 음식을 소화하려면 더 오랜 시간과 에너지가 필요하게 되므로 이러한 음식을 기피하게 되기 때문입니다. 둘째, 나이가 들면 식욕이 떨어져 전체적인 음식물 섭취가 줄어들기 때문입니다. 식욕부진이 생기는 이유는 혀에서 맛을 느끼는 부위인 유두가 감소하여 미각을 잃고, 줄어든 침분비로 인한 구강건조증이 발생하기 때문입니다. 셋째, 나이가 들면서 관절병, 허리통증, 심장병, 폐질환 등 여러 만성질환을 가지고 있는 경우가 많은데, 이러한 만성질환으로 신체활동이 줄어들고 근육 발달을 자극하는 성장호르몬과 남성호르몬인 테스토스테론도 감소하기 때문에 몸의 근육량이 감소하고 근위축이 생깁니다.

근감소증을 진단하기 위해서는 근육량이 얼마나 감소하였는지를 객관적으로 측정할 수 있어야 합니다. 그런데 이것은 쉬운 일이 아닙니다.

예를 들어 장딴지 근육의 둘레를 재는 방법을 생각해 봅시다. 장딴지 근육 감소가 심한 경우에는 눈으로 대충 보더라도 쉽게 진단이 가능하지만 근육 감소가 미미한 경우에는 원래 장딴지가 어느 정도였고 근육량이 어느 정도 감소했는지 확인하기 쉽지 않습니다. 장딴지 굵기가 같더라도 근육이 아니라 몸이 붓거나 피하지방이 많아서인 경우도 있습니다. 굵기만으로 장딴지의 근육량을 평가하기 어려운 것이지요.

그렇다면 임상에서는 근육량을 객관적으로 어떻게 측정할까요? 가장 정확하게 근육량을 측정하는 방법은 몸 전체 MRI를 찍어 영상을 분석하는 것입니다. 하지만 MRI 검사는 워낙 고가이다 보니 많은 사람들이 사용하기 어렵습니다. 그래서 많은 검진센터에서는 흔히 '덱사법'이라고 부르는 이중에너지 방사선흡수법(DEXA, dual energy X-ray absorption)과 인바디를 많이 사용합니다. 덱사법은 방사선을 사용하여 근육량을 측정하는 것으로 MRI 값과 유사하고 방사선 노출이 상대적으로 적으며 검사가 편리하다는 장점이 있지만, 비만환자의 경우 근육량을 과대평가하는 단점도 있습니다.

인바디라고 알려진 생체전기저항 분석법은 손잡이와 발판을 맨손과 맨발로 닿게 접촉시키고 미세전류를 흘려 전기 저항값을 통해 근육과 지방량을 측정하는 방법으로, 작고 비용이 효율적이며 빠르고 손쉽게 근육량도 측정할 수 있다는 장점으로 많이 사용되고 있습니다.[216]

이외에도, 근력을 측정하여 간접적으로 근감소증 여부를 평가할 수 있는 다른 방법으로는 팔짱을 끼고 앉았다가 일어나기를 연속해서 5번 수행하는 것이 있습니다. 이를 15초 이내에 완료하지 못한다면 근감소가

의심됩니다. 또한, 보행 속도를 측정하는 방법도 있습니다.

그렇다면 나이가 들수록 근육량이 감소하는 것은 건강에 어느 정도 영향을 미칠까요? 이에 대한 임상연구 결과가 많이 발표되어 소개하면 다음과 같습니다.

근감소증에 대한 임상연구

미국에서 60세 이상의 남녀를 대상으로 근감소증이 있는 사람과 없는 사람으로 나누어 평균 14.3년 관찰한 결과, 여성의 경우 근감소증이나 근감소증을 포함한 비만을 가진 경우 사망률이 35퍼센트 정도 높았습니다. 하지만 남성의 경우 근감소증이 있더라도 사망률이 높지는 않았습니다.[217] 중국에서 90세 이상의 남녀를 대상으로 근육량과 모든 원인에 의한 사망률과의 관련성을 조사한 결과, 근육량이 낮은 여성의 경우 사망 위험도가 54퍼센트 높았지만 남성의 경우 차이가 없었습니다. 다만, 근육량이 낮은 경우 일상생활 능력과 인지능력이 각각 73퍼센트, 49퍼센트 낮았습니다.[218]

대만에서 60세 이상 연령층을 대상으로 한 연구 결과에 따르면, 팔과 종아리 둘레가 큰 군에 비해 작은 군의 경우, 모든 원인에 의한 사망률이 각각 36퍼센트와 49퍼센트 높았습니다.[219] 또한, 이탈리아에서 내과 병동에 입원한 65세 이상 연령층을 대상으로 한 연구에서는 근감소증이 있는 경우와 없는 경우를 비교한 결과, 근감소증이 있는 경우가 1년 이내 사망률이 유의하게 더 높았습니다.[220]

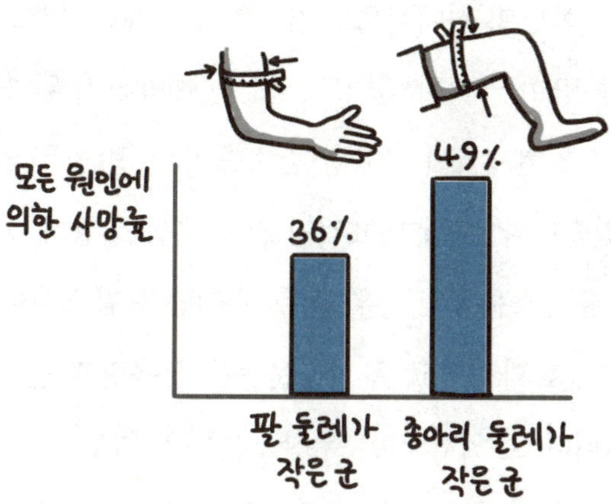

적당한 운동으로 근감소증을 줄이자

노년기에 근육량이 줄어드는 것은 자연적인 현상입니다. 하지만 근육량이 너무 심하게 혹은 빠르게 줄어들면 일상적인 생활수행 능력이 떨어지게 되고 결국은 사망률도 증가하게 됩니다.*

우리나라 보건사회연구원 조사결과에 따르면 85세 이상 노인의 56퍼센트가 일상생활 수행능력이 떨어져 있고, 25퍼센트는 간병인의 도움 없이 식사하기도 어려운 상태라고 합니다. 이러한 주요 원인 중의 하나가

* 어르신들에게 근감소증이 위험한 이유는 무엇일까요? 첫째, 근감소증은 앉기, 걷기, 식사하기와 같은 가장 기초적인 일부터 집안일 하기, 교통수단 이용하기 등의 일상생활 수행 능력을 떨어뜨릴 수 있습니다. 나이가 들면서 발생하는 인지기능 저하와 근감소로 인한 일상적 생활 능력 저하로 타인의 도움이 필요한 상황이 생깁니다. 이로 인해 발생하는 우울증은 사망 위험을 증가시킵니다. 둘째, 근육량 감소는 신체활동 감소로 이어질 수 있으며, 뼈가 약해지면 골다공증이 발생하기 쉬워집니다. 이는 넘어질 때 주요 골절을 일으킬 수 있는 대퇴골 골절이나 팔 골절과 같은 주요 골절의 발생 위험을 높일 수 있습니다. 셋째, 근육은 기초대사량의 약 30퍼센트를 차지하며, 인슐린에 반응하여 혈당을 사용하고 저장하는 역할을 합니다. 근감소증과 신체활동 감소는 에너지 소비를 감소시켜 마른 비만과 내장비만을 유발할 수 있습니다. 또한, 근육의 혈당 흡수와 사용 능력을 떨어뜨려 당뇨를 유발할 수도 있습니다.

바로 필수적인 근육량이 절대적으로 감소하였기 때문이라고 합니다.

그렇다면 근육량이 급격히 줄어드는 것을 예방하기 위하여 어떻게 하는 것이 좋을까요? 현재까지 근육량 감소를 막는 방법은 없지만 줄이거나 늦출 수는 있습니다. 가장 대표적인 것이 운동을 통해 신체활동을 늘리는 것입니다. 유산소운동의 경우 근육 내 지방을 감소시켜 근육의 기능을 향상시키는 데 효과적이고, 무산소운동은 근육량과 근력을 향상시키는 데 효과적입니다. 주의할 것은 무산소운동의 경우 갑자기 하면 다칠 수 있기 때문에 운동량과 횟수를 개인의 능력에 따라 점차적으로 늘려가는 것이 중요합니다.

적절한 운동과 함께 식단에 단백질 섭취를 늘리는 것이 좋습니다. 나이가 들면 고기를 섭취하는 습관이 줄어들기 때문에 이러한 식습관은 단백질 부족을 초래할 수 있습니다. 그러므로 고기 대신 씹기 쉬운 생선 등을 통해 단백질을 섭취하거나 소화를 용이하게 하기 위해 고기를 잘게 잘라 여러 번 섭취하는 것을 권장합니다. 또한, 최근 비타민 D가 건강에 좋다는 이야기가 있지만, 근감소증을 예방하는 데 비타민 D 보충이 어떤 역할을 하는지에 대해서는 아직 명확한 과학적 근거가 없으므로 지나치게 의존하지 않는 것이 좋습니다. 다만, 병원에서 시행한 검사에서 비타민 D 부족으로 나오는 경우에는 드셔도 좋습니다. 테스토스테론이나 성장호르몬과 같은 호르몬 치료도 아직 논란이 있습니다. 만약 이러한 특수치료를 원한다면 해당 전문의와 충분히 상의하시고 나서 결정하시면 좋겠습니다.

건강상식 HEALTH COMMON SENSE

어르신들의 다이어트 효과

젊은이나 중장년층에 비하여 과체중이나 비만인 어르신들의 경우 다이어트가 건강에 도움이 될까요? 최근 어르신들의 다이어트가 효과가 있을지에 대한 연구들을 종합해 분석한 연구를 보면 식이제한 다이어트를 하는 것이 체중감소에 효과가 있다고 보고하였습니다.[221] 하지만 이렇게 어르신들에게 식이를 제한하였을 때 지방제외체중(lean body mass)* 및 골밀도(bone mineral density)도 감소하는 역효과가 나타났습니다. 비만인 어르신들에게 다이어트를 시행하고 평균 11.3년 추적관찰한 다른 연구에서도 골절 위험도가 39퍼센트 증가하였습니다.[222]

따라서 비만이거나 과체중인 어르신들의 경우 식이제한 다이어트는 어느 정도 효과가 있지만 그 부작용도 상당하기 때문에 만약 다이어트를 하고 싶으시면 단순한 식이를 제한하는 다이어트보다는 운동과 같은 생활 습관 개선과 함께 단백질 섭취를 제한하지 않는 다이어트가 좋겠습니다. 또한 다이어트로 인하여 체중이 감소하면 골감소 및 골절 위험도가 증가하기 때문에 칼슘과 비타민 D 보충제를 섭취하시는 것이 좋겠습니다.[223]

* 지방제외체중이란 체중에서 체지방량을 뺀 무게 값을 나타냅니다. 이 값은 인체에서 체지방을 제외한 근육, 단백질, 수분, 뼈 등의 모든 것을 측정한 결과로, 이 값이 감소하면 건강에 부정적인 영향을 미칠 수 있다고 알려져 있습니다.

어르신들의 남성호르몬 보충요법, 효과가 있을까?

세계보건기구는 건강한 어르신을 질병이 없는 상태만이 아니라 안녕한 상태로 기능들을 개발하고 유지하는 것으로 정의하고 있습니다. 그러나 나이가 들면서 신체기능이 감소하는데, 이를 노쇠화(frailty)라고 합니다. 2007년 우리나라에서 조사한 바에 따르면 65세 이상에서 8.3퍼센트가 노쇠상태, 49.5퍼센트가 노쇠전단계에 해당하였고, 85세 이상의 경우 19.9퍼센트가 노쇠상태, 62.4퍼센트가 노쇠전단계에 해당한다고 하였습니다.[224] 노쇠화가 발생하는 주요 원인은 노화와 함께 운동 부족, 영양 섭취 감소, 각종 만성질환, 복용약물, 사회적 고립 등 다양한 요인들이 복합적으로 상호작용하기 때문이며, 이는 낙상, 입원, 골절, 인지 기능 저하 등 다양한 질환에 노출될 위험성을 높이게 됩니다.

노쇠화를 일으키는 데에는 여러 원인들이 알려져 있지만 이 중에서 가장 주목을 받고 있는 것이 바로 남성호르몬인 테스토스테론입니다. 테스토스테론은 고환에서 생성되는 성호르몬으로, 사춘기에는 목소리가 굵어지고 체모와 근육량 및 골격량이 증가하는 등 남성의 2차 성징을 나타내도록 돕고, 성인이 된 후에는 성적 욕구와 발기에 관여합니다. 그러나 테스토스테론 수치는 사춘기가 지나면서 조금씩 감소하며, 이로 인해 근육량과 근력이 감소하고 작은 움직임에도 쉽게 지치며 무기력감, 우울감, 성기능 감소 등과 같은 노쇠화 현상이 나타나게 됩니다.

그렇다면 테스토스테론을 보충하는 것이 나이에 따른 노쇠화를 호전시킬 수 있을까요? 부작용은 없을까요? 최근에 이에 대한 여러 연구들이 나와 소개하면 다음과 같습니다.

운동능력이 저하되고 테스토스테론 수치가 낮은 65세 이상의 어르신을 대상으로 테스토스테론을 함유한 패치를 6개월 동안 처방한 군과 그렇지 않은 군을 비교한 결과, 테스토스테론을 처방한 군에서 근력 증가가 나타났지만 심혈관질환이 5.8배, 피부질환이 4.9배 증가한 것으로 나타났습니다.[225] 미국에서 혈중 테스토스테론 수치가 낮은 65세 이상의 남성을 대상으로 테스토스테론 패치를 사용한 군과 그렇지 않은 군으로 나누어 1년 동안 사용하게 한 후, CT로 관상동맥의 동맥경화반을 측정한 결과, 테스토스테론을 사용한 군에서 유의하게 동맥경화반의 크기가 증가한 것으로 나타났습니다.[226]

미국 보훈병원에서 혈중 테스토스테론 수치가 낮은 평균 63세의 남성환자를 대상으로 테스토스테론 패치 혹은 주사제를 사용한 군과 그렇지 않은 군을 3년 동안 관찰한 결과, 테스토스테론을 사용한 군에서 모든 원인에 의한 사망 위험도, 심근경색, 뇌경색 발생률이 29퍼센트 높았습니다.[227]

요약하면, 노쇠하고 혈중 테스토스테론 수치가 낮은 어르신들에게 테스토스테론을 투여하면 근육량을 증가시키고 지방량을 감소시키지만, 이러한 변화가 실제로 근력이나 신체기능을 개선한다는 확실한 증거는 미약합니다. 반면, 이러한 테스토스테론 투여가 심장혈관 관련 합병증 발생률을 증가시키는 경향이 명확해 보입니다. 따라서 노쇠화를 늦추거나 감소시키기 위하여 남성호르몬 주사를 맞는 일은 신중해야 하며 호르몬 치료를 원하신다면 전문의와 충분한 상담을 하신 후에 결정하시는 것이 좋겠습니다.

시니어를 위한 운동법은 따로 있을까?

KBG84라는 일본 아이돌 그룹을 아시나요?

'아이돌 그룹'이라고 하면 대부분 10대 후반에서 20대 초반의 젊고 예쁜 남녀를 떠올리기 쉽습니다. 그러나 KBG84는 다릅니다. 이 그룹은 일본 오키나와에서 약 40명의 평균 연령이 84세인 할머니들로 구성된 최고령 아이돌 그룹입니다. KBG84의 이름에서 K는 '코하마섬'을, B는 일본어로 할머니를 부르는 '바짱'에서 따온 것이고, G는 '그룹(group)'을 나타내며, 84는 그들의 평균 연령을 나타냅니다. 이 그룹에 들어가려면 80세 이상이어야 하며, 70세 이상인 경우에는 연습생부터 시작해야 한다고 합니다. KBG84는 2015년에 일본 아침 방송에 나오고, 이후 영국 BBC 등에서 소개되며 세계적인 화제가 되었습니다. 또한 한국에서도 인기 예능 프로그램에 출연한 적이 있습니다.

KBG84는 처음에는 오키나와 민요에서 활동을 시작했지만, 유명해지면서 음악 스타일을 변화시켜 최신 댄스 곡을 비롯한 다양한 노래에 맞

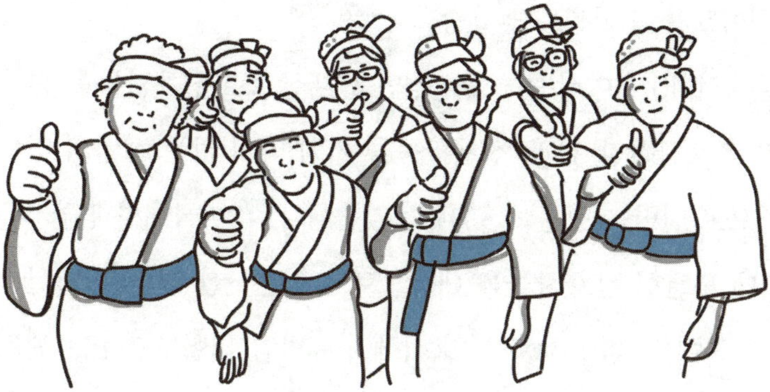

춰 춤을 추는 것으로 변신했습니다. 이로써 도쿄에서 매년 콘서트를 개최하며 많은 팬들의 인기를 얻고 있다고 합니다.

KBG84 그룹의 센터는 2명으로 구성되어 있습니다. 한 명은 97세로 그룹에서 가장 나이가 많은 야마지로 할머니이며, 다른 한 명은 92세인 토미 할머니입니다. 야마지로 할머니가 무대에서 새하얀 틀니를 드러내며 경쾌하게 노래를 부르면, 토미 할머니는 지팡이를 내려놓고 손과 목을 신나게 좌우로 흔들며 춤을 즐긴다고 합니다. 이들은 자신들의 장수의 비결을 "와글와글 떠들고 즐기기"에 있다고 말했습니다.[228]

남녀노소를 가리지 않고 건강을 유지하거나 향상시키기 위해 가장 중요한 것 중의 하나가 바로 신체활동입니다. 이전 연구들에서는 꾸준히 신체활동을 하면 심혈관질환 위험도를 낮추고 관절염도 호전시키는 것으로 보고되고 있습니다. 예를 들어, 미국에서 45~84세 건강한 성인 남성을 대상으로 10년이 지난 후 이들의 상태를 설문지를 통해 조사한 결과, 중등도 이상의 스포츠 활동을 한 군의 경우, 그렇지 않은 군에 비하여

사망 위험도가 23퍼센트 낮았습니다.[229]

일본에서 40세 이상(평균 62세) 성인을 대상으로 신체활동을 평가한 후 10년간 추적관찰한 결과, 신체활동을 거의 하지 않는 성인의 경우 심혈관질환으로 인한 사망률이 5.7배 높았습니다.[230] 미국에서 평균 64.1세의 폐경기에 도달한 간호사들을 대상으로 추적관찰한 결과, 활발한 신체활동을 한 군이 그렇지 않은 군에 비하여 유방암 위험도가 15퍼센트 낮았습니다. 특히 일주일에 5시간 이상 빠르게 걷는 운동을 하는 경우, 그러지 않은 사람들에 비하여 유방암 위험도가 9퍼센트 낮았습니다.[231]

이제까지 성인에게 신체활동이 어떤 영향을 미치는지 연구한 논문들을 종합적으로 분석한 결과, 앉아서 생활을 많이 하면 할수록 모든 원인에 의한 사망 위험도 24퍼센트, 심혈관질환에 의한 사망 위험도 17퍼센트, 심혈관질환 유병률 124퍼센트, 악성종양에 의한 사망 위험도 17퍼센트, 악성종양 유병률이 13퍼센트 증가한 것으로 나타났습니다.[232] 하지만 이런 연구들은 상대적으로 젊은 성인에서 60세를 대상으로 시행한 것입니다. 그렇다면 70대나 80대에도 이러한 운동이 과연 건강에 좋은 효과를 보일까요? 여기서는 시니어들의 운동 효과에 대하여 알아보도록 하겠습니다.

신체활동 가이드라인

미국 보건복지부가 2008년에 제시한 신체활동 가이드라인에서 가장 큰 변화 중 하나는 기존의 신체활동을 새롭게 정의하고 세분화한 것입니다. 신체활동을 신체의 움직임 정도에 따라 기초 활동과 건강증진 신체활동으로 나누었는데, 예를 들어 서 있기, 천천히 걷기, 가벼운 물건을 들어올리기와 같은 일상생활에서의 저강도 활동을 기초 활동으로 정의하였습니다. 이에 비하여 빠르게 걷기, 줄넘기, 춤추기, 역기 운동, 요가, 오르기와 같은 신체활동은 건강증진 신체활동으로 정의하였습니다. 건강증진 신체활동은 신체활동 정도에 따라 비활동, 저강도 활동, 중강도 활동, 고강도 활동으로 나누었습니다. 비활동은 기초 활동외에 건강증진 신체활동이 전혀 없는 경우를 나타내며*, 저강도 활동은 집안에서 서서 침대를 정리하거나 악기를 연주하거나, 당구, 다트, 낚시 등과 같은 신체활동을 의미합니다. 중강도 활동은 유리창이나 차를 닦거나, 바닥을 걸레나 청소기를 이용하여 닦는 등의 일상적인 행위와 함께 빠르게 걷기, 가볍게 또는 빠른 볼륨댄싱, 골프, 탁구, 배드민턴, 윈드서핑 등을 포함합니다. 고강도 활동에는 조깅, 평지 사이클링, 크로스컨트리, 스키, 배구, 수영, 축구, 농구 등이 속합니다.[233]

미국의 신체활동 가이드라인에 따르면 중강도 신체활동을 일주일에 150분 이상 또는 고강도 신체활동을 일주일에 75분 이상 하는 것이 좋다고 합니다. 이러한 활동을 한 번에 30분 이상을 하는 것이 좋지만, 10분 이상 3번으로 나눠서 해도 동일한 효과를 얻을 수 있다고 하였습니

* 논문에서는 건강증진 신체활동에서의 '비활동'을 '기초 활동'으로 정의하고 있습니다.

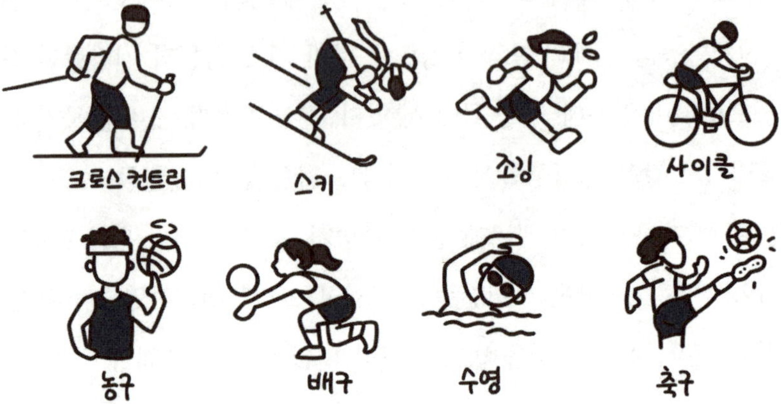

다. 또한 근력운동을 주당 2회 이상 실시할 것을 권고하며, 중강도나 고강도 신체활동을 권고량의 2배 이상 하는 경우 체력 향상과 건강 개선에 큰 도움이 된다고 합니다. 우리나라도 2010년 성인을 위한 신체활동 가이드라인을 발표하였는데 미국의 가이드라인과 거의 유사합니다.

그렇다면 70대 이상 시니어에게도 이러한 기초 활동 외에 건강증진 신체활동이 도움이 될까요? 최근에 이에 대한 많은 연구 결과가 나와 소개하면 다음과 같습니다.

신체활동과 건강에 대한 임상연구

이스라엘에서 70~88세까지의 성인을 대상으로 추적관찰을 한 결과, 70세에 신체활동을 일주일 동안 4시간 이하로 하거나 신체적으로 비활동적인 경우 8년 동안의 사망 위험도는 27.2퍼센트였습니다. 반면, 일주일에 4시간 이상의 신체활동을 하거나, 일주일에 두 번 이상 조깅이나 수영을 하거나, 적어도 하루에 한 시간씩 걷는 등 신체적으로 활동적인 경우 8년 동안의 사망 위험도는 15.2퍼센트였습니다. 또한 78세에서 신체적으로 활동적인 경우 8년 동안의 사망 위험도는 26.1퍼센트인 반면, 그렇지 않은 경우는 40.8퍼센트였습니다. 85세에서 활동적인 경우 3년 동안의 사망 위험도는 6.8퍼센트였지만 그렇지 않은 경우는 24.4퍼센트였습니다.[234]

이탈리아에서 65세 이상의 성인을 대상으로, 하루에 20분 이상 신체활동을 하는 경우를 활동적이라 정의하고 그렇지 않은 경우를 비활동적이라 정의한 연구에서, 활동적인 신체활동을 지속적으로 유지하는 경우와 그렇지 않은 경우를 비교한 결과, 활동적인 경우에는 심장병과 심부전 위험도가 52퍼센트 낮았습니다. 신체활동을 줄이면 이러한 효과도 줄어들었습니다. 또한, 신체활동 시간이 길면 길수록 심장 보호 효과가 더 크게 나타났습니다. 여성의 경우에도 비슷한 경향을 보였으나, 통계적으로는 유의미하지 않았습니다. 다만, 뇌경색 위험도는 신체활동 여부와는 관련이 없었습니다. 또한, 신체활동을 통한 이점은 70대 초반에 가장 크게 나타났으며, 75세 이후에는 효과가 감소하여 80~85세의 경우에는 신체활동을 하더라도 이점이 없었습니다.[235]

위의 연구들을 보면 70세 이상에서 하루에 20분 정도의 적은 운동량이라도 꾸준히 하면 건강에 좋은 것을 알 수 있습니다. 그렇다면 고강도 신체활동을 꾸준히 하는 것도 건강에 좋을까요? 최근 연구 결과를 보면,

고강도 신체활동을 지속적으로 증가시키는 것이 항상 더 좋은 것은 아니며, 적절한 신체활동량을 유지하는 것이 중요하다는 것을 시사합니다. 미국 및 유럽 6개국에서 진행한 연구에서 중등도 및 고강도 신체활동을 1~2시간 하는 경우 심장병 위험도가 31퍼센트, 그보다 2~3배를 더 하는 경우는 27퍼센트 낮았습니다. 그러나 신체활동을 10배 이상 하더라도 3~5배 정도 하는 경우와 거의 차이가 나타나지 않았습니다.[236]

조깅의 효과에 대한 연구에서 하루에 38~96분 운동하는 경우가 심혈관질환에 의한 사망률이 가장 낮았고 그 이상에서는 차이가 없었습니다. 덴마크에서 성인을 대상으로 추적관찰한 결과, 전혀 조깅을 하지 않는 사람에 비하여 일주일에 1~2.4시간 정도 조깅하는 경우 모든 원인에 의한 사망율이 29퍼센트 낮았습니다. 특히 일주일에 2~3일 조깅을 하는 경우 사망 위험도가 68퍼센트 낮았습니다. 오히려 고강도의 조깅을 하는 경우 사망 위험도가 97퍼센트 높았습니다.[237] 미국에서 70세 평균 성인을 평균 3.9년 동안 추적관찰한 결과, 1주일에 5킬로미터의 중등도 운동을 하거나 비슷한 신체활동을 하거나, 어느 정도라도 운동을 하는 경우는 전혀 운동을 하지 않는 경우에 비해 모든 원인에 의한 사망 위험도가 각각 13퍼센트 및 5퍼센트 낮았습니다. 그러나 이보다 더 높은 정도의 신체활동을 하더라도 모든 원인에 의한 사망 위험도는 중등도 운동을 할 때와 큰 차이를 보이지 않았습니다.[238]

특히 이미 심장병이나 뇌혈관질환을 가지고 있는 환자에게 고강도 운동은 오히려 해로울 수 있습니다. 영국에서 혈관질환을 가진 여성을 평균

9년간 추적관찰한 결과, 비활동적인 여성에 비해 중등도 신체활동을 하는 사람은 뇌혈관질환과 정맥혈전증 발생 위험도가 낮았지만 고강도의 신체활동을 하는 경우 심혈관질환, 뇌혈관질환 및 정맥혈전증 위험도가 높았습니다.[239] 또한 심근경색을 겪은 사람들을 10년간 추적 관찰한 결과, 걷기나 조깅을 저강도와 중등도 강도로 시행한 경우 심혈관 관련 사망률이 각각 21퍼센트, 63퍼센트 낮았습니다. 그러나 고강도 운동을 한 경우 심혈관질환 사망 위험도가 2.6배에서 3.2배 증가했습니다.[240] 협심증 환자들을 평균 8년간 추적관찰한 결과, 중등도 강도의 운동을 일주일에 2~4회 시행한 군에 비해 매일 고강도의 운동을 시행한 군이 모든 원인에 의한 사망률이 2.3배 높았습니다.[241]

꾸준한 신체활동이 건강의 비결!

현재까지의 연구 결과를 종합하면 나이가 70세 혹은 75세 이상이라고 하더라도 꾸준한 신체활동은 건강에 긍정적인 영향을 미칩니다. 노년기에도 저강도나 중등도 강도의 신체활동은 건강에 도움이 될 것으로 보입니다. 그러나 고강도 운동의 경우 중등도 강도의 운동에 비해 큰 이점을 보이지 않는 것으로 나타납니다. 특히 심장병을 가진 경우 장시간 고강도 훈련을 하는 것은 몸에 독이 될 수 있습니다.[242] 가볍게 산보하는 것도 몸을 움직이는 것이긴 하지만, 위에서 정의한 신체활동의 관점에서는 기초 신체활동 중 비활동으로 분류되어 효과가 상대적으로 낮다는 점을 주의해야 합니다. 만약 관절염 또는 다른 원인으로 운동을 할 수 없다면 어쩔 수 없지만, 다리가 약간 불편하거나 기운이 없다는 정도의 상태라면, 매주 적어도 3번 이상, 약간 땀이 나게 하는 정도의 운동을 꾸준히 하는 것이 건강에 도움이 됩니다. 그러나 80세 이상의 노년층에서는 무리가 올 수 있으니, 산책과 같은 가벼운 운동을 꾸준히 하는 것이 건강을 유지하는 데 도움이 될 것으로 생각됩니다.

헤딩이 치매를 유발할까?

반지의 제왕을 기억하시나요?

우리나라 축구 역사상 전무후무한 월드컵 4강을 이루어낸 2002년 한일월드컵은 잊지 못할 기억입니다. 수많은 시민들이 광화문 사거리 전광판 앞에서 빨간색 티셔츠를 입은 채 뜨겁게 응원하는 모습이 아직도 기억에 생생하게 남아 있습니다. 히딩크 감독이 취임할 당시 "우리는 세계를 깜짝 놀라게 할 것이다"라며 기세등등하게 말했지만, 프랑스, 체코와의 평가전에서 5:0으로 크게 대패하자 여론은 싸늘해졌습니다. 하지만 그는 일희일비하지 않고 뚝심 있게 자신의 방법으로 밀어붙여 결국 월드컵에서 대한민국 축구대표팀을 성공적으로 이끌었습니다. 월드컵 16강이 확정된 후 만족감에 취해 있던 선수들에게 "나는 아직 배고프다"라는 발언으로 투쟁심을 다시 일깨운 장면은 아직도 회자되고 있습니다.

2002년 월드컵에서 세계를 상대로 역사적인 많은 골이 나왔지만 그중에서도 16강 연장전에서 나온 안정환 선수의 헤딩골은 백미 중의 백미

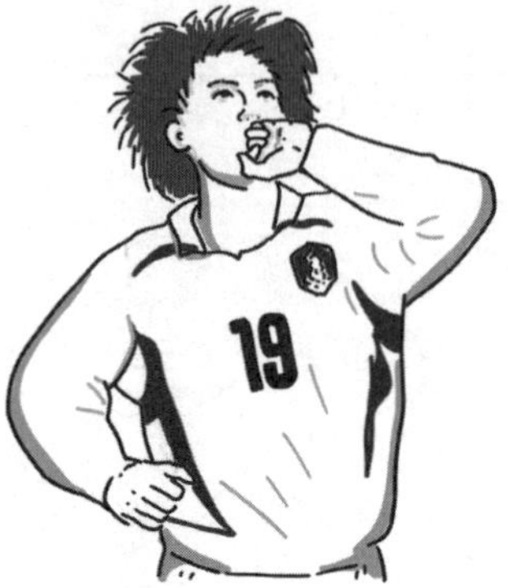

입니다. 홈그라운드의 이점을 가지고 있더라도 월드컵 우승만 3번 차지한 이탈리아를 이기기는 어려울 것이라는 예측이 많았습니다. 예측대로 전반전에 선제골을 먹는 등 어려운 경기를 펼쳤지만 종료 직전, 설기현 선수가 동점골을 만들었고, 연장전 후반에 이영표 선수가 전방으로 띄운 골을 안정환 선수가 멋지게 헤딩골을 성공시키면서 월드컵 8강에 진출할 수 있었습니다. 4만여 명의 붉은 악마가 "대~한민국!!!"을 외칠 때 안정환 선수가 왼손 약지에 끼고 있던 결혼반지에 키스하는 세레모니를 보였습니다. 덕분에 그에게는 평생 '반지의 제왕'이라는 멋진 이름이 따라다니게 되었지요.

축구에서 헤딩은 공을 컨트롤하거나 슛 또는 패스를 목적으로 머리를 사용하여 공을 다루는 기술을 말하며, 영어로는 '헤더(header)'가 더 정확한 표현이라고 합니다. 헤딩은 일반적으로 머리로 한다고 알고 있지만, 정확히는 이마 정면이나 그 위로 하는 것입니다. 헤딩을 이마가 아닌 머리로 하게 되면 상당한 통증을 느끼고 두려움, 공포심이 생기기 때문이라고 합니다. 축구는 손과 팔을 제외한 모든 신체 부위를 사용할 수 있는데 머리는 신체의 가장 높은 곳에 위치하기 때문에 공중에 있는 공을 다루기에 매우 유용합니다. 다리로 하는 슛은 상대선수의 발과 다리의 방향, 상태를 보고 방향을 어느 정도 예측할 수 있는 반면, 헤딩은 슛의 방향을 예측하기 어렵기 때문에 골키퍼가 막기 어렵다고 합니다.

축구에서 자주 사용되는 기술인 헤딩이 최근 논란의 중심이 되고 있습니다. 이러한 논문이 나오게 된 계기는 제프 애슬과 보비 찰튼이라는 영국 축구계의 두 스타 때문입니다. 제프 애슬은 영국 프로축구 클럽 웨스트 브로미치에서 361경기에 나서며 174골을 넣어 1969~1970년 시즌에 리그 득점왕에 올라 '왕(the King)'이라는 별명을 얻었습니다. 그러나 은퇴 후 54세가 되자 불안증상이 나타나고, 59세에는 자식들마저 알아보지 못하고 스스로 아무것도 할 수 없게 되었습니다. 그의 사망 후 부검 결과, '외상성 뇌병변'으로 진단되었습니다. 마찬가지로 보비 찰튼이라는 영국의 축구스타도 이른 나이부터 치매로 투병하다가 사망하였습니다. 이외에 잉글랜드에서 활약하던 축구선수들 중에서 상당수가 치매로 진단을 받고 투병하다가 세상을 떠났습니다. 최근에는 미국에서 2012년까지 12차례나 올스타에 뽑힌 전직 프로미식축구 수비수가 은퇴한지 3년 만에 자신의 집에서 권총으로 스스로 목숨을 끊은 사건이 있었습니다. 같은 해 12월 현역 미식축구 선수였던 조반 벨처는 여자친구를 권총으로 살해하고 감독과 코치를 찾아가 이야기를 나누다가 권총으로 스스로 목숨을 끊었습니다. 전·현직 미식축구선수들의 이러한 비정상적인 행동이 반복적인 충격에 의한 뇌손상 때문이라고 보도되면서 스포츠로 인한 뇌손상이 주목을 받게 되었습니다. 여기서는 최근에 논란이 되고 있는 축구의 헤딩과 미식축구의 태클에 대하여 이야기해 보도록 하겠습니다.

시속 56킬로미터로 달리는 차와 부딪친다면?

축구를 잘하기 위해서는 저글링, 트래핑, 드리블링, 태클, 키킹 등 여러 기술이 있지만 득점을 얻기 위한 대표적인 기술을 말하라고 하면 바로 키킹과 헤딩입니다. 스페인의 '프리메라리가'나 영국의 '프리미어리그'에서 헤딩골이 차지하는 비율은 15~20퍼센트나 된다고 합니다. 헤딩은 상대를 속이거나 높은 위치에서 골을 만들기 위한 매우 좋은 기술이지만 빠르게 오는 공을 이마로 부딪쳐야 됩니다.

미식축구도 마찬가지입니다. 미국에서 가장 인기 있는 스포츠인 미식축구의 결승전이라고 할 수 있는 슈퍼볼은 1억 명이 넘는 사람들이 생방송을 시청할 정도로 인기가 높습니다. 하지만 미식축구 역시 매우 격렬한 스포츠입니다. 수비수들은 반대 진형을 향하여 달려오는 상대편 공격수들의 태클을 자신의 몸으로 막으면서 공을 가지고 있는 쿼터백을 보호합니다.* 수비수들이 받는 충격은 매우 큽니다. 미국의 한 스포츠채널에서 미식축구선수 태클의 파괴력을 실험했는데 93킬로그램의 코너백**이 5미터를 달려 서있는 사람에게 태클을 가했을 때 그 힘의 정도가 시속 56킬로미터로 달리는 자동차가 벽에 직접 충돌했을 때 운전자가 받는 충격과 비슷하다고 합니다. 반대쪽으로부터 달리는 사람과 서로 부딪칠 경우, 그 충격은 13층 높이의 건물에서 떨어뜨린 볼링공을 잡는 것과 비슷

* 센터로부터 공을 받은 후 약속된 작전에 따라 패스하는 사람으로 미식축구에서 가장 핵심적인 포지션입니다.

**상대팀의 공격수인 리시버를 전담하면서 이들에게 패스가 연결되지 못하게 하는 포지션입니다.

한 정도이고, 이보다 덩치가 큰 평균 110킬로그램의 라인배커*와 부딪치는 경우 충격은 4.5미터 높이에서 보호구를 착용한 채 뛰어내리는 것과 비슷하다고 합니다.[243]

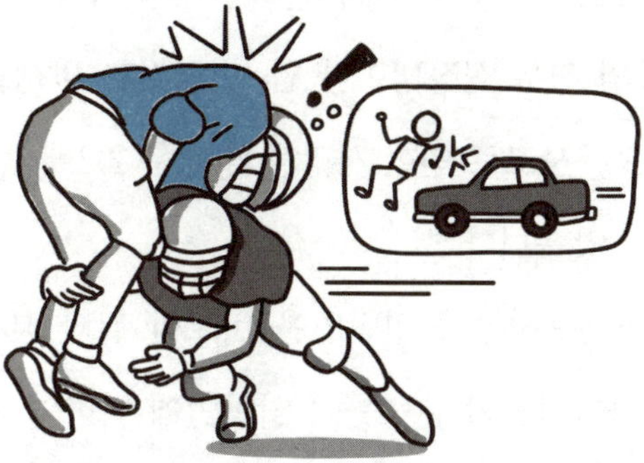

이러한 충격은 우리 몸에 손상을 일으키는데 손상의 증상이 바로 나타나는 경우도 있지만 잠복해 있다가 나이가 든 후 파킨슨병이나 치매 등으로 발병될 수도 있습니다. 그렇다면 스포츠로 인한 반복적인 신체손상, 특히 뇌손상은 선수들에게 어떤 영향을 얼마나 미칠까요? 최근에 이에 대한 임상연구가 많이 발표되어 소개하면 다음과 같습니다.

운동선수들과 치매에 대한 임상연구

스코틀랜드 축구선수들과 일반 사람들의 건강을 비교하여 분석한 결

* 축구로는 미드필더 정도에 해당되며 상대의 공격 형태를 관찰하면서 공격수들을 차단하는 포지션입니다.

과, 전직 축구선수들의 경우 심장병과 폐암의 위험도는 각각 20퍼센트, 47퍼센트 낮았습니다. 하지만 알츠하이머병의 경우 5.0배, 파킨슨병의 경우는 2.1배 높았고 치매와 관련된 약물을 먹는 경우도 4.9배 높았습니다.[244] 이탈리아 프로축구선수들과 일반인의 건강을 비교·분석하였더니 프로축구선수들의 경우 심장병이나 암, 면역질환 발생율은 일반인에 비하여 낮았지만 교통사고로 인한 사망률의 경우 2.2배 높았고 루게릭병의 발생률은 18배 높았습니다.[245]

미국에서 미식축구선수와 일반인을 비교한 결과, 미식축구선수의 루게릭병 및 알츠하이머병의 유병률이 일반인에 비하여 4.3배, 3.8배 높았습니다.[246] 미국에서 프로미식축구선수와 프로야구선수들의 건강을 비교한 결과, 미식축구선수들의 경우 모든 원인에 의한 사망률이 1.2배 높았고, 심장병에 의한 사망률은 2.4배, 뇌신경퇴행성질환에 의한 사망률은 2.9배 높았습니다.[247] 평균 15.1년 정도 미식축구선수로 활동하다가 사망한 사람들의 뇌를 부검한 결과, 87퍼센트의 선수들이 뇌에 만성적 외상성 뇌병변(chronic traumatic encephalopathy)을 가지고 있었습니다. 고등학교에서만 미식축구를 했던 경우는 경도 수준의 병리적 변화를 보였지만, 대학, 세미프로리그, 프로리그까지 경험한 경우를 비교했을 때, 중등도 이상의 뇌 변화를 보인 비율이 각각 56퍼센트, 56퍼센트, 86퍼센트로, 선수생활을 오래할수록 뇌 변화가 증가하는 경향을 보였습니다. 심한 병리적 변화가 관찰되었던 84명 중에서 89퍼센트는 이상행동이나 감정증상을 보였고 95퍼센트는 인지장애, 85퍼센트는 치매증상이 있었습니다.[248]

반복적인 헤딩은 뇌손상의 위험을 부른다

축구선수와 미식축구 선수들은 반복적인 헤딩이나 태클로 인해 뇌손상이 발생할 수 있으며, 이러한 뇌손상이 중년 및 장년기에 치매나 알츠하이머와 같은 뇌질환에 걸릴 가능성을 높일 수 있다는 연구 결과들이 발표되었습니다. 이에 따라 2015년에는 미국축구협회가 10세 이하의 유소년 선수들이 훈련하거나 경기를 할 때 헤딩을 완전히 금지하고, 11~13세 선수들의 헤딩 횟수를 제한하는 등 어린 선수들이 헤딩을 자주 하지 않도록 규정을 변경하였습니다. 2020년 2월 이후, 잉글랜드와 북아일랜드, 스코틀랜드 축구협회는 연령대별 축구 훈련에 대한 새로운 헤딩 가이드라인을 도입했습니다. 이 가이드라인에 따르면 다음과 같은 규정이 적용되었습니다:

- 만 11세 이하의 축구선수들은 훈련 중에 헤딩을 아예 하지 못하도록 했습니다.
- 12세 선수는 한 달에 한 번의 헤딩 훈련을 할 수 있으며, 최대 다섯 번까지 헤딩을 할 수 있습니다.
- 13세 선수는 1주에 한 번 헤딩을 할 수 있지만 최대 다섯 번까지 허용됩니다.
- 14~16세 선수들은 1주에 한 번의 헤딩 훈련과 최대 10번의 헤딩이 가능합니다.
- 17~18세 선수들에 대해서는 경기 중 상황을 고려하여 헤딩 훈련을 줄이도록 권장하였습니다.

또한 선수들이 헤딩을 할 때 사용하는 축구공은 축구 규칙에서 허용하는 가장 낮은 공기압으로 낮추는 것이 권고되었습니다.[249] 이러한 조치는 어린 연령대의 축구선수들을 뇌손상 위험으로부터 보호하고자 하는 노력의 일환으로 이루어진 것으로 보입니다.

미식축구의 경우 전격적으로 선수 5,000여명이 은퇴선언을 하면서 구단을 상대로 소송을 제기하였습니다. 법원은 구단이 은퇴한 미식축구선수들에게 10억 달러의 배상판결을 내렸다고 합니다. 결국 미국 미식축구계는 머리 쪽을 향하는 태클을 금지하고 공을 가지지 않은 선수를 향한 심한 태클도 금하였고, 경기 중에 충돌 후 뇌진탕 증상이 나타나면 다시 경기에 투입되지 못하는 조항도 만들었습니다. 하지만 많은 선수들은 현재의 영광이나 성공을 위하여 태클이나 부딪침으로 인한 뇌진탕 증상이 있어도 이를 숨기고 경기에 뛰는 경우가 많다고 합니다.

물론 이러한 결론에 대한 의견은 다양할 수 있습니다. 어린 연령대의 선수들이 헤딩 훈련을 제한하는 것이 그들의 미래 경기력 향상을 어렵게 만들 수 있다는 주장도 있을 것입니다. 하지만 아무리 기술 습득과 명예가 중요하다고 하더라도 자신의 생명을 담보로 운동을 하게 만들 수는 없다는 지적도 있습니다. 수단을 위해 목적을 희생할 수는 없기 때문입니다. 이러한 직업병(?)은 축구나 미식축구에 한정되지 않습니다. 미국 프로야구선수들을 대상으로 한 연구에서, 포수들의 경우 수비 중에 긴 시간 동안 앉아 있게 되는데, 이로 인해 비뇨생식기 질환으로 인한 사망 위험도가 일반적인 남성과 비교해 2.5배 높다는 결과가 나왔습니다.[250]

헤딩이나 태클이 나중에 치매와 같이 건강에 심각한 영향을 미칠 수 있다는 것은 놀랍습니다. 이러한 사실을 고려한다면 우리들도 일상생활에서 이러한 충격에 노출되지 않도록 노력을 더 해야 될 것으로 생각됩니다. 또한 아이들이나 청소년들은 물론 중장년들이 축구를 즐기는 경우가 많아지고 있습니다. 여가로 축구를 즐기는 것은 권장할만한 일입니다. 하지만 건강을 생각한다면 헤딩은 가급적 피하시면서 즐기는 것이 좋겠습니다.

가난한 사람들이 부자인 사람들보다 뚱뚱할까?

가난과 비만의 관계

흥부와 놀부하면 어떤 이미지가 떠오르시나요? 가난하지만 착한 흥부와 못되지만 부자인 놀부의 대조적인 이미지가 떠오릅니다. 흥부는 마른 몸을 가졌지만 선량하고 성실한 인물로, 놀부는 부자이지만 배가 나온 뚱뚱한 몸을 가졌다는 묘사가 흔히 연상됩니다. 판소리 '흥부전'에 따르면 놀부가 부자인 이유는 부모가 남겨준 전답과 집을 홀로 차지하였기 때문이라고 합니다. 조선시대 초기에 만들어진 '경국대전'에 따르면 자녀들에게 공평하게 재산을 상속하도록 하였지만 조선시대 후기에는 딸보다는 아들, 아들 중에서도 첫째 아들에게 많은 재산을 상속받도록 하였다고 합니다. 이러한 이유로, 흥부전은 조선 후기에 창작되었을 가능성이 높습니다. 흥부전을 다시 살펴보면, 가난한 흥부는 논과 밭에서 김을 매고, 보부상 삯짐을 지고 다니며, 초상집 부고를 알리고, 오래된 집에 토담을 쌓고, 새 집에 땅을 가꾸고, 대장간에서 노동하며, 십리 길 가마를 메는 등 여러 가지 육체노동을 통해 생계를 유지했습니다. 흥부의 삶을 통해 당시 가난하고 땅이 없는 서민들의 힘들고 풍요롭지 않은 삶을 엿볼 수 있습니다.

이 중에서 가장 눈에 띄는 부업은 '매품팔이'입니다. 조선시대에는 형벌의 하나로 곤장을 맞는 것이 있었는데, 곤장을 20대 이상 맞으면 통증과 함께 엉덩이에 피가 고이고, 짧은 시간 동안 많이 맞으면 생명을 잃을 수 있는 위험이 따르는 형벌이었습니다. 그래서 재산이 많은 양반들은 곤장 형벌을 피하기 위해 자기 대신 곤장을 맞을 사람을 고용하곤 했는데, 이것이 바로 '매품팔이'입니다. 흥부전에서 흥부는 '매품팔이'로 30냥을 받았다고 되어있는데 조선후기 기록에 의하면 매품팔이의 시장가는 100대 당 7냥이었다고 합니다. 당시 하루치 임금이 20푼 정도임을 생각하면 7냥이면 한 달 치 임금 정도로 큰 돈이었습니다. 하지만 이렇게 받은 돈

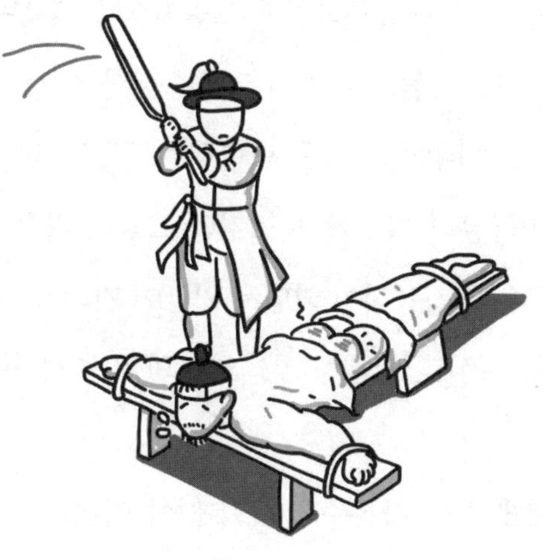

을 다 가질 수 있는 것은 아니었고, 곤장을 치는 형리와 나누었다고 합니다. 만약 나누지 않으면 형리에게 호되게 곤장을 맞을 수도 있기 때문입니다. 그런데 매품팔이로 돈을 벌던 흥부에게 청천벽력과 같은 소식이 들립니다. 나라에 큰 경사가 있어 살인죄를 저지른 죄인을 빼고 다 풀어주라는 사면령이 내렸던 것입니다. 흥부는 매를 맞게 해달라고 사정했지만 결국 매를 맞지 않았고, '매품팔이'라도 해서 돈을 벌겠다고 하는 흥부의 노력은 물거품이 되고 맙니다.

현대사회는 어떠할까요? 현대사회는 분업을 통해 부를 축적했습니다. 근대 경제학의 아버지인 아담 스미스는 국부론에서 못을 만드는 공장의 예를 들면서 분업의 중요성을 강조하였습니다. 분업이 근대 경제의 생산성을 획기적으로 발전시키면서 규모의 경제를 가져왔다는 데 의문을 제기하는 사람은 없을 겁니다. 하지만 분업이 항상 긍정적인 결과를 가져오는 것은 아닙니다. 현대의 기업은 필수적이고 핵심적인 부분에는 정규직 고임금 숙련 근로자를 고용하지만 그렇지 않은 부분에는 임시직 혹은 비정규직 미숙련 근로자들로 대체하고 있습니다. 이로 인해 대체가 불가능하고 핵심적이며 필수적인 일을 담당하는 근로자와 의사나 변호사와 같은 전문직의 임금은 가파르게 오르지만 그렇지 않은 근로자들은 정규직에서 임시직 혹은 비정규직이 되면서 임금이 거의 정체되거나 떨어지고 있습니다. 이러한 현실로 인해서 우리나라의 빈부격차는 더욱 벌어지고 있습니다.

자유시장 경제체제, 즉 자본주의 사회에서는 일정한 빈부격차가 발생하는 것은 일반적으로 수용되는 현실입니다. 시장 경제는 개인의 경제 활동과 노력에 따라 보상을 결정하므로, 성과주의가 철저하게 적용될 경우 노력과 능력에 따라 개인의 경제적 지위가 크게 다를 수 있습니다. 하지만 이렇게 나타나는 빈부격차가 세계적인 경제 위기와 코로나19로 인해 점차적으로 확대되고 있습니다. 문제는 이러한 불평등이 사치품이나 자동차, 부동산에 국한된 것이 아니라 건강문제와 관련하여 나타나게 되는데, 바로 비만과 당뇨입니다. 예전에는 잘사는 사람들이 과체중이거나 비만이 있다고 생각하였습니다. 하지만 최근의 연구를 보면 가난할수록 비만하고 당뇨에 걸릴 가능성이 높다고 합니다. 이 말은 사실일까요? 어떻게 가난한 사람이 더 비만하고 당뇨에 잘 걸릴까요? 여기서는 소득과 비만, 그리고 당뇨 및 고혈압 같은 성인병과의 관계를 살펴보겠습니다.

'가난하다'의 정의

우리 모두 가난한 사람들이 없도록 사회가 노력해야 한다는 당위성에 모두 고개를 끄덕이게 됩니다. 하지만 '가난하다'의 정의가 무엇인지를 물어보면 사람마다 다릅니다. 예를 들어, 어떤 사람은 '가난하다'라는 말을 정말로 돈이 없어 식사로 하루에 한 끼, 두 끼를 건너 뛸 정도를 가난하다고 생각하는 반면, 어떤 사람은 건강하고 문화적인 생활을 하지 못하는 정도의 사람들도 가난하다고 여기기 때문입니다. 《팩트풀니스》의 저자인 한스 로슬링은 가난을 1~4단계로 나누어 설명하였습니다. 1단계는 진흙

구덩이에서 플라스틱 양동이로 물을 퍼오고 스스로 곡식을 키우고 땔감도 주워 와야 하며 매일 거무스름한 죽을 먹고 어떨 때는 그것조차도 먹지 못하여 굶은 채로 사는 상태로, 절대적인 빈곤을 의미합니다. 2단계는 먹을 것을 직접 기르지 않고 돈으로 살 수 있고, 아이들은 학교에 갈 수 있으며, 땔감 대신 가스레인지를 살 수 있고 전기도 들어오는 상태입니다. 3단계는 집에 수도가 설치되고 전기도 안정적으로 공급되고 아이들은 고등학교를 진학할 수 있는 정도입니다. 또한 냉장고를 살 수 있어 음식을 보관하고 요리를 할 수 있으며 오토바이 정도는 살 수 있는 상태입니다. 4단계는 고등학교 이상의 교육을 받고 비행기를 타고 휴가를 떠난 적도 있고, 한 달에 한번 외식을 하고 자동차를 살 수도 있는 상태입니다. 우리나라는 소득 인정액이 중위소득의 30~50퍼센트 이하인 사람을(생계급여인 경우 4인 가족 기준으로 1,424,752원 이하) 기초생활수급자로 지정해서 지원하고 있습니다. 이러한 적용 기준을 보면 우리나라의 경우 아무리 가난하다고 하더라도 2단계나 3단계 정도일 것으로 생각됩니다.

그렇다면 과연 저소득층이 중산층이나 고소득층에 비해 비만과 당뇨, 심장병에 걸릴 위험이 높다는 것은 사실일까요? 최근에 이에 대한 연구 결과들이 많이 발표되어 소개하면 다음과 같습니다.

소득수준과 비만, 고혈압과 당뇨에 대한 임상연구

2014년 보건복지부와 질병관리본부의 자료에 따르면 소득수준 상위

25퍼센트의 비만율에 비하여 하위 25퍼센트의 비만율이 더 높게 나타났고,[251] 국민건강보험공단이 발표한 '2016 비만백서'에 따르면 고도비만 및 초고도 비만율이 저소득층일수록 높게 나타났습니다. 또한 저소득층의 경우 당뇨 유병률도 높았습니다. 2015년 국민건강영양조사 결과에 따르면 소득이 낮은 집단이 높은 계층에 비하여 당뇨발생 위험이 남성은 2.3배, 여성은 1.5배 높았습니다.[252] 2014년 국민건강보험공단이 2002년부터 2013년까지 일반건강검진 빅데이터를 이용해 분석한 결과, 가난할수록 초고도 비만율이 높았습니다. 특히 초고도 비만(BMI 35 이상)의 경우 소득이 적어 의료비를 지원받는 의료급여 수급권자인 사람들의 비율은 1.23퍼센트였으나, 건강보험을 많이 낸 상위 5퍼센트의 사람들 중에서는 0.35퍼센트에 불과했습니다.[253] 2016년 소득과 재산을 반영한 건강보험료 분위와 비만율을 대조해보면 저소득층에 해당하는 1분위의 고도 비만율(BMI 30~35)은 5.12퍼센트인 반면, 고소득층에 속하는 19분위는 3.93퍼센트로 1분위의 고도 비만율이 더 높았습니다.[254]

이러한 경향은 다른 나라에서도 보이고 있습니다. 미국에서 저소득층의 당뇨병 발생률은 19.5퍼센트로 중산층이나 고소득층의 11.9퍼센트에 비해 높았고, 고혈압, 심장병, 심부전, 비만의 경우도 높았습니다.[255, 256] 미국 대학생을 대상으로 음식 섭취와 비만을 조사한 결과, 중산층 이상의 대학생에 비하여 저소득층 대학생의 경우 비만 위험도가 각각 3.1배, 5.1배 높았습니다.[257] 또한 유치원생을 대상으로 조사한 결과, 2006년 유치원 여아의 11.2퍼센트, 남아의 11.8퍼센트가 비만이었는데 소득이 높

을수록 아이들의 체중이 낮았습니다.[258]

유럽 22개국에서 사회경제적 계층에 따른 사망률을 비교한 결과, 교육수준이 낮고 사회경제적으로 낮은 계층일수록 모든 원인에 의한 사망률이 높았습니다. 다만, 그 정도는 나라마다 달라서 남유럽은 차이가 낮은 반면 동유럽이나 발트해 주변국가들은 정도가 높았습니다.[259]

미국에서 시행한 연구에 따르면 상위 20퍼센트 소득 계층에 해당하는 사람들이 그렇지 않은 사람들에 비하여 심부전 및 심장병 위험도가 각각 68퍼센트, 80퍼센트 낮았고, 뇌경색의 위험도도 40퍼센트 낮았습니다. 특히 급성심근경색이나 협심증과 같은 심장병의 발병률이 점차 감소하고 있는데 대다수가 상위 20퍼센트 소득 계층에 해당하는 사람들이었습니다.[260] 미국에서 소득 감소와 심장병 발병률 간의 관계를 조사한 결과, 소득이 50퍼센트 이상 감소한 경우, 소득 변화가 없는 경우에 비해 심뇌혈관질환 위험도가 17퍼센트 증가했습니다. 반면, 소득이 50퍼센트 이상 증가한 경우에는 소득 변화가 없는 경우에 비해 심뇌혈관질환 위험도가 14퍼센트 감소했습니다.[261] 미국에서 23~35세까지의 젊은 사람들의 소득 변화와 심혈관질환 발생률 사이의 관계를 조사한 결과, 소득 감소와 같은 소득 변동성이 큰 경우에는 그렇지 않은 경우보다 심뇌혈관질환의 위험도가 2.0배, 모든 원인에 의한 사망률은 78퍼센트 높았습니다.[262]

사회경제적 격차로 인한 건강문제에 대한 사회적인 논의가 필요하다

2017년 세계은행이 발표한 소득에 따른 건강기대수명을 보면 저소득층은 55.7세인 반면 중산층은 66.6세, 고소득층은 69.4세였습니다.[*],[263] 선진국이나 우리나라에서 저소득층이 비만, 당뇨병, 심장병의 유병률이 높은 이유는 무엇일까요? 첫째, 대다수의 선진국에서 하루에 한두 끼를 거르거나 죽만 먹는 정도로 가난하게 사는 경우는 매우 드물기 때문입니다. 비록 살기에 불편할지라도 전기와 수도가 들어오는 집이 있고 냉장고에 식재료를 보관하며 요리를 해서 먹지만, 원하는 것을 충분히 소비할 수 없는 정도인 2단계에서 3단계 정도의 가난 수준일 것이기 때문입니다. 이들은 돈을 효율적으로 사용해야 하기 때문에 영양적으로는 나쁘지만 싸면서도 에너지량이 높은 음식인 쿠키나 감자칩, 장기간 보관이 가능한 소시지, 스팸 같은 가공육과 함께 콜라나 사이다 등의 탄산음료를 선호하는 경향의 식습관으로 비만이 된다는 것입니다. 둘째, 저소득층 사람들의 경우 음식에 대한 욕망이 매우 커서 한번 먹을 때 많이 먹는 경향이 있다고 합니다. 이러한 습관은 과도한 칼로리 섭취로 이어져 비만해지기 쉽습니다. 예를 들어 한국에서 4~12세의 370명 어린이를 대상으로 조사한 결과 도시 저소득층 아이들의 식사량이 그렇지 않은 아이들보다 많았습니다.[264] 셋째, 저소득층 사람들은 경제적 제약 때문에 운동 시

* 미국의 경우 이 외에도 고혈압, 흡연, 당뇨병, 고지혈증, 대기오염 등이 원인으로 제시되고 있습니다.

설을 이용하거나 문화생활을 즐기는 데 필요한 자원(돈, 시간 등)을 확보하기 어려울 수 있습니다. 이로 인해 덜 활동적인 라이프스타일을 살게 되며, 이는 비만 및 다양한 건강 문제의 위험을 높일 수 있습니다. 넷째, 저소득층 사람들은 사회적 지위가 낮은 경우가 있어서 스트레스 및 사회적 불평등으로 인한 신진대사의 변화가 나타날 수 있습니다. 신진대사가 떨어지는 상태가 음식을 많이 먹는 경향으로 이어져 건강에 위협이 됩니다. 사회적 지위와 신진대사의 변화와의 관계는 동물실험 연구에서도 확인할 수 있습니다. 한 연구에서 리더인 쥐는 그렇지 않은 쥐보다 에너지 소비량이 높고, 리더가 아닌 쥐는 비만인 경우가 많았습니다.[265] 원숭이 관찰연구에서도 리더가 아닌 종속된 원숭이들은 더 많은 음식을 섭취하였습니다.[266] 여성에게 사회적인 스트레스는 음식 섭취를 증가시키는 경향이 있다고 하는 연구 결과도 있습니다.[267] 다섯째, 저소득층 사람들 중에서 수입이 예상치 못하게 감소하는 경우, 더욱 신선한 과일이나 채소보다 가격이 싸고 칼로리가 높은 가공식품이나 패스트푸드를 찾는 경향이 있기 때문입니다. 급격한 수입 감소는 경제적인 스트레스를 유발할 수 있고, 우울증, 불안, 정신 건강 문제로 이어지며 흡연, 폭음, 폭식, 알코올 남용 등 건강에 더 해로운 방향으로 나타나게 됩니다.

많은 사람들이 경제적으로 부유한 사람들이 과체중이거나 비만이 되기 쉽다고 생각하지만, 연구 결과들을 보면 그렇지 않습니다. 특히 갑작스럽게 소득이 감소하면 비만, 당뇨, 심장병에 잘 걸릴 수 있다는 것은 경제사회적 요인도 질병 발생의 주요 원인일 수 있다는 것을 보여주고 있습니다.

그렇다면 사회적 격차에 따른 건강 문제들을 어떻게 해결하는 것이 좋을까요? 문제 해결이 쉽지는 않을 것입니다. 식품 구매에 대한 바우처를 주는 것도 한 방법이지만, 바우처를 준다고 건강한 음식을 사 먹는다는 보장도 없습니다. 일부 선진국처럼 포화지방함량이나 설탕함량이 높은 식품에 세금을 부과하는 설탕세나 비만세를 주장하는 사람들도 있습니다. 그러나 이런 음식들에 세금을 붙일 경우 식품물가 상승 등의 부작용과 함께 저소득층에 오히려 부담으로 되돌아올 가능성이 높습니다. 이제는 사회경제적 격차로 인한 건강 문제를 어떻게 해결해야 할지에 대한 사회적인 논의가 필요한 시점이라고 생각합니다.

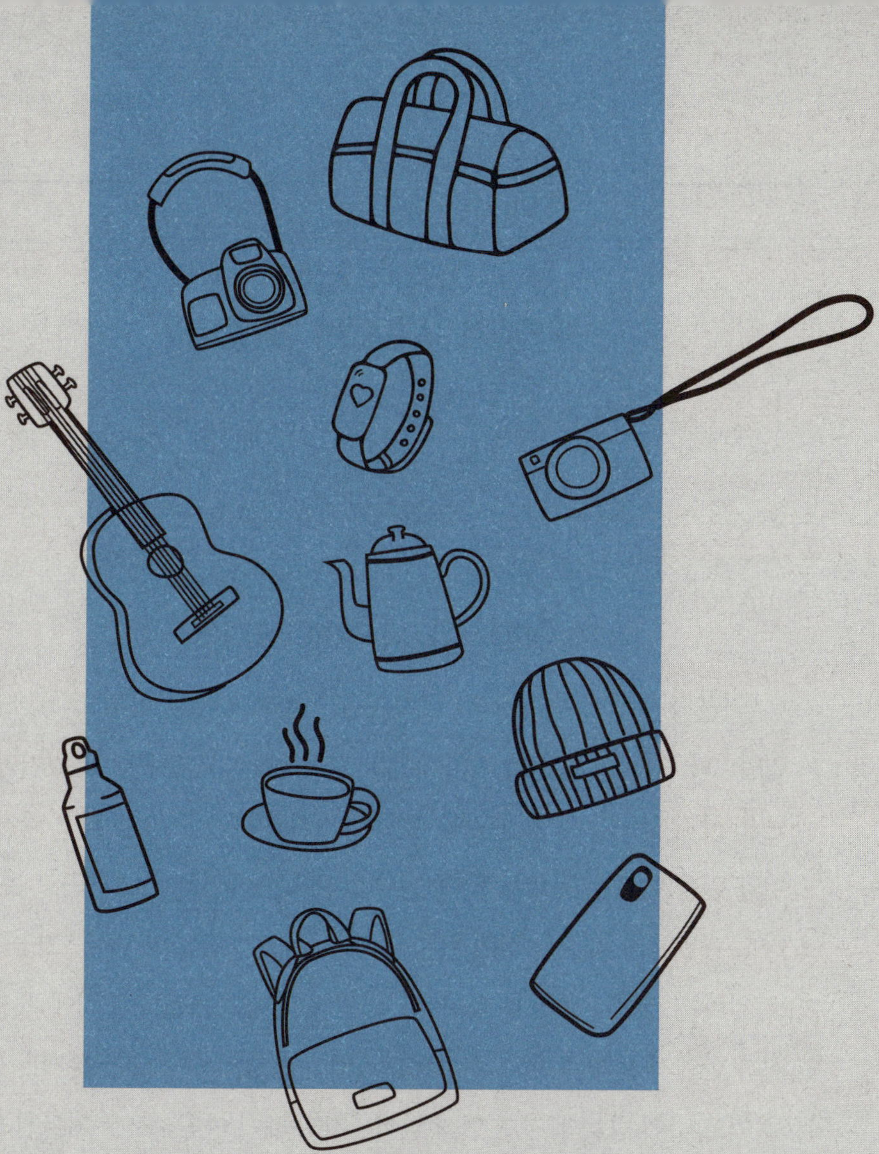

3부

일상과 습관

아침식사를 꼭 챙겨 먹는 게 좋을까?

아침식사, 꼭 먹어야 할까?

"최근 정부에서 주 52시간 근로제를 정하여 시행하고 있으나 꿈같은 일입니다. 정책에 맞추어 회사에서는 칼퇴근하라고 권유하고 있지만 야근을 하지 않고는 주어진 일을 마치기 어려워 퇴근 도장을 찍고 다시 들어와 일을 한다는 동료들도 많습니다. 전에는 야근하면 초과근로수당이라도 나왔는데 지금은 정해진 시간 외에는 줄 수 없다고 하니 그냥 공짜로 일하는 것이나 마찬가지입니다. 이렇게 늦게까지 일하고 집에 가서 야식과 함께 하는 맥주 한 잔은 더할 수 없는 인생의 낙입니다. 문제는 야식을 먹고 나서 밤늦게 자면 일찍 일어나지 못해서 아침식사를 거르기 일쑤입니다. 아랫배도 점점 나오는데, 그렇다고 야근을 안할 수도 없고 야식과 함께 맥주 한잔하는 일이 삶의 낙이다 보니 끊기도 어렵습니다. 어떻게 해야 할까요?"

인터넷 검색을 하다가 우연히 보게 된 사연입니다. 혹시 본인이라고 느껴진 않았나요? 점점 아침식사를 안 하는 사람들이 늘고 있습니다. 2008년 국민건강 영양조사에 따르면 우리나라 사람들 중에서 아침을 먹지 않는 사람들이 21.4퍼센트였으나, 2016년에는 32.8퍼센트까지 늘었습니다. 20대와 30대의 경우 아침식사를 거르는 비율이 각각 55.3퍼센트, 51.2퍼센트로 가장 높았습니다. 아침을 거르는 이유로는 '시간이 없어서'가 가장 많았고, '잠을 더 자고 싶어서', '밥을 차려 먹기 귀찮아서', '안 먹는 것이 속이 더 편해서'의 순으로 나타났습니다.

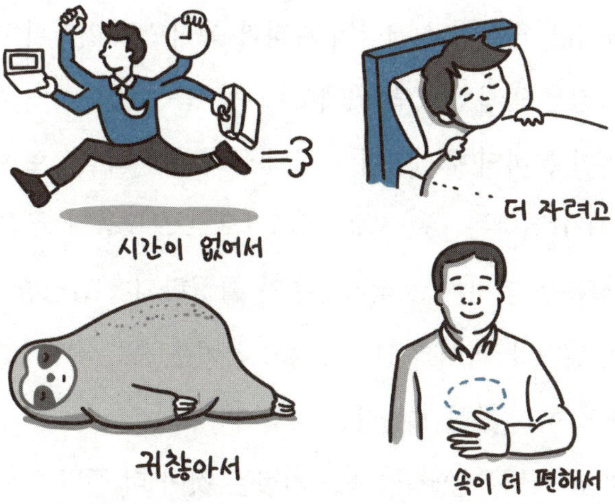

왜 20대와 30대가 아침을 거르는 경우가 많을까요? 개인적으로는 이때가 직장에서 일을 막 배우는 시기면서 동시에 가장 일을 많이 하는 시기라 그만큼 야근이 많기 때문이 아닐까 생각합니다. 이로 인해 야근 다음 날은 늦잠을 자기 쉬우며 아침식사를 거르고 허둥지둥 출근해야 하는 경우가 많습니다. 여성의 경우 아침 일찍 출근하는 문제도 있겠지만 살을 빼기 위해 아침을 거르고 하루 한 끼만 먹는 사람도 있습니다.

하지만 많은 언론과 방송에서는 아침식사를 챙겨 먹는 것이 더 좋다고 합니다. 아침식사를 하면 신진대사를 자극해 신체활동을 깨우는 역할을 하지만, 아침식사를 거르면 신체에서 에너지 사용을 대비한 에너지가 부족해진다는 것입니다. 특히 포도당을 주 에너지원으로 사용하고 있는 두뇌활동이 제대로 이루어지려면 충분한 에너지가 필요한데 아침을 거르게 되면 두뇌활동에 필요한 에너지를 공급받지 못하여 일이나 공부에 집중하기 어렵습니다. 점심이나 저녁에 과식과 폭식으로 이어질 가능성도 높아집니다. 아침을 먹지 않으면 뇌에서는 배고픔으로 인하여 식욕을 촉진하는 호르몬이 분비되어 점심이나 저녁에 과식과 폭식으로 이루어져 결국 건강에 해가 된다는 것이지요. 마지막으로 오랫동안 금식 상태가 되면 뇌에서 식욕을 담당하는 식욕중추가 활성화되어 감정중추도 동시에 영향을 받게 됩니다. 정서가 불안해지고 가벼운 흥분상태가 되어 일이나 공부에 집중을 하지 못하게 된다는 것입니다.

하지만 어떤 사람은 아침식사를 거르는 것이 더 좋다고 합니다. 이들은 아침에 식욕이 없는 것은 몸이 원치 않는 증거로 여깁니다. 또한 아침에 에너지 공급하지 않는 간헐적 단식을 통해 몸에 있는 지방을 분해해 비만을 방지하는 데도 효과적이라는 주장도 합니다.

아침식사는 약 10~12시간의 긴 금식기간이 지나고 이루어지는 식사입니다. 영어로 아침식사를 'breakfast'라고 하는데 '공복(fast)'을 '깨다

(break)'라는 의미입니다. 아침식사 전 공복 상태는 열량 보충이 필요한 상태입니다. 아침식사를 거르게 되면 전날 저녁부터 지속된 긴 공복이 점심식사 때까지 지속됩니다. 또한 다음 끼니인 점심식사와의 시간 간격이 4~5시간 정도로 비교적 좁기 때문에 아침식사 여부는 점심식사에도 많은 영향을 미치게 됩니다. 따라서 아침식사를 먹지 않으면 불필요한 간식을 섭취하거나 점심을 많이 먹게 되고 이로 인하여 저녁식사도 불규칙해질 수 있습니다. 그렇다면 아침식사는 건강에 어떤 영향을 미칠까요? 최근 이에 대한 연구가 많이 나와 소개하면 다음과 같습니다.

아침식사와 건강에 대한 임상연구

미국에서 45~82세의 성인을 대상으로 16년간 관찰한 연구에서 아침을 먹지 않은 남자의 경우 심장병 위험도가 27퍼센트 높았습니다. 특히 밤늦게 야식을 즐기는 사람은 그렇지 않은 사람보다 심장병 위험도가 55퍼센트가 높았습니다.[268] 일본인을 대상으로 아침식사를 얼마나 자주 먹는지와 심장병 및 뇌경색 위험도를 조사한 연구에서 일주일에 2번 이하 아침식사를 하는 사람들은 매일 아침식사를 하는 사람들에 비하여 심장병의 위험도는 14퍼센트, 뇌경색은 18퍼센트 높았습니다.[269] 미국에서 40~75세의 성인을 대상으로 조사한 결과, 매일 아침을 거르는 사람들은 매일 아침을 먹는 사람들에 비하여 심장병으로 인한 사망률이 87퍼센트 높았고, 모든 원인에 의한 사망률은 19퍼센트 높았습니다.[270, *]

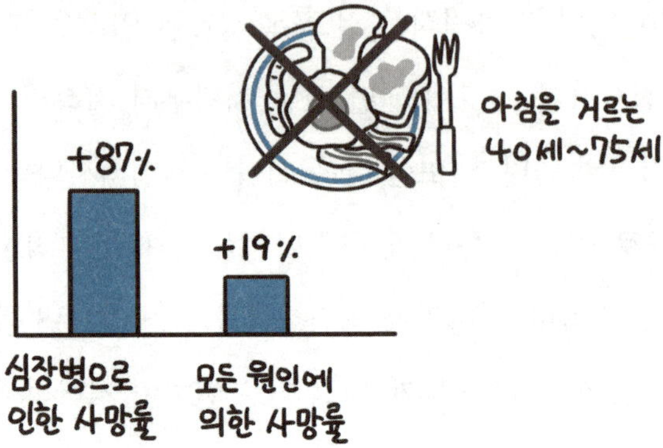

그렇다면, 아침식사가 청소년들에게는 어떤 영향을 미칠까요? 홍콩의 초등학교 4학년을 대상으로 조사한 결과, 아침식사를 먹지 않는 아이들의 경우 아침식사를 하는 아이에 비하여 과체중 위험도는 59퍼센트, 비만 위험도는 2배 더 높았습니다. 또한 정크 푸드에 빠질 가능성이 아침식사를 하는 아이에 비하여 23퍼센트 높았습니다.[271] 호주에서 2~5세 사이의 아동들에게 아침식사를 거르는 것과 비만과의 관련성을 조사하였더니 2~3세의 남아의 경우 아침식사를 거르는 경우 비만일 확률이 2.3배,

* 물론 위의 연구들의 결과를 분석하는 데 주의해야 할 것이 있습니다. 이런 연구들은 인과관계를 분석한 것이 아니라 상관성을 분석한 관찰연구 논문입니다. 즉, 아침식사를 거르는 사람들이 심장병 및 뇌경색 위험도가 높은 것과의 연관성을 보여주는 것으로 아침식사가 질병이나 비만의 원인이라는 인과관계를 보여주는 것은 아닙니다. 만약 아침식사를 거르는 것과 심장병 및 뇌경색 위험도의 인과관계를 증명하려면 아침식사를 규칙적으로 하는 군과 거르는 군으로 나누어 심장병 및 뇌경색이 얼마나 발생하는지 비교하는 전향적 무작위대조군 연구(RCT)가 필요하지만 현재까지 이런 연구가 진행된 바가 없기 때문에 정말로 아침식사를 거르는 사람들에게 심장병과 뇌경색이 많은 것과 관련성이 있을 뿐 아침식사를 거르는 습관이 많은 심장병과 뇌경색의 원인이라고 명확하게 단정을 짓기는 어렵다고 생각하는 것이 합리적입니다. 또한, 아침식사가 몸에 좋다는 결과를 발표한 연구들 중에서 상당수가 관련 식품업체에서 연구비를 받아 시행한 연구들이 많습니다. 연구비를 받아 시행한 경우, 연구가 한 쪽으로 치우쳐 진행되었을 가능성을 완전히 배제할 수는 없을 것입니다.

4~5세 남아의 경우 2.3배 높았습니다. 2~3세 여아의 경우 비만일 확률이 2.2배 높았습니다.[272]

아침식사를 하는 습관을 기르자

아침식사를 거르면 건강에 좋지 않은 이유는 무엇일까요? 첫째, 아침식사를 거르는 사람들이 특징적으로 담배를 피거나, 폭음하거나, 육체적 운동을 잘 하지 않는 경우가 많습니다. 또한 아침을 거르는 사람들은 고혈압, 당뇨, 고지혈증과 함께 비만을 가지는 경우가 많은데 이러한 나쁜 생활 습관이나 질병들은 모두 심장병이나 뇌경색과 같은 중대한 질병의 주요 위험인자로 알려져 있습니다. 하지만 아침을 거르던 사람들이 아침을 먹게 되어도 심장병이나 뇌졸중과 같은 질병 위험이 낮아지지 않는다는 연구들도 많습니다. 이러한 이유로 과학자들은 아침식사를 거르는 습관은 그 습관이 심장병이나 뇌경색의 원인이기보다는 하나의 표지(marker)라고 주장하기도 합니다.

아침식사는 중요하다고 생각합니다. 공복상태에서 깨어나 일을 하려면 에너지가 필요하기 때문입니다. 하지만 먹기 싫다면 억지로 먹을 필요는 없습니다. 아침식사를 먹는 것이 습관이 되었고 소화가 잘 된다면 건강하게 잘 챙겨 먹으면 되고 억지로 노력할 필요까지는 없어 보입니다. 중요한 것은 평소 운동을 규칙적으로 하고 야식을 삼가고 정시에 자고 일어나는 생활 습관을 갖는 것입니다.

다만, 어린이와 청소년의 경우 신체발달과 성장이 이루어지기 때문에 건전한 식생활은 매우 중요합니다. 규칙적인 아침식사는 식후 공복감을 줄여 간식 섭취와 점심시간의 과다한 식사를 방지합니다. 필요한 영양소를 섭취하고 건전한 생활 습관을 형성하여 비만을 예방하고 만성질환의 발생을 줄일 수 있으므로 아침식사를 꾸준히 하는 습관을 가지는 것이 좋겠습니다.[273]

습관적으로 손가락을 꺾어도 괜찮을까?

손가락을 꺾으면 왜 소리가 날까?

뚝, 뚜둑, 뚜두둑. 손가락 관절을 꺾거나 잡아당기면 나는 소리입니다. 아프지는 않으면서 콜라병 딸 때 나는 소리와 비슷해서 신기한 마음에 어릴 땐 곧잘 친구들과 같이 손가락 관절을 꺾기도 했습니다. 손가락 관절이 상한다고 부모님은 말리셨지만 재미 삼아서 하곤 했지요. 어른이 된 후에도 일부 사람들은 습관적으로 손가락을 꺾는 경우가 있습니다. 우두둑 소리가 날 정도로 꺾어도 손가락 관절에는 무리가 없을까요?

손가락 꺾기를 하면 소리가 나는 이유에 대해서는 아직도 논란입니다.[274, 275] 우선 손가락 관절 사이에는 미끄러운 물질인 활액이 가득 차 있는데, 손가락을 꺾을 때 힘이 가해지면 관절의 뼈들이 순간적으로 벌어지면서 활액에는 급속히 빈 공간(버블)이 생기고 이렇게 빈 공간은 활액에서 나온 기체로 채워집니다.

2015년 캐나다의 한 연구진은 관절을 꺾기 전후에 관절 내부에서 일

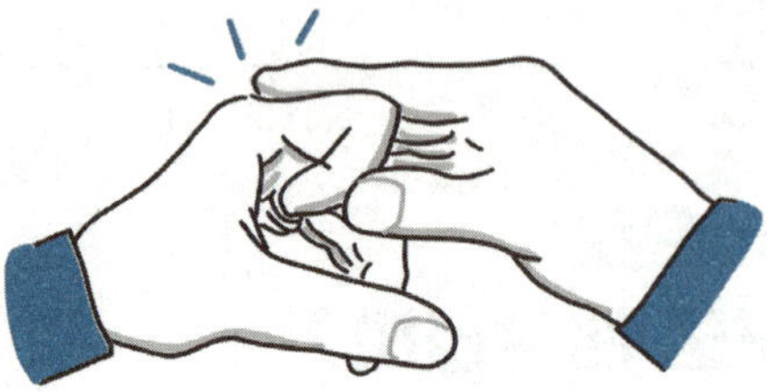

어나는 변화를 MRI로 촬영한 결과, 관절 부위가 어느 순간 분리될 때 급속히 빈 공간이 생기면서 소리가 나는 것으로 주장하였습니다.[276] 프랑스의 한 연구진은 손가락 관절 꺾기와 소리 생성 과정을 수학적 모형의 컴퓨터 시뮬레이션을 개발하고 그 시뮬레이션에서 얻은 음향과 실제 실험에서 얻은 음향을 비교 연구한 결과, 순간적으로 생성된 버블이 부분적으로 붕괴하면서 소리가 난다고 주장하였습니다.[277] 손가락 관절을 꺾을 때 소리가 언제 발생하는지 규명되기 어려운 이유는 환자 치료에 실제적인 문제가 되는 것이 아니라서 호기심이 발동한 소수의 연구자들을 중심으로만 이루어지고, 손가락 관절의 소리 현상은 관절 안에서 매우 짧은 시간에 일어나는 편이라 언제 소리가 발생하는지 측정하기 매우 힘들기 때문이기도 합니다.

그렇다면 습관적인 손가락 관절 꺾기가 관절에 나쁜 영향을 미치지는 않을까요? 최근에 이에 대한 연구들이 발표되어 소개하면 다음과 같습니다.

손가락 관절 꺾기와 퇴행성관절염에 대한 임상연구

미국에서 45세 이상 성인(평균 63세)을 대상으로 평균 35년 동안 습관적으로 손가락 꺾기를 하였던 사람 74명과 그렇지 않은 사람들의 퇴행성관절염이나 근육 혹은 신경병증, 염증성질환, 악성종양 여부를 조사한 단면연구[278]에서 퇴행성관절염 발생률은 차이가 없었지만 관절 팽윤(swelling)은 손가락 꺾기를 한 사람들이 더 많이 나타났습니다. 또한 손가락 꺾기를 한 사람들의 손의 악력은 하지 않는 사람들에 비하여 약하였습니다. 미국에서 50~89세까지의 퇴행성관절염으로 방사선 촬영에 참여한 215명의 사람들과 유사한 인구학적 특성을 가진 퇴행성관절염이 없고 방사선 촬영을 한 사람들을 후향적으로 분석한 결과, 손가락 꺾기를 한 사람과 그렇지 않은 사람들 사이에 퇴행성관절염 발생률은 차이가 없었습니다. 특히 손가락 꺾기를 얼마나 어느 정도 한 것과 퇴행성관절염 발생과는 차이가 없었습니다.[279] 하루에 5번 이상 손가락 꺾기를 하는 19~27세 성인과 인구학적으로 유사한 사람들을 대상으로 이들의 관절을 초음파로 비교한 결과, 손가락 꺾기를 자주한 사람들과 그렇지 않은 사람들과 손의 악력은 차이가 나지 않았지만 손가락 꺾기를 자주하는 사람들의 경우 손가락 중수뼈 연골 두께가 더 두꺼웠습니다.[280]

일부러 손가락 꺾기를 할 필요는 없다

결론적으로, 현재까지 손가락 꺾기가 문제가 되지 않는지에 대한 임상연구는 거의 되어 있지 않다고 해도 과언이 아닙니다. 이제까지의 작은 연구 결과를 종합하면 손가락 꺾기를 자주한다고 퇴행성관절염이 생길 가능성이 높아 보이지는 않습니다. 하지만 관절에 무리를 주거나 손상을 입힐 가능성은 충분히 있습니다. 외국에서는 손가락 꺾기를 하다가 관절이 탈골되고, 인대가 손상을 입은 사례가 보고된 일이 있습니다.[281] 손가락 꺾기를 일부러 할 필요는 없고 이런 습관이 있다면 고쳐 나가는 것이 좋을 것 같습니다. 다만, 엄지손가락이나 고관절, 무릎관절을 돌리거나 움직일 때 손가락 꺾기와 유사한 소리가 나는 경우는 해당 전문의와 상담하시는 것이 필요합니다.

매일 물 마시는 습관을 들이는 게 좋을까?

물을 많이 마시면 좋을까?

나른한 일요일 오후 2시. 특별한 일이 없으면 아이들을 차에 태우고 경기도 하남에 있는 스타필드에 갑니다. 드라이빙은 집에서 짜증을 부리던 아이들을 순한 양처럼 재울 수 있는 기적의 방법일 뿐만 아니라, 스타필드와 같은 대형 마트에서 장을 보는 일은 가족 식사를 저렴하게 대량으로 준비하는 데도 유용한 방법 중 하나입니다. 게다가 전국적으로 유명한 맛집도 모여 있으니, 일과 육아를 병행하는 아내가 주말 저녁 식사를 준비하는 부담도 덜어줄 수 있어 일석삼조라고 할 수 있습니다.

운전을 할 때면 언제나 라디오를 듣는데 EBS를 자주 듣다가 언젠가부터 SBS로 바꿨습니다. SBS가 EBS와 다른 점은 광고입니다. EBS는 광고가 없지만 SBS는 방송 중간 중간에 광고가 나옵니다. 흥미로운 것은 상업광고들 사이에 공익광고도 한다는 점인데, 〈물은 생명이다〉라는 라디오 캠페인을 들은 적이 있습니다. 내용은 들을 때마다 달랐습니다. 물을 충분히 마시지 않으면 피부가 거칠어지고 노화가 빨라지는 반면, 물을 잘 마시면 세포의 노화도 방지하고 촉촉하게 빛나는 물광 피부가 된다고 합니다. 또한 수분을 충분히 섭취해 호흡기 점막을 촉촉하게 유지하면 미세먼지 침투를 막을 수 있다고도 합니다. 가장 흥미로웠던 것은 하루에 물을 2리터 이상 마시는 것이 건강에 좋다는 내용이었습니다. 공익광고 내용처럼 음식 외에 물을 2리터 추가로 마시는 것이 정말로 건강에 좋을까요? 여기서는 물 섭취에 대해서 이야기해 보도록 하겠습니다.

물의 소중함은 아무리 강조해도 지나치지 않다

우리는 매일 물을 먹고 마시고 쓰고 있습니다. 물은 모든 생명들이 살기 위해 반드시 필요한 성분입니다만, 정작 우리는 물의 소중함을 잊고 있는지도 모릅니다. 우리나라에서 1인당 하루에 쓰는 물의 양은 335리터

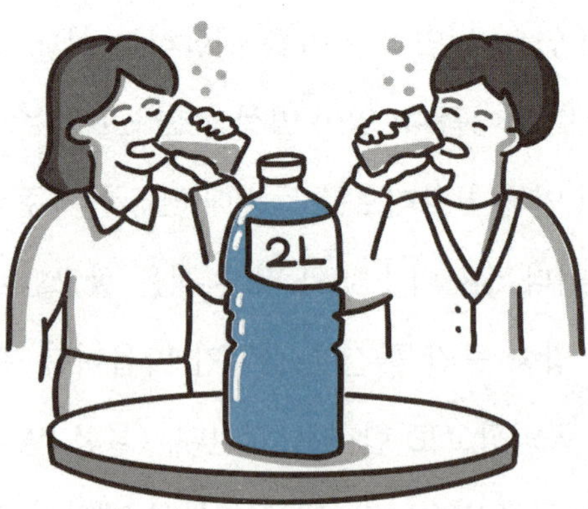

로 UN에서 권고하고 있는 물소비량인 20리터보다 많은 물을 사용하고 있습니다. 이렇게까지 물을 많이 쓰냐고요? 설거지를 할 때 싱크대에서 그릇을 씻기 위해 틀어 놓은 수돗물의 양이 1분에 6리터 정도이고 양변기를 한 번 내릴 때 사용되는 물의 양은 13리터 정도입니다. 여기에 매일 세수하고 머리 감고, 손을 씻고 샤워까지 하니 생각보다 엄청난 양의 물을 사용하는 것이 사실입니다.

이렇게 우리가 아낌없이 펑펑 쓰고 있는 물은 모든 생명체가 살아가기 위하여 반드시 필요한 물질입니다. 우리는 음식을 먹지 않고 3개월을 살 수 있지만 물을 먹지 않고는 2~3일밖에 못 버팁니다.

우리 몸에서 물은 체온을 조절하고, 혈압을 유지하고, 산소나 영양소를 운반하는 등 거의 모든 대사 및 생리작용에 중요한 매개체로서 중요한 역할을 하고 있습니다. 또한 대사과정에 생긴 각종 노폐물이나 음식과 함께 섭취한 불필요한 성분들을 소변으로 배설하고, 눈물, 콧물, 침과 같은 각종 분비물이 되어 몸을 보호합니다. 체온이 오를 때 땀으로 체온을 유지하기도 합니다.

특히 물은 세포와 혈액의 삼투현상에 매우 중요한 역할을 합니다. 우리 몸의 세포들은 세포막이라는 반투과성 막으로 구성되어 있는데 물은 농도가 높은 곳에서 낮은 곳으로 세포막을 자유롭게 통과가 가능하지만, 포도당이나 염분과 같이 분자 크기가 큰 다른 용질들은 통과가 되지 않습니다. 이러한 이유로 배추를 소금에 절이면 소금으로 인하여 배추 밖의 염분 농도가 높아져 배추 안에 있던 물이 빠져나와 탱탱하던 배추가 쭈글쭈글하게 되는 것입니다. 수영장이나 뜨거운 탕에서 오랫동안 몸을 녹이다가 밖으로 나오면, 손가락이 쭈글쭈글하게 변하는 경우가 있습니다. 이 현상은 수영장 물이나 뜨거운 물에 노출된 손가락 피부의 표면에서 물이 흡수되어 팽창하고, 그 결과 손가락에 주름이 생기는 현상입니다. 이러한 현상은 피부 표면에 물이 흡수되는 삼투압 현상에 기인합니다.

삼투압 효과로 인하여 우리 몸의 수분 농도가 적정수준으로 유지되지 않으면 건강에 악영향을 미치게 됩니다. 우리 몸에 아무것도 포함되지 않은 깨끗한 증류수를 혈관에 주입하면 어떤 현상이 벌어질까요? 아주 깨끗하고 다른 물질이 전혀 섞이지 않은 저농도 증류수의 수분이 혈액 속의 적혈구로 흡수되면, 적혈구가 부풀어 오르다가 터지는 소위 용혈(溶血) 현상이 발생할 수 있습니다. 반면에 과도한 염분이 함유된 수액을 주입하면, 적혈구에서 수분이 혈액에서 빠져나가게 되어 적혈구가 수축하며 활동을 멈추게 됩니다. 이러한 이유로 병원에서 사용되는 흔히 사용되는 생리식염수(normal saline)의 농도는 0.9퍼센트로 일반적인 혈액과 거의 유사합니다.[*, 282]

이렇게 중요한 수분은 자신의 역할이 끝나면 몸 밖으로 배출되는데 하루에 배출되는 수분의 양은 대략 2.6리터로, 1.6리터 정도는 대소변으

* 염장이나 소금으로 절임을 하면 미생물이 죽지는 않지만 생육이 저지되는 효과가 나타나는데 이 현상을 이용해서 음식을 오랫동안 보관할 수 있습니다. 예를 들어 부패를 막는 소금의 최소농도는 약 5퍼센트 정도이고 간장, 된장, 젓갈과 같이 장기저장을 하는 경우엔 염분농도를 20퍼센트 이상으로 유지한다고 합니다. 잼이나 정과가 잘 상하지 않는 것은 우리가 흔히 쓰는 염분 대신 당분으로 삼투압을 높이는 것으로 대개 30퍼센트 이상의 농도를 유지하는 것이 부패를 막는 최저 농도라고 합니다.

로, 0.6리터는 땀으로, 0.4리터는 호흡을 통해서 배출됩니다. 따라서 사람은 매일 배출되는 정도의 수분만큼 새로 보충해야 합니다. 세계보건기구에 따르면 한 사람이 생존을 위해서 하루에 필요한 물의 양은 1.5~2리터 정도라고 합니다.

그런데 물을 너무 마시지 않아도 문제가 되지만 너무 많이 마셔도 문제가 됩니다. 물을 많이 마시면 혈액 속의 전해질 균형이 흔들려 몸이 붓거나 어지럼증, 허약감 등의 부작용이 나타날 수 있습니다. 또한 위장에 수분이 너무 많으면 소화를 못 시켜 탈이 나기도 합니다.[283]

많은 대중매체에서 하루에 물을 2리터 정도 따로 마시는 것이 좋다고 합니다. 하루에 2리터보다 더 마셔야 한다는 사람들도 있습니다. 과연 근거가 있는 이야기일까요? 최근 이에 대한 임상연구들이 발표되어 소개하자면 다음과 같습니다.

물 섭취에 대한 임상연구

미국에서 38~100세(평균나이 여성 59.2세, 남성 57.6세)인 건강한 성인을 대상으로 하루에 5컵 (한 컵은 250밀리리터) 이상의 물을 섭취한 군과 하루에 2컵 이하의 물을 섭취한 군으로 나누어 평균 6년간 추적관찰을 하였더니 물을 하루에 5컵 이상 섭취한 군의 남성과 여성에서 심장병 발생률이 각각 54퍼센트, 41퍼센트 낮았습니다.[284] 하지만 최근 연구들은 다른 결과를 보였습니다. 미국에서 25세 이상 성인을 대상으로 평균 11.4년 동안 추적관찰한 결과, 음식물을 포함한 물 섭취량이 하루에 남성은 4.4리터, 여성은 3.6리터 이상인 그룹과 남성은 2.5리터, 여성은 2.0리터 이하인 그룹으로 나누어서 모든 원인에 의한 사망률을 비교한 결과, 두 그룹 간에는 차이가 없었습니다.

또한 섭취하는 물의 종류를 맹물, 음료수, 음식 속에 있는 물로 나누어 사망률을 비교해보았으나 차이가 없었습니다.[285]

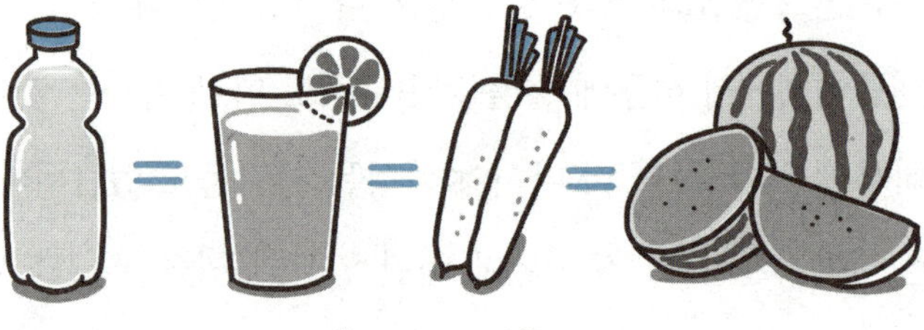

호주에서 49세 이상의 평균 70.3세인 성인남녀를 대상으로 평균 13.1년 동안 하루 물의 총 섭취량을 3리터 이상과 2~3리터, 2리터 이하인 그룹으로 나누어 사망률을 비교하였더니 모든 원인에 의한 사망률과 심장병으로 인한 사망률에 차이가 없었습니다.[286] 미국에서는 평균 66.6세인 성인 남녀를 대상으로 하루에 음식에 포함된 물을 3.5리터 이상 마시는 사람과 2.1리터 이하로 마시는 사람들로 나눈 후 평균 15.4년 동안 추적관찰한 결과, 모든 원인에 의한 사망률에는 차이가 없었습니다. 다만, 만성신장병을 가진 사람들의 경우 하루에 3.5리터 이상의 물을 마시는 사

람이 하루에 2.1리터 이하의 물을 마시는 사람보다 모든 원인에 의한 사망 위험도가 26퍼센트 낮았습니다.[287]

호주에서 75세 이상의 여성을 대상으로 10년 동안 추적관찰한 결과, 총 물 섭취량과 모든 원인에 의한 사망이나 심장병과 뇌혈관질환 발생률과 관련이 없었습니다.[288] 네덜란드에서 55~69세 건강한 사람들을 대상으로 10년 동안 추적관찰을 한 결과, 물 섭취량 정도와 모든 원인에 의한 사망 및 심장병 발생률에서 차이가 없었습니다.[289] 뇌경색을 앓았던 환자들을 대상으로 하루에 물 2리터 이상을 마시는 사람들과 2리터 이하로 마시는 사람들로 나누어 평균 17개월 추적관찰한 결과, 2리터 이상 마시는 군의 뇌경색 재발율, 급성심근경색, 모든 원인에 의한 사망률이 2리터 이하의 물을 마시는 사람들에 비하여 유의미하게 낮았습니다.[290]

하루에 물 2리터는 꼭 마시지 않아도 된다

물을 하루에 2리터 이상 마셔야 좋다는 가설이 언제 시작되었는지는 알 수 없습니다만, 1945년 미국 식품영양위원회는 1킬로칼로리당 1밀리리터의 물을 마셔야 한다는 보고서를 발표했습니다. 성인의 하루 권장열량이 2,000~2,500킬로칼로리인 것을 고려한다면 하루에 2리터 정도의 물을 마셔야 한다는 것입니다. 물 섭취에 관한 초기 연구에서 물을 하루에 2리터 이상 마시는 사람들의 심장병 발생률이 낮았다는 결과가 발표되었기에 이러한 권고안이 나왔던 것으로 생각됩니다. 하지만 최근 연구 결과들을 보면 건강한 사람이라면 굳이 하루에 2리터의 물을 추가적으로 마실 필요는 없어 보입니다.

2008년 영국의 BBC는 허구로 밝혀진 7가지의 과학 미신 중의 하나가 '하루에 물 8잔을 마시면 건강해진다'는 것이라고 방송하였고, 2018년 뉴욕타임스에서도 건강에 대한 잘못된 상식 가운데 하나가 '하루에 물을 2리터씩 마셔야 한다'는 것이라고 발표한 바 있습니다. 이렇게 물을 추가적으로 2리터나 마실 필요가 없는 이유는 우리가 섭취하는 음식에 많은 양의 물이 함유되어 있고, 우리가 섭취한 영양성분이 몸에서 대사되면서 물이 생성되고, 우리의 콩팥도 수분 섭취 정도에 소변량을 늘이거나 줄이는 기능을 하고 있기에 여간해서는 물 섭취가 몸에 큰 영향을 미치지 않기 때문입니다.[291] 우리나라의 경우 2015년 한국영양학회에서 우리나라 사람들은 음식을 통해 하루에 1.1~1.4리터의 물을 섭취한다고 보고한 바 있습니다. 이러한 보고를 참고한다면, 특별히 건강에 문제가 없는 사람들의 경우 물이나 음료수로 추가로 마셔야 하는 물의 양은 하루 약 1리터 정도입니다.[292]

물을 마시는 것 자체가 나쁜 일은 아닙니다. 하지만 하루에 정해진 양을 반드시 마실 필요는 없습니다. 우리 몸은 물이 부족한 경우 알아서 '갈증'이라는 증상을 통해 물을 마시게 하기 때문입니다. 따라서 억지로 물을 매일 2리터 마셔야 할 이유는 없습니다. 하지만 신장기능이 저하되었거나 뇌경색을 앓고 있는 경우 물을 충분히 드시는 것이 좋을 것으로 생각됩니다.

건강상식 HEALTH COMMON SENSE

식사 30분 전에 물을 마시면 다이어트에 도움이 된다?

최근에 방송에서 식사 30분 전에 물을 마시는 것이 다이어트에 도움이 된다는 말을 들은 적이 있습니다. 정말로 식사 전에 물을 마시는 것이 다이어트에 도움이 될까요? 최근 이에 대한 연구 결과들이 발표되었습니다.

55~75세 건강한 백인 성인을 대상으로 12주 동안 진행한 연구에서, 저칼로리 다이어트와 함께 식사 30분 전에 500밀리리터의 물을 마시게 한 군과 물을 마시지 않고 단지 저칼로리 다이어트만 시행한 군을 비교한 결과, 두 그룹 간에 섭취한 칼로리량은 큰 차이가 없었지만 체중감소 효과에서는 식사 30분 전 물을 마시게 한 군이 44퍼센트 더 큰 효과를 보이고 절대적 수치도 약 2킬로그램의 체중이 더 감소했습니다.[293]

영국에서 BMI 30 이상인 비만 성인을 대상으로 12주 동안 진행한 연구에서, 식사 30분 전에 500밀리리터의 물을 마시게 한 군과 물을 마시는 상상만 한 군으로 나누어 비교한 결과, 물을 마시게 한 군은 2.4킬로그램의 체중감소를 보였으며, 그렇지 않은 군은 1.2킬로그램의 체중감소가 있었습니다.[294] 물을 많이 마시는 것이 체중감소에 효과적인지를 비교적 좋은 논문들을 모아 종합적으로 분석한 결과 과체중이나 비만인 사람들에게 식사 전 물을 섭취하게 하면 체중감소에 효과적이라는 결론이 나왔습니다.[295]

위의 연구들을 종합하면 식사 30분 전에 500밀리리터 정도의 물을 마시는 것이 체중감소에 도움이 되는 것 같습니다. 아마도 식사 전 포만감으로 인해 조금 덜 먹기 때문이겠지요. 주의할 것은 위의 연구들 모두 과체중이나 비만인 사람들을 대상으로 시행한 것이기 때문에 정상체중인 사람들에게도 효과가 있는지는 명확하지 않다는 점입니다. 그럼에도 불구하고 체중을 줄이고 싶다면 식사 30분전 물 두 컵 정도 미리 마시는 것은 어떨까요?

고혈압약과 당뇨약을 잘 챙겨 먹으면 오래 살까?

약 먹는 것도 쉽지 않다

어린 시절에는 약을 먹는 일이 무척 고난스러운 경험이었습니다. 감기라도 걸려 병원에 가면 의사선생님은 아픈 주사 한 대를 엉덩이에 놓아주고 거기다 쓰디쓴 약까지 봉지에 담아 주었습니다. 그 시절에는 약봉지가 오늘날처럼 기계로 포장되지 않고, 손으로 일일이 종이에 알약을 넣고 오각형으로 접는 형태였습니다. 알약을 삼키기도 쉽지 않았는데, 입에 넣고 물을 꼴딱 마시면 물만 넘어가고 약은 입에 그냥 남아 있는 경우가 많았습니다. 입에서 약이 녹으면서 쓴맛을 제대로 느낄 수 있었습니다. 캡슐 형태의 약도 삼키기 어려운건 마찬가지였습니다. 캡슐을 물과 함께 삼키면 외피가 찐득찐득하게 변하면서 목에 달라붙는 느낌이 있는데, 이 느낌이 물을 더 마셔도 사라지지 않았습니다. 알약을 가루로 부수고 먹는 방법은 더욱 최악이었습니다. 가루약은 알약에 비하여 상대적으로 삼키기 쉽지만 약의 쓴맛을 제대로 맛보게 되니까요. 가루로 약을 몇 번 먹어

본 아이들이 약만 봐도 엉엉 울거나 기겁을 하는 것을 지금은 이해할 수 있습니다.

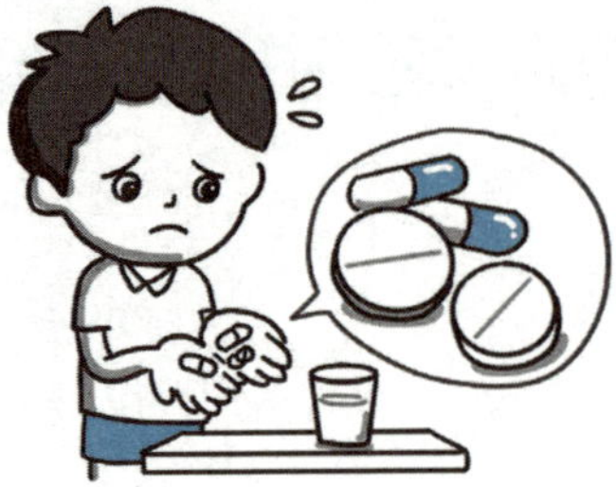

약을 꾸준히 먹는 일도 쉬운 것이 아닙니다. 어떤 약은 하루에 세 번 먹어야 하고, 어떤 약은 하루에 두 번 먹어야 합니다. 어떤 약은 식사 전에 먹어야 하고, 어떤 약은 식사 후 30분이 지나서 먹어야 합니다. 이름도 다르고 모양도 다르고 먹는 방법도 다르다 보니 약을 먹는 것 자체가 하나의 어려운 과제처럼 느껴집니다. 한 번에 대여섯 개의 약을 먹으면 배가 부를 정도입니다. 하지만 나이가 들수록 몸의 이곳저곳이 아파지면서 약을 먹지 않는 날이 없을 정도가 되었으니 '이제는 나도 나이가 들었구나'하는 생각을 자주 합니다.

허혈성 심장질환을 흔히 '심장병'이라고 하는데 심장병은 전 세계에서 주요 사망원인중의 하나입니다. 심장병을 일으키는 원인은 고혈압, 당뇨, 고지혈증, 비만, 스트레스, 흡연 등 여러 원인이 알려져 있습니다. 이 중에서도 고혈압과 당뇨는 심장병을 일으키는 주요 원인이기 때문에, 혈당을 잘 조절하고 혈압을 잘 관리하는 것이 심장병을 예방하고 심장병으로 인한 사망률을 줄이는 데 매우 중요합니다.

하지만 당뇨병과 고혈압은 완치되는 질환이 아니기 때문에 평생 동안 약을 먹어야 합니다. 하지만 약을 꾸준히 매일 먹는 게 말처럼 쉽지 않습니다. 우선 약을 받기 위해서는 정기적으로 병원에서 의사를 만나야 하고, 여러 검사도 받아야 하고, 약국에서 약을 사야 합니다. 진료비는 물론 검사 비용이나 약값도 만만치 않습니다. 또한 매일 같은 시간에 약을 먹어야 하는데 속이 좋지 않거나 전날 술을 마셨다면 약을 먹기 꺼려집니다. 속이 편하지 않으면 먹는 약 때문인가 하는 생각도 듭니다. 이렇게 하루 이틀 빼먹다 보면 약을 점점 더 먹기 싫게 됩니다.

그렇다면 여기서 의문이 생깁니다. 고혈압약과 당뇨약을 잘 먹지 않아도 문제가 없을까요? 일주일에 약을 매일 먹지 않고 대여섯 번만 먹어도 크게 문제되지는 않지 않을까요? 여기서는 고혈압약과 당뇨약에 대하여 알아보도록 하겠습니다.

고혈압과 당뇨의 원인과 치료

고혈압을 일으키는 원인의 90~95퍼센트는 알려져 있지 않고, 5~10퍼센트 정도만 알려져 있습니다. 달리 말하면 명확한 원인을 모르기 때문에 완치가 불가능한 셈이지요. 그렇기에 원인을 치료한다기보다 혈압을 낮추는 약물을 꾸준히 복용하는 것을 주된 방법입니다. 즉, 고혈압약이란 고혈압이 생긴 근본적인 원인을 치료하는 약물이 아니라 혈압을 일시적으로 낮추는 약물입니다. '일시적'이라는 표현을 쓰는 이유는 고혈압약이 작용하는 시간이 2~72시간 정도의 효과를 보이기 때문입니다. 하지만 일반적으로 흔히 사용하는 고혈압약의 경우 효과가 14~24시간 정도 유지되기 때문에 고혈압약은 매일 복용해야 합니다. 물론 누적 효과가 있어 하루 약을 복용하지 않았다고 해서 혈압이 바로 오르지는 않습니다. 하지만 며칠 동안 약을 복용하지 않으면 혈압은 결국 약을 먹기 전과 같은 상태로 오르고 맙니다.

당뇨병은 혈당을 조절하는 호르몬인 인슐린이 정상적으로 분비되지 않거나 그 기능이 떨어져 있기 때문에 생기는 병입니다. 인슐린이 충분히 분비되지만 기능이 떨어지는 현상을 인슐린 저항성이라고 하는데, 인슐린 저항성이 왜 발생하는지에 대한 이유나 원인은 명확하지 않습니다.* 따라서 인슐린 분비를 늘이거나, 인슐린 저항성을 낮추는 약물을 통해 혈당을 조절하는 것이 유일한 치료방법입니다. 주의할 것은 운동이나 스트레스에 크게 영향을 받는 고혈압과 다르게 혈당은 우리가 섭취하는 음식에 크게 영향을 받는다는 것입니다. 보통 아침, 점심, 저녁 세 번 음식을 섭취하면 일시적으로 혈당이 오르고 이후 천천히 낮아지는 파동 양상을 보입니다. 하지만 일반적으로 당뇨약은 하루에 한 번 혹은 두 번 정도 먹게 됩니다. 따라서 제때 규칙적으로 적절한 양의 음식을 먹지 않으면 저

* 당뇨는 크게 제1형 당뇨와 제2형 당뇨로 나누는데 제1형 당뇨란 선천적으로 인슐린을 분비 못하는 경우이고 제2형 당뇨가 우리가 아는 흔한 당뇨입니다. 제1형 당뇨의 경우 몸에서 인슐린분비가 되지 않기 때문에 평생 인슐린 주사를 맞아야 하지만 제2형 당뇨의 경우 당뇨약을 먹어 조절하거나 아니면 인슐린을 맞기도 합니다.

혈당이 올 수 있습니다. 당뇨약을 드실 때에는 반드시 식사도 규칙적으로 해야 저혈당이 생기지 않습니다.

고혈압과 당뇨병은 완치되지 않기 때문에 평생 동안 약을 먹어야 합니다. 하지만 특정 약을 평생 먹기란 말처럼 쉽지 않습니다. 처방된 약을 잘 먹지 않으면 어떤 문제가 생길까요? 최근에 혈압약과 당뇨약 복용정도가 예후에 어떤 영향을 미치는지에 대한 연구 결과들이 발표되어 소개해드립니다.

혈압약과 당뇨약에 대한 임상연구

한국의 국민건강보험데이터를 분석한 결과, 혈압약을 잘 먹는 사람들(약의 80퍼센트 이상을 복용하는 사람들)에 비하여 약을 잘 먹지 않는 사람들(약을 50퍼센트 이하로 복용하는 사람들)의 경우 심장병 발생 위험도가 64퍼센트, 뇌출혈 위험도 210퍼센트, 뇌경색 위험도는 92퍼센트 높았습니다.[296] 이탈리아의 1차 의료기관에서 혈압약을 복용하는 사람들의 데이터를 분석한 결과, 약을 잘 먹지 않는 사람들에 비하여 약을 잘 먹는 사람들의 경우 급성 심장병 위험도가 38퍼센트 낮았습니다.[297] 미국에서 메디케어 환자들을 대상으로 약을 잘 먹는 군과 그렇지 않은 군을 비교한 결과 약을 잘 먹지 않는 사람들에 비하여 약을 잘 먹는 사람들의 경우 심혈관질환의 위험도가 56퍼센트 낮았습니다.[298]

한국의 국민건강보험데이터를 분석한 결과, 당뇨약을 잘 먹는 사람들에 비하여 잘 먹지 않는 사람들의 경우 모든 원인에 의한 사망률이 45퍼센트, 심장병 발생률이 41퍼센트 높았습니다.[299] 당뇨약 복용 정도와 그 예후를 연구한 논문들을 종합해 분석한 결과 당뇨약을 잘 먹지 않는 사람들에 비하여 약을 잘 먹는 사람들의 경우 모든 원인에 의한 사망률은 28퍼센트, 재입원률은 10퍼센트 낮았습니다.[300]

처방약은 꾸준히 먹는 것이 효과적

처방받은 고혈압약과 당뇨약을 잘 먹지 않게 되는 이유는 무엇일까요? 첫째, 경제적 문제 때문입니다. 국민건강보험은 병의원에서 의사를 만나고 검사를 받으며 약값을 지불하는데 도움을 주지만, 여전히 저소득층이나 자녀에게 용돈을 지원받는 어르신들에게는 약값과 병원비가 부담스러울 수 있습니다. 최근에 개발된 약일수록 더 비싼 경향이 있는데 이런 약을 써야 할 경우 부담은 더욱 가중될 수밖에 없습니다. 둘째, 대부분의 환자들이 질병으로 인한 증상을 직접 느끼지 못하기 때문입니다. 평소 심각한 증상을 잘 느끼지 못하기에 약을 먹지 않는 경우도 꽤 있습니다. 셋째, 약물에 의한 부작용 때문입니다. 고혈압약과 당뇨약은 각기 약마다 다른 부작용을 가지고 있습니다. 만약 혈압약이나 당뇨약을 먹다가 약과 관련된 부작용을 경험하게 되면 약을 잘 먹지 않게 됩니다. 넷째, 증세가 악화될 경우 약의 문제라고 생각하는 경향 때문입니다. 혈압약과 당뇨약을 먹다 보면 용량이 점점 더 늘어나는 경우가 많습니다. 이러한 이유가 약을 오랫동안 복용하여 약에 대한 내성이 생겼다고 생각하면서 약물복용을 중단하는 경우를 흔히 볼 수 있습니다. 하지만 그렇지 않습니다. 이는 질병의 유병기간이 늘어나면서 그 상태가 점점 더 나빠지기 때문입니다. 이런 상태에서 고혈압약을 먹지 않으면 뇌출혈이나 심부전, 심장병 등 고혈압으로 인한 합병증 가능성이 높아지게 됩니다. 마찬가지로 당뇨약을 먹지 않으면 인슐린을 분비하는 췌장이 더 빨리 망가지고 당뇨병도 악화되고 이로 인한 합병증이 더 많이 빨리 발생하게 됩니다.

위의 연구 결과를 보면 고혈압이나 당뇨병이 있으면 약을 꾸준히 드시는 것이 합병증을 줄이고 예방하는 데 도움이 됩니다. 처방약을 꾸준히 복용하는 것이 건강을 유지하는 지름길입니다. 동시에 생활방식에도 변화가 필요합니다. 체중이 많이 나가면 체중을 줄이고, 규칙적인 운동과 함께 과음, 과식, 흡연을 하지 않는 것이 좋습니다.

그렇다면 환자들이 처방된 약을 꾸준히 먹게 하는 방법이 있을까요? 결론적으로, 현재까지 약물 복용률을 높일 수 있는 효과적인 방법은 없습니다. 단지 교육치료나 행동치료와 같은 방법을 이용하여 처방된 약을 잘 먹도록 하는 방법들의 효과를 연구한 여러 논문들을 종합적으로 분석한 결과,[301] 행동치료의 방법이 효과가 있었다는 연구 결과가 있었지만 근거는 미약한 편입니다. 하지만 최근 흥미로운 연구가 발표되었습니다. 스마트폰으로 약을 먹을 시간이 되었다는 문자를 전송하니 약물 복용률이 절대적으로는 17.8퍼센트, 상대적으로는 67퍼센트 늘었다고 합니다.[302] 물론 아직까지 이런 연구들의 연구 방법이나 근거 수준이 높지는 않지만 비용 효과를 고려한다면 생각해볼 수 있는 방법이 아닐까 합니다.

지금 당장 건강에 문제가 없다고 해서 나중에도 문제가 없을 것으로 생각하면 오산입니다. 미래를 위해 연금과 보험에 가입하듯이 처방받은 약을 꾸준히 드는 것이 미래의 건강을 위해 반드시 필요한 일입니다. 만약 약을 먹다가 부작용이 발생하였다면 참지 마시고 주치의 선생님과 상의하시기 바랍니다. 요즘에는 여러 다양한 고혈압약과 당뇨약이 개발되어 있기 때문에 만약 특정 약에서 부작용이 발생하면 다른 종류의 약으로 교체할 수 있습니다. 중요한 것은 꾸준히 규칙적으로 복용하는 것입니다.

건강상식 HEALTH COMMON SENSE

비만인, 당뇨병 환자, 고혈압 환자의 체중감량은 혈당과 혈압 조절에 효과적일까?

비만인 당뇨병 환자들이 당뇨병약 복용 외에도 혈당을 추가적으로 조절할 수 있는 가장 대표적인 방법이 바로 다이어트와 운동입니다. 그렇다면 다이어트와 운동은 당뇨병과 고혈압 조절에 도움이 될까요? 최근에 이에 대한 몇 가지 연구들이 나와 소개하자면 다음과 같습니다.

영국에서 당뇨병으로 진단을 받은 지 6년 이내의 비만인 사람들을 대상으로 당뇨약을 중단한 후에 운동과 함께 초저칼로리 다이어트(하루에 825~853킬로칼로리)를 시행한 군과 그렇지 않은 군으로 나누어 12개월 추적 관찰을 하였더니, 강력한 식이요법을 시행한 군의 46퍼센트에서 당뇨병이 호전되는 현상이 관찰되었습니다. 체중감소에 따른 당뇨 호전 정도를 비교한 결과 체중이 15킬로그램 이상 감소한 환자의 86퍼센트가 당뇨 호전 효과를 보였습니다.[303] 그러나 이러한 환자들을 24개월 동안 추적 조사한 결과, 이 중 약 33퍼센트만이 당뇨 완화를 유지한 것으로 나타났습니다. 이렇게 체중감소를 지속적으로 유지하였지만 그 중에서 67퍼센트는 당뇨가 악화되었음을 고려한다면 당뇨환자에게 강력한 식이요법은 한계가 있다는 것을 의미합니다. 그럼에도 불구하고, 강력한 식이요법은 당뇨 호전 효과에 어느 정도 효과가 있다고 할 수 있습니다.[304]

위의 연구 결과와 같이 섭취 칼로리를 충분히 낮추면 당 조절에 도움이 되는 것은 분명합니다. 문제는 초저칼로리 식사와 같은 매우 철저한 저칼로리 다이어트를 꾸준히 유지하기 너무 어렵다는 것입니다. 하지만 최근에 좀 더 긍정적인 연구 결과가 발표되었습니다. 영국에서 평균 61세의 비만 환자들을 대상으로 운동, 체중조절, 금연, 금주와 같은 행동 요법을 5년간 하였더니 약 30퍼센트 정도가 약물치료를 하지 않고도 당화혈색소가 6.5퍼센트 이하로 유지되었습니다. 이렇게 유지가 잘 되는 환자들의 특성을 살펴 보니, 당뇨로 진단받은 지 1년이 안되고 체중을 10퍼센트 이상 줄인 경우였습니다.[305] 이 연구는 비만한 상태에서 당뇨병으로 처음 진단받았다면, 약물치료와 함께 체중을 줄이는 것이 매우 중요하다는 것을 보여주고 있습니다.

고혈압에 대해서도 비슷한 경향이 나타납니다. 이전 연구들을 종합하면 비만인 사람들이 체중을 감소시키면 혈압이 감소하는 것으로 나타났으나,[306] 이 효과는 고혈압을 초기에 진단받은 환자에서 뚜렷하게 나타났습니다.[307]

이러한 연구 결과들은 비만이 당뇨병과 고혈압에 미치는 영향을 강조합니다. 만약 당뇨병이나 고혈압이 있는데 과체중이거나 비만이라고 생각된다면, 약물치료 외에도 체중조절과 운동을 병행하고 금연과 금주를 실천함으로써 당뇨와 고혈압을 효과적으로 관리할 수 있을 것으로 생각합니다.

비타민을 매일 먹으면 건강에 좋을까?

'이것'의 부족이 불러온 대참사

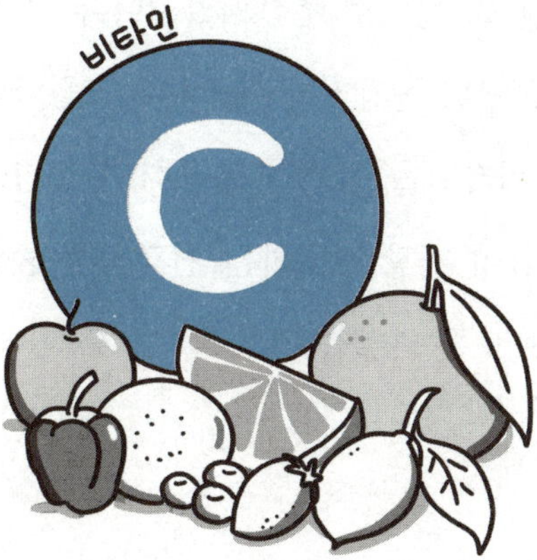

1740년 영국 해군 장군인 조지 앤슨은 여섯 척의 배에 1,955명의 승무원을 태우고 영국의 포츠머스 항을 출발하였습니다. 태평양에서 신대륙과의 무역을 두고 경쟁을 벌이고 있던 스페인을 방해할 목적이었지요. 하지만 여행 7개월째가 되자 많은 선원들의 피부에 자주색 반점이 돋고 잇몸이 허물어져 이가 뽑히고, 온몸에 궤양과 함께 뼈가 썩으면서 죽는 일이 발생했습니다. 무시무시한 이 병은 탐험대 전체로 확산되었습니다. 4년의 여행을 마치고 영국으로 돌아왔을 때 총1,955명의 선원 중에서 1,051명이 사망하였고 이 중에서 626명이 괴질로 사망하였습니다. 괴질의 원인은 바로 '이것', 비타민 C의 부족이었습니다. 이후 영국해군은 출항할 때 배에 비타민 C가 풍부한 레몬 상자를 싣는 것이 불문율이 되었습니다,

주위를 보면 종합비타민을 챙겨 먹는 사람들을 많이 볼 수 있습니다. 환자들도 가장 많이 물어보는 질문 중의 하나가 현재 먹고 있는 약과 비타민을 함께 먹어도 되는지 여부입니다. 한국건강기능식품협회가 전체 건강기능식품 시장을 추산한 결과 2021년 5조 원으로, 2017년의 4조1천 억 원에 비하여 약 20퍼센트 확대되었다고 합니다. 또한 10가구 중에서 8가구(81.1퍼센트)가 1년에 한 번 이상 건강기능식품을 구매한다고 대답하였으며, 가구당 평균 구매액은 31만 원 정도로 추산되었습니다.[308] 비타민은 홍삼과 프로바이오틱스를 이은 3위를 차지하였습니다. 그렇다면 정말로 비타민은 건강에 좋을까요? 비타민을 장기간 복용하면 질병을 예방할 수 있을까요? 여기서는 사람들이 가장 선호하는 건강식품 중의 하나인 비타민에 대하여 이야기를 해보도록 하겠습니다.

비타민의 종류와 효능

비타민이란 그 자체가 에너지를 생성하지는 못하지만 몸에 있는 효소나 효소의 역할을 보조하는 기능을 담당하는 미세물질입니다. 영문자인 'vitamin'은 라틴어로 생명을 의미하는 'vita'와 암모니아의 수소원자를 탄화수소기로 치환한 형태의 화합물을 의미하는 'amine'이 결합되어 만

들어진 단어입니다. 비타민은 크게 A, B, C, D, E, K가 있는데 특이하게도 비타민 B는 다시 세분화되어 B_1, B_2, B_3, B_4, B_5, B_6, B_7, B_9, B_{12}로 나누어집니다. 또한 물에 녹는 수용성 비타민과 지방에 녹는 지용성 비타민으로 나뉘는데 수용성 비타민에는 비타민 B, C가 있고 지용성 비타민에는 비타민 A, D, E, K가 있습니다.

비타민 A의 화학명은 레티놀(retinol)이며 주로 동물의 간, 치즈, 우유와 같은 동물성 지방에 많이 함유되어 있습니다. 참고로 베타카로틴(beta carotene)은 과일과 채소에서 노란색이나 붉은색을 내는 색소로 당근과 토마토에 많이 들어 있는데, 인체는 베타카로틴을 비타민 A로 바꾸는 능력이 있기 때문에 베타카로틴이 함유된 식품을 섭취해도 비타민 A를 섭취한 것과 같은 효과를 냅니다. 하지만 귤처럼 베타카로틴 함유량이 높은 식품을 과도하게 섭취하면 간, 피부와 눈동자에 베타카로틴이 저장되어 피부나 눈동자가 귤색으로 변하기도 합니다. 이런 현상이 발생해도 너무 걱정할 필요는 없습니다. 베타카로틴의 섭취를 줄이면 다시 정상으로 돌아오기 때문입니다.

비타민 A의 성인 하루 권장량은 5,000단위이며, 부족할 경우 초기에는 밝은 곳에서 어두운 곳에 들어갔을 때 잘 보이지 않는 야맹증(night blindness)이 발생하고, 심해지면 눈의 각막이 연화되거나, 만성 감염, 궤양이 생기거나 심지어 실명에 이를 수도 있습니다. 또 피부가 건조해지고 까칠해지며 모낭 주변에 각질이 생기는 모낭각질증이 생길 수 있습니다. 반면, 비타민 A를 너무 많이 섭취하면 메슥거림이나 구토감을 느낄 수 있습니다. 주의할 점은 임신 중에 비타민 A를 과다 복용할 경우 태아의 선천성 기형이 나타날 수 있습니다.

비타민 B는 과다하게 섭취하여도 소변으로 배출되기 때문에 부작용이 잘 생기지 않는 것으로 알려져 있습니다. 비타민 B는 B_1, B_2, B_3, B_5, B_6, B_7, B_9, B_{12}의 아형이 있습니다. 비타민 B1은 티아민(thiamine)이라고 합니다. 비타민 B_1은 몸에서 탄수화물, 지방, 단백질의 에너지 생성을 촉진하고 신경전달물질을 활성화시키는데, 장기간 금식하거나 식욕부진, 알코올 중독 등으로 비타민 B_1이 부족해질 경우 탄수화물, 지방, 단백질의 에너지 전환이 잘 되지 않아 쉽게 피로해집니다. 탄수화물 대사물질인 젖산이 몸에 축적되어 근육통을 초래하고 신경세포 손상으로 인하여 무력감이 발생하기도 합니다.

참고로 비타민 B_1의 활성물질인 푸르설티아민은 1960년대 일본에서 개발된 것으로 비타민 B_1에 비하여 생물학적 활성도가 높고 체내흡수율을 높인 활성유도체입니다. 우리에게 흔히 '마늘주사'로 알려져 있습니다. 하지만 활성비타민이 일반 비타민에 비하여 생체이용률이 높은 것은 인정받고 있지만 더 우수한지에 대하여 명확히 증명된 바는 아직 없습니다.

비타민 B_2는 리보플라빈(riboflavin)이라고 하며 세포의 성장과 재생을 도와 건강한 피부, 손톱, 발톱, 머리털을 만들어줍니다. 또한 시력을 증진시키고 눈의 피로를 경감시켜줍니다. 비타민 B_2가 부족하면 눈이 쉽게 피로해지고 구강이나 입술, 피부나 생식기 주위에 염증이 생기기 쉽습니다.

비타민 B_3는 나이아신(niacin)이라고 하며 탄수화물과 단백질, 지방의 에너지 대사와 신경전달에 관여합니다. 알코올 분해와 지방대사에도 관여하여 중성지방을 떨어뜨리고 고밀도 콜레스테롤을 증가시킨다고 알려져 있습니다. 부족한 경우 심한 숙취와 집중력저하, 근육통, 소화불량 등이 생길 수 있습니다.

비타민 B5는 판토텐산(pantothenic acid)이라고 하며 장내균에 의해 체내에서 합성됩니다. 단백질과 아미노산 대사를 촉진하고 신경전달물질 합성에 보조효소로 작동하며 적혈구에서 산소를 운반하는 헤모글로빈 합성에도 필요합니다. 부족한 경우 피부염과 구내염, 우울증 빈혈 등이 발생할 수 있습니다.

비타민 B6는 피리독신(pyridoxine)이라고 하며 아미노산 대사에 꼭 필요한 물질입니다. 적혈구 형성에 보조 역할을 하고 신경전달계 기능을 돕습니다. 부족하면 빈혈, 지루성 피부염, 혓바닥 염증 등이 생기고 신경증, 불면증, 초조감, 편두통 등을 유발할 수 있습니다.

비타민 B7은 비오틴(biotin)이라고 하며 지방과 탄수화물 대사에 필요하고 간과 근육에 저장되어 있는 글리코겐을 합성하는 데 관여합니다. 머리카락과 손톱 생성에도 관여하기 때문에 부족하면 탈모나 손발톱 깨짐, 피부 트러블이 나타날 수 있습니다.

비타민 B9은 흔히 엽산(folic acid)이라고 알려진 물질로 DNA합성과 아미노산 대사에 필요합니다. 적혈구 생성에 필수적이고 혈관벽을 손상시키는 호모시스테인을 제거하기도 합니다. 비타민 B_9가 부족하면 허약, 피로, 불안정, 두근거림, 위장장애를 유발하며 임신부에게 엽산 부족은 태아에게 언청이, 사지기형, 심장기형 가능성을 높이고, 임신부 자신에게는 빈혈, 피부질환, 탈모, 피로, 우울증 등을 유발할 수 있습니다.

비타민 B_{12}는 코발라민(cobalamin)이라고 하며 DNA를 구성하는 핵산합성과 조혈작용에 관여하고 세로토닌과 도파민 등 신경전달물질 생성을 돕습니다. 비타민 B_{12}가 부족하면 면역력 저하 및 우울증이 발생하기 쉽습니다.

비타민 C는 아스코르빈산(ascorbic acid)이라고 하는데, 화학적으로 합성된 첫 번째 비타민으로 부족하면 괴혈병이 생길 수 있습니다. 비타민 C는 조직 재생과 여러 신경전달물질 생성에 관여하고 면역체계에서도 중요한 역할을 합니다. 동시에 과산화수소와 같은 활성산소를 제거하는 항산화제의 역할도 합니다. 현재 권장되는 일일 비타민 C 섭취량은 하루 30~100밀리그램 정도이지만, 최근 활성산소를 줄여 피로를 감소시킨다고 하여 하루 6,000~12,000밀리그램의 초고용량 비타민 C를 복용하는 소위 비타민 C 메가 요법을 하는 경우를 종종 볼 수 있습니다. 하지만 메가 비타민 C 요법의 효과는 그 증거가 미약하거나 아직 완전히 검증되지 않았으며 설사, 복통, 신장결석과 같은 부작용을 일으킬 수 있기 때문에 주의를 요합니다.

지용성인 비타민 E는 토코페롤(tocopherol)이라고 하며 사람에게 비타민 E 결핍은 매우 드물지만, 결핍될 경우 운동실조와 같은 신경질환을 일으킬 수 있습니다. 비타민 E는 자연에서는 알파, 베타, 감마 및 델타 토코페롤 등 여러 형태로 존재하는데 이 중에서 알파 토코페롤이 가장 활성화된 성분입니다. 이 비타민은 활성산소에 의한 세포막의 산화를 억제하는 항산화제로 알려져 있으며 하루 안전 허용량은 400단위입니다. 특별한 부작용은 없으나 항응고 효과가 있기 때문에 와파린과 같은 항응고제와 함께 사용하는 경우에는 주의를 요합니다.

그렇다면 비타민을 꾸준히 섭취하면 암의 발병과 심장병을 줄여주는 효과를 보였을까요? 최근에 많은 연구들이 발표되어 소개드리면 다음과 같습니다.

비타민 섭취에 대한 임상연구

45세 이상 여성을 대상으로 하루 600단위의 비타민 E를 10년간 사용한 연구에서 비타민 E의 사용이 심장병과 암 발생률을 낮추지 못하였습니다.[309] 프랑스에서 비타민 C, E, 베타카로틴 등의 항산화제를 평균 7.5년간 투여한 연구에서도 심장병의 발생률은 차이가 없었고 남성의 경우 비타민 E를 복용한 군에서 암 발생률이 약간 적었습니다.[310] 하지만 다른 대규모 연구들에서는, 비타민을 복용한 군과 그렇지 않은 군에서 심장병 및 암 발생률에서 차이가 없었습니다.[311, 312]

40~84세의 남성을 대상으로 50밀리그램의 베타카로틴을 12년간 투여하고 추적관찰한 결과, 베타카로틴을 장기간 복용하지 않은 군과 복용한 군의 심장병 발생률 및 사망률이 차이가 없었습니다.[313] 중환자실에 입원하여 여러 장기의 기능이 떨어져 있는 다장기부전(multi-organ failure)

이면서 인공호흡기 치료를 받고 있는 성인 환자에게 글루타민과 항산화제복합제(셀레늄, 아연, 베타카로틴, 비타민 E, 비타민 C의 복합제)를 투여한 군과 그렇지 않은 군으로 나누어 경과를 관찰하였더니 두 군 사이의 사망률 차이가 없었습니다.[314] 항산화제의 효과에 대한 총 78개 임상연구들을 종합하여 분석한 결과, 항산화제를 복용한 군과 그렇지 않은 군에서 사망률에서 차이가 없었습니다. 특히 베타카로틴과 비타민 E의 투여는 오히려 각각 5.3퍼센트 정도 사망률을 증가시켰고 비타민 A, 비타민 C, 셀레늄의 경우는 차이가 없었습니다. 이 연구를 주도한 연구자들은 항산화제 복용은 암의 발병과 심장병 발생률을 낮추는데 도움이 되지 않으며 특히 베타카로틴이나 비타민 E의 경우 장기간 복용은 위험도를 증가시킬 수 있기 때문에 주의해야 한다고 결론을 내렸습니다.[315]

미국에서 42세 이상의 성인을 대상으로 비타민 B 보충제(비타민 B_6, 엽산, 비타민 B_{12})를 평균 7.3년 복용하게 한 군과 그렇지 않은 군으로 나누어 추적관찰한 결과 심장병 발생 위험도와 사망 위험도에서 차이가 없었습니다.[316] 마찬가지로 암 발생 위험도의 차이도 없었습니다.[317]

최근에 미국에서 약 2만 1천명을 설문조사한 결과를 바탕으로 종합비타민 복용자와 비복용자와의 건강상 차이점을 분석한 결과, 정기적으로 종합비타민을 복용한 사람과 복용하지 않은 사람간의 실제 건강상태에는 차이가 없었지만 종합비타민을 복용하는 사람들 중에서 자신의 건강상태가 좋다고 응답한 경우가 비복용자보다 30퍼센트 높았습니다.[318] 이제까지 비타민에 대한 연구를 종합적으로 분석한 결과, 종합비타민 복용

여부가 심혈관질환의 발생과 모든 원인에 의한 사망률에 유의미한 영향을 미치지 않았습니다.[319]

비타민은 필요하지만 마법의 약은 아니다

이제까지의 임상연구들은 주로 선진국에서 시행되었습니다. 이러한 이유로 임상연구에 참여한 사람들은 이미 음식을 통해 충분히 비타민을 섭취하고 있는 사람들일 가능성이 높기 때문에 추가적으로 비타민을 더 먹는다고 해서 더 큰 이득이 발생하지 않았을 것으로 생각됩니다.

지금까지의 연구 결과를 종합해 보면, 비타민은 우리 몸에 반드시 필요한 물질이기는 하지만 추가적으로 복용하여도 심장병이나 암을 예방하는 효과는 없다는 것을 보여주고 있습니다. 즉, 비타민이 삶을 연장시키거나 노화를 방지하거나 암이나 심혈관질환을 예방하는 마법의 약이 아닌 것은 분명해 보입니다. 하지만 여러 가지 이유로 영양 섭취가 불균형하거나 비타민 결핍을 유발할 수 있는 특정 질병이 있는 경우 자신에게 맞는 비타민을 복용하는 것이 도움이 될 수도 있습니다. 주의할 것은 비타민의 효과를 맹신하면서 흡연과 음주, 고열량 식사 등 건강에 좋지 않은 행동을 하면서 종합비타민을 복용하는 것은 전혀 도움이 되지 않는다는 점입니다.

그렇다면 어떻게 하는 것이 좋을까요? 이에 대하여 중국과 일본에서 시행된 재미있는 연구 결과들이 발표되어 주목을 받고 있습니다. 중국에서 고혈압이나 심장병이 없는 30~79세 사이의 건강한 사람들을 대상으로 약 4년간 추적관찰한 결과, 매일 과일을 먹는 경우 과일을 전혀 먹지 않는 경우보다 혈압을 4밀리미터머큐리 정도 줄이고 혈당을 9밀리그램퍼 데시리터 정도 줄일 수 있었습니다. 또한 심장병, 뇌경색 및 뇌출혈을 25~36퍼센트 정도 줄일 수 줄일 수 있다고 보고되었습니다. 이런 추세를 살펴 보면, 과일을 많이 먹을수록 질병 위험도가 더 낮아진다는 것을 볼 수 있습니다.[320]

일본에서도 40~79세 사이의 건강한 사람들을 대상으로 약 19년간 추적관찰을 하였더니 항산화제인 비타민 A, C, E를 과일이나 야채와 같이 음식물로 많이 섭취한 경우 사망률이 12~17퍼센트 정도 낮았는데 그 효과는 주로 여성에서 나타났고 흡연자의 경우에는 효과가 낮았다고 보고하였습니다.[321] 이런 연구 결과를 종합하면 비타민을 약과 같은 가공된 형태로 섭취하는 것보다는 신선한 과일이나 야채를 자연 그대로 많이 섭취하는 것이 건강한 몸을 유지하는 데 도움이 될 것으로 보입니다. 더불어 금연까지 실천한다면 건강에는 더욱 효과가 좋을 것이라고 생각합니다.

건강상식 HEALTH COMMON SENSE

비타민 D는 비타민일까요?

비타민 D가 뼈와 관련이 있다는 것을 알게 된 것은 불과 100년 정도밖에 되지 않았습니다. 1920년대에 의사들이 뼈에 충분히 칼슘이 들어가지 않아 발생하는 골연화증을 가진 아동을 대상으로 원인을 조사한 결과, 비타민 D가 부족해서 발생한다는 것을 알게 되었습니다. 비타민 D는 햇볕을 받아 피부에서 합성되거나 음식에 존재하는 비타민 D를 통해 흡수하게 됩니다.

그런데 조금 이상하지 않나요? 원래 비타민은 우리 몸에 꼭 필요한 물질이지만 체내에서 만들어지지 않기 때문에 식품으로 섭취해야 하는 물질을 말하는데 비타민 D는 피부에서 합성이 되는 데도 불구하고 왜 비타민이라는 단어를 사용하게 되었을까요? 비타민 D가 비타민이라는 이름을 얻게 된 이유는 처음 발견되었을 당시에는 음식물을 통해서만 얻을 수 있는 것으로 생각했기 때문이라고 합니다. 이후의 연구 결과를 통해 비타민 D는 우리의 피부에서 합성된다는 것이 밝혀졌지만, 이미 사용하는 단어에 익숙해져 있었기 때문에 비타민 D라는 이름을 지속적으로 유지하게 된 것입니다. 따라서 엄밀히 말하면 비타민 D는 비타민이 아닙니다.

오메가3 지방산을 잘 챙겨 먹으면 안티에이징에 효과가 있을까?

이누이트족의 비밀

최근 건강에 대한 관심이 높아지고 있습니다. 그리고 건강에 대한 관심은 건강기능식품의 구매로 이어지고 그 중에서도 높은 판매율을 보이고 있는 것은 프로바이오틱스와 비타민이었습니다. 그래서일까요? TV를 켜면 오메가3 지방산 광고가 끊이지 않고 방송에 출연한 의사들이나 패널들도 오메가3 지방산이 좋다는 이야기를 합니다. 가끔은 방송인지 광고인지 헷갈릴 정도입니다.

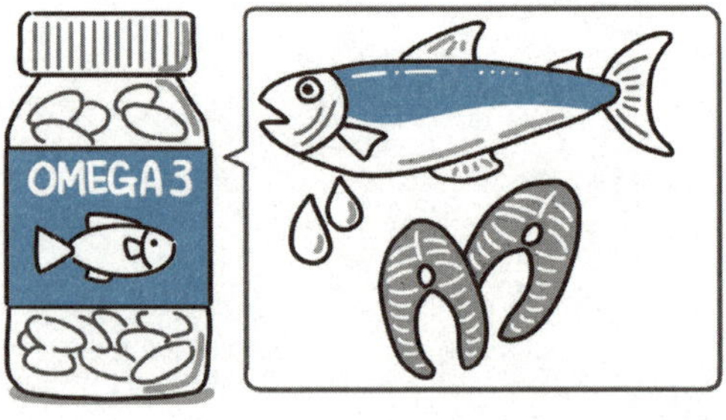

오메가3 지방산이 인기 있는 이유는 심장병을 예방하는 효과가 있다고 알려져 있기 때문입니다. 이러한 주장은 이누이트족 이야기부터 시작됩니다. 1970년대 초, 그린란드에 사는 이누이트족은 고지방 식사에 채소나 과일은 거의 먹지 않지만, 심장병이나 동맥경화와 같은 심장혈관질환에 거의 걸리지 않는다는 사실을 발견한 덴마크의 한 과학자가 이들의 식단과 생활 습관, 건강 상태를 분석한 결과, 이누이트족이 주로 섭취하는 생선기름의 오메가3 지방산 때문이라고 주장하였습니다. 이후 오메가3 지방산에 대한 초기 임상연구들에서 심장보호 효과가 있다고 알려져, 이것이 건강식품으로 선풍적인 인기를 끌었습니다. 미국 국립보건연구원 산하 국립보완통합보건센터에 따르면 현재 미국인의 약 10퍼센트가 오메가3를 보충제로 복용하고 있다고 합니다.

하지만 최근 연구들에서는 이러한 오메가3 지방산의 효과에 대한 의문이 제기되고 있습니다. 여기서는 오메가3 지방산의 효과에 의문이 제기되는 이유에 대하여 살펴보도록 하겠습니다.

포화지방산과 불포화지방산

'포화지방산' 또는 '불포화지방산'이라는 말을 들어보셨을 겁니다. 이게 무슨 말일까요? 지방산은 탄소원자를 가지는 긴 사슬로 양쪽 끝에 카르복실기(COOH)와 메틸기(CH3)를 가지는 탄화수소 꼬리 형태로, 물에 녹지 않습니다. 이러한 지방산의 탄소는 총 2개의 수소가 붙을 수 있는데 수소가 2개 붙어 있으면 '포화'라고 하고, 1개만 붙어 있으면 '불포화'라고 하는데 이때 탄소와 탄소끼리는 이중결합 상태가 됩니다. 즉, 모든 탄소가 2개의 수소원소와 결합된 지방산을 포화지방산이라고 하고 일부 탄소가 1개의 수소원자와 결합되어 탄소와의 이중결합이 있는 지방산을 불포화지방산이라고 합니다.

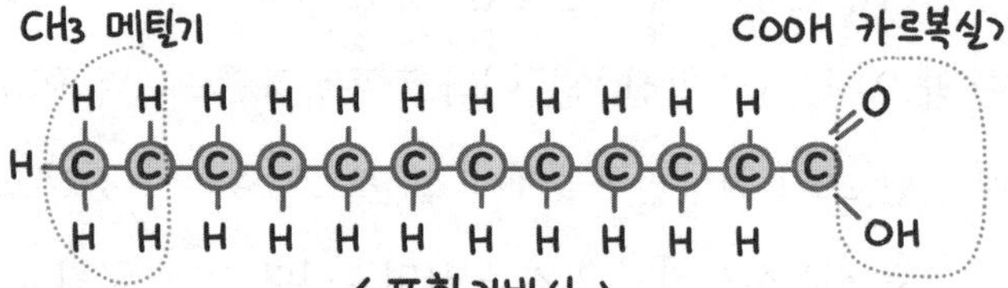

< 포화지방산 >

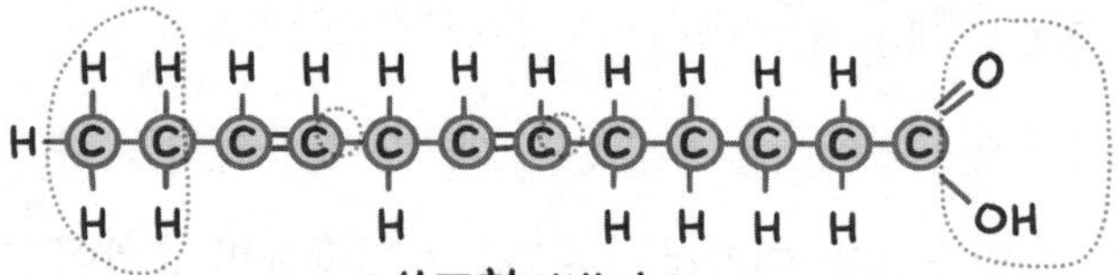
< 불포화지방산 >

포화지방산과 불포화지방산은 상온에서 그 특성이 다릅니다. 포화지방산은 녹는점이 높기 때문에 상온에서 고체 형태로 존재합니다. 버터나 돼지기름 등 동물성 식품 및 팜유나 코코넛유가 포화지방산에 해당합니다. 반면, 불포화지방산은 녹는점이 낮아 상온에서 액체로 존재합니다. 주로 식물성 식품에 많으나 연어나 참치 같은 생선에도 많이 들어 있습니다.

불포화지방산은 분류에 따라 화학적 구조가 다른 두 개의 이성질체인 시스(cis) 이성질체와 트랜스(trans) 두 종류가 있습니다. 자연적으로 존재하는 불포화지방산은 거의 대부분이 시스형이지만 고온에서 수소를 첨가하는 공정을 거치면 기존의 이중결합이 사라지면서 포화지방산이 됩니다. 이 과정에서 일부 불포화지방산의 형태가 변하게 되는데 이를 트랜스형 지방산 흔히 '트랜스지방'이라고 합니다. 가장 대표적인 트랜스지방이 바로 마가린입니다. 참고로 마가린의 트랜스지방 최대 함량은 15퍼센트 정도입니다. 트랜스지방은 불포화지방산임에도 불구하고 포화지방산과 유사한 특성을 지니고 있습니다.

액체인 불포화지방산을 고체인 포화지방산으로 만드는 이유는 무엇일까요? 액체보다 고체로 만들면 다루기가 편리하고 산패가 잘 일어나지 않습니다. 이렇게 경화된 지방은 고유한 바삭바삭한 질감과 함께 특유의 향미가 생깁니다. 이러한 이유로 얼마 전까지만 해도 경화유가 프렌치프라이나 가공식품을 만드는 데 많이 이용되었지만 건강 문제로 인하여 최근엔 사용량이 줄었습니다.

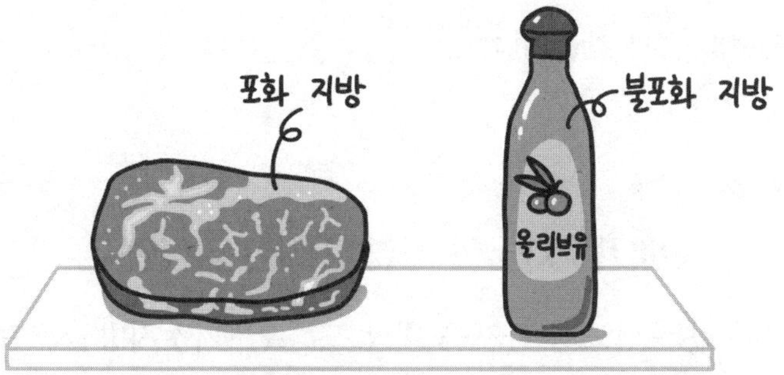

불포화지방산을 이중결합의 위치에 따라 분류하기도 합니다. 각각의 불포화지방산은 이중결합의 위치가 다른데, 메틸기로부터 첫 번째 이중결합이 나타나는 위치에 따라 이름을 붙이게 됩니다. 예를 들어 첫 번째 이중결합이 세 번째 탄소에 나타나면 오메가3 지방산이 되고 6번째 탄소에 나타나면 오메가6 지방산이 됩니다.

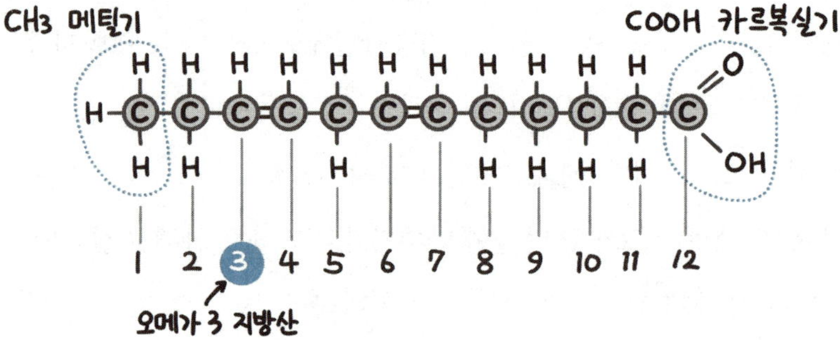

많은 사람들이 오메가3를 먹으면 건강에 좋다고 생각합니다. 그렇다면 오메가3 지방산이 포함된 음식을 많이 섭취하면 정말로 몸에 좋을까요? 최근에 오메가3 지방산의 효과를 검증한 임상연구들이 많이 발표되어 소개하면 다음과 같습니다.

오메가3 지방산 섭취에 대한 임상연구

심장병이 없는 당뇨병 환자를 대상으로 오메가3 지방산을 보충제로 1,000밀리그램을 사용한 군과 사용하지 않은 군으로 나누어 평균 7.4년간 추적관찰한 결과, 오메가3를 복용한 군과 그렇지 않은 군에서 심근경색, 뇌졸중 및 심장병에 의한 사망 발생률 및 모든 원인에 의한 사망발생 위험도가 차이가 없었습니다.[322] 미국에서 50세 이상의 남성 및 55세 이상의 여성의 건강한 성인을 대상으로 오메가3 지방산 1,000밀리그램을 사용한 군과 사용하지 않은 군으로 나누어 평균 5.3년간 추적하였더니 심근경색, 뇌경색, 심장질환으로 인한 사망 및 암 발생률에 차이가 없었습니다.[323]

영국의 코크란 그룹이 오메가3 지방산에 대한 연구들을 종합하여 분석하였더니 오메가3를 약물로 섭취하는 것은 사망률을 줄여주지 못하였고, 심장병, 뇌경색, 부정맥 발생률도 줄여주지는 못하였다고 보고하였습니다.[324] 미국을 포함한 11개 나라에서 45세 이상의 심장병 환자 또는 50세 이상의 당뇨 환자들을 대상으로, 혈중 콜레스테롤 수치를 낮추는 약인 스타틴과 함께 오메가3 지방산 중 하나인 EPA를 정제하고 화학적으로 안정시킨 물질을 하루에 4,000밀리그램 복용하게 하여* 평균 4.9년 동안 추적관찰한 결과, 오메가3를 섭취한 군은 심장병으로 인한 사망률과 발병률이 25퍼센트 정도 낮았습니다. 그러나 오메가3 지방산을 투여한 군에서는 심방세동 및 심방조동과 같은 부정맥 발생이 더 빈번하게 나타나며 출혈 문제도 오메가3 지방산 복용 그룹에서 20퍼센트 정도 높았습니다.[325]

* 500밀리그램이나 1,000밀리그램이 아닙니다.

건강하다면 오메가3에 의존할 필요는 없다

현재까지의 연구 결과를 정리하면 건강한 사람의 경우 오메가3 지방산을 추가적으로 복용하는 것이 심장병을 예방하는 데 효과가 있는지는 명확하지 않습니다. 다만 심장병이나 당뇨를 가진 경우 하루 4그램 정도의 고용량을 드시면 효과를 기대할 수 있습니다. 시중에서 판매되는 오메가3 건강 식품의 경우, 한 알에 500밀리그램이 들어 있으므로 그 효과를 기대하려면 하루에 8알을 5년 이상 장기간 섭취해야 합니다.

이러한 연구 결과를 고려한다면 건강한 분이라면 건강보조식품으로 제작된 저용량의 오메가3 지방산 보충제에 너무 의존할 필요는 없다고 생각합니다. 만약 건강을 생각한다면 이런 가공된 오메가3 지방산보다 신선한 생선이나 해산물을 자주 먹는 것이 건강에 더 좋아 보입니다. 이는 이미 여러 연구에서 증명이 된 바 있습니다. 생선 섭취와 관련된 모든 연구를 종합한 결과, 생선을 거의 섭취하지 않은 군에 비하여 생선을 한 달에 1~3회 섭취하는 경우 심혈관질환 발생률이 11퍼센트, 일주일에 1회 섭취하는 경우 15퍼센트, 일주일에 2~4회 섭취시 23퍼센트, 일주일에 5회 이상 섭취하는 경우 38퍼센트 낮았습니다.[326] 더 나아가, 금연과 절주를 유지하면서 비만이 생기지 않도록 규칙적인 운동을 시행하는 것이 더 좋겠습니다.

건강상식 HEALTH COMMON SENSE

크릴오일이란?

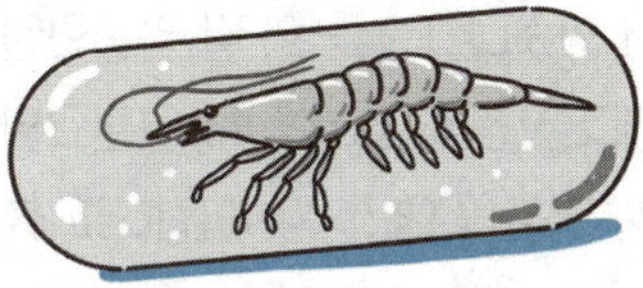

최근 그 열풍이 가라앉기는 하였지만 아직도 크릴오일을 찾는 분들이 있습니다. 크릴오일이란 남극 청정해역에서 서식하는 플랑크톤 일종인 크릴새우에서 추출한 기름을 말합니다. 크릴오일은 오메가3인 EPA와 DHA를 함유하고 있고 체내흡수율이 높고, 항산화제인 아스타잔틴이 함유되어 있으며, 체내 지방을 분해하고 혈관을 청소해주는 인지질이 많이 포함되어 건강에 좋다고 광고하고 있습니다.

그렇다면 이런 주장이 사실일까요? 첫째, 크릴오일에 EPA와 DHA와 같은 오메가3가 포함되어 있고 체내흡수율이 높은 것은 사실입니다. 그러나 한 개의 캡슐에 포함된 오메가3 함량은 기존 오메가3 한 캡슐에 비해 절반 정도만 포함되어 있습니다. 크릴오일의 흡수율이 더 높다고 하더라도, 함유량에서 큰 차이가 있기 때문에 실제 몸이 흡수하는 오메가3의 양은 그냥 오메가3가 더 많습니다. 둘째, 크릴오일에 인지질이 함유된 것도 맞습니다. 하지만 인지질은 크릴오일에만 들어 있는 성분도 아니고 다른 많은 식품에서도 얻을 수 있습니다. 예를 들어 달걀 한 알에 들어있는 인지질의 양은 크릴오일 한 캡슐보다 훨씬 많습니다. 인지질은 체내에서 부족하면 알아서 합성되는 물질로 오히려 너무 많이 복용하는 경우 고지혈증을 유발할 수도 있습니다. 또한 인지질을 섭취하였을 때 건강에 어떤 이로움이 있는지 아직 명확한 결론이 내려지지 않았습니다. 셋째, 크릴오일에 항산화제인 아스타잔틴이 들어 있는 것도 사실입니다. 하지만 함유량이 매우 낮습니다. 1,000밀리그램 크릴오일 한 캡슐에 포함된 아스타잔틴은 1밀리그램 이하입니다. 이 정도의 함량으로는 건강에 직접적인 큰 효과를 기대하기 어렵습니다. 또한, 현재 크릴오일은 우리나라에서는 약뿐만 아니라 건강기능식품으로도 인정받지 못하고 있습니다. 정부와 같은 공인된 단체에서 그 효과와 기능을 인정받지 못했다는 점을 고려할 때, 크릴오일이 건강에 큰 도움이 되는지에 대한 확실한 결론을 내리기는 어렵다고 볼 수 있습니다. 광고는 광고일 뿐이라는 점을 명심해야 합니다.

건강상식 HEALTH COMMON SENSE

알티지(rTG) 오메가3의 허와 실

최근 알티지 오메가3를 다루는 광고나 홈쇼핑을 많이 볼 수 있습니다. 인체흡수율이 높고 생체이용률이 뛰어나다는 장점이 있다며 고가로 판매하더군요. 광고 내용처럼 정말 효능이 좋을까요? 우선 오메가3가 어떻게 얻어지는지 살펴보도록 하겠습니다.

우리가 먹는 오메가3는 대부분 생선에서 얻으며, 오메가3 지방산이 풍부한 생선을 200~300도에서 가열하여 기름을 추출합니다. 이러한 기름을 TG(triglyceride) 오메가3라고 부르며, 이 기름은 글리세롤에 불포화지방산과 1개 혹은 2개의 중성지방이 결합되어 있습니다. 그 결과, TG 오메가3의 경우 아무리 잘 정제해도 오메가3 지방산의 순도 30퍼센트를 넘기기 어렵다고 할 수 있습니다.

이러한 문제를 보완한 것이 EE(ethyl ester) 오메가3 입니다. EE 오메가3는 TG 오메가3에 에탄올을 섞어 글리세롤과 중성지방을 제거한 것으로 오메가3의 함량이 50~99퍼센트 정도로 높아지게 됩니다. 우리가 흔히 오메가3라고 하는 것이 EE 오메가3입니다. 그런데 오메가3에서 글리세롤을 제거하였더니 오메가3 흡수율이 떨어지고 소화장애를 유발하는 문제가 발생하였습니다. 이 문제를 해결하기 위해 EE 오메가3에서 에탄올 성분을 제거하고 글리세롤로 환원시킨 것이 바로 알티지(rTG) 오메가3입니다. rTG란 re-esterified TG(중성지방)의 약자입니다. 이렇게 환원시킨 rTG 오메가3는 불포화지방산의 결합으로만 이루어져 있기 때문에 순도가 가장 높게 됩니다.

그렇다면 위에서 말하는 바와 같이 rTG형 오메가3가 기존의 EE 오메가

3보다 인체흡수율이 높고 생체이용율이 높아 더 안정적이고 효과적일까요? 우선 EE 오메가3보다 rTG 오메가3가 더 안정적인가 살펴보면, 그렇지 않습니다. 현재 EE 오메가3를 생산하는 업체들도 고순도의 어유를 질소로 채운 박스에 저장하여 빛이나 산소노출을 막고 있기 때문에 사실상 EE 오메가3나 rTG형 오메가3 모두 안정성은 차이가 없습니다.[327] 그렇다면 rTG 오메가3 지방산이 EE 오메가3 지방산보다 흡수율이 높을까요? rTG 오메가3와 EE 오메가3를 가지고 인체의 흡수율을 비교한 연구들을 보면 rTG 오메가3가 흡수율이 좋다는 연구들[328,329,330] 도 있지만 그렇지 않다는 연구들[331, 332] 도 있습니다. 주의할 것은 rTG 오메가3가 좋다는 연구들을 보면 대다수가 8~12시간 정도 짧은 기간 동안의 흡수율을 비교했다는 점입니다. 몇 개월 이상 섭취하고 관찰한 연구에 따르면 EE 오메가3와 rTG 오메가3의 인체흡수율에는 거의 차이가 없었습니다. rTG형이 생체이용률이 높다는 연구[333]도 주로 2주 이내의 짧은 연구에서 나온 결과입니다. 하지만 3개월 이상 장기간 사용하였을 때 생체이용률은 차이가 없었습니다.[334]

오메가3가 몸에 좋은 영향을 미치는 효과는 주로 1개월 이상 사용하였을 때 나타나기 시작하여 2~3개월에 최고 효과에 다다르고, 오메가3를 수개월 이상 복용하는 경우가 많기 때문에 단기적인 생체이용률이 높다고 하여 더 효과적이라고 말하기는 어렵습니다.[335]

더욱 중요한 것은 이제까지 오메가3에 대한 연구들은 모두 EE 오메가3로 시행했고, rTG 오메가3를 이용한 연구가 진행된 적은 없습니다. 또한 EE 오메가3만이 미국식약처에서 그 효과를 인정받고 승인받았습니다. 결론적으로 rTG 오메가3가 일반적인 EE형 오메가3와 비하여 더 좋다는 근거는 명확하지 않습니다. 같은 값이라면 몰라도 굳이 비싼 rTG 오메가3를 골라 드실 필요는 없다고 생각합니다.

담배를 일찍 배우면 끊기 어려울까?

호랑이 담배 피우던 시절의 흡연문화

제가 의과대학을 막 입학할 당시 본과 3학년은 선망의 대상이었습니다. 그들이 학교를 4년 더 다녔다는 점도 있었지만 더 중요한 것은 강의실의 위치에 있었습니다. 예과 강의실은 대학에 있었지만 본과 3학년 강의실은 병원 안에 있어서 진짜 의사처럼 보였기 때문입니다. 하지만 실제로 본과 3학년이 되었을 때 생각하던 것과는 매우 달랐습니다. 강의실이 병원 안에 있긴 했지만 병원 뒤로 10분 정도 걸어 들어가야 하는 데다 따로 떨어진 건물이었기 때문입니다. 게다가 건물 지하에 있어 수업 내내 햇빛을 보기 어려웠고 공기도 탁했습니다.

이에 비하여 한의대의 경우 같은 건물 1층에 위치하고 있었습니다. 당시에는 한의과대학의 입학 성적이 의과대학보다 높았고 사회적 인지도도 좋았던 시기라 의과대학생들은 대학으로부터 차별대우를 받고 있다고 생각하는 등 불만이 많았습니다. 120명의 학생이 지하의 좁은 강의실에서 서로 어깨를 맞대고 하루 종일 강의를 듣는 것도 쉽지 않은데, 더욱 문제인 것은 실내 흡연이 허용되었다는 것입니다. 환기가 잘 되지 않는 지하 강의실 옆 복도에서는 휴식시간마다 수십 명의 학생이 담배를 피우고 있어, 강의실과 복도는 연기로 인해 너구리굴처럼 보였습니다 담배를 피우지 않는 여학생과 남학생은 시시때때로 기침하고 검은 가래를 뱉었지만 당시에는 이런 환경이나 실내 흡연문화에 대하여 시비를 거는 사람들이 없었습니다. 단지 '우리 강의실도 지상에 있었으면 좋겠다'고 생각했지요. 요즘 세대들은 알기 어려운 호랑이 담배 피우던 시절의 오래전 이야기입니다.

담배의 위험성

흡연은 정신적 스트레스를 완화하는 데 어느 정도 효과가 있지만 신체 건강에는 전혀 도움이 되지 않습니다. 예를 들어, 일본에서 20~85세까지의 근로자를 대상으로 6년간 관찰하였더니 흡연을 전혀 하지 않는 경우에 비해 흡연을 하는 경우 총 사망률이 48~49퍼센트, 흡연과 관련된 악성종양으로 인한 사망률이 78~80퍼센트, 심장병 발생률이 79~85퍼센트 높았습니다. 금연을 하였더라도 전혀 흡연을 하지 않은 경우에 비해서 모든 원인에 의한 사망률이 27~28퍼센트, 흡연과 관련된 악성종양으로 인한 사망 위험도가 79퍼센트 높았습니다. 금연을 하더라도 흡연 관련 질병이나 사망 위험도는 금연 후 5년 정도가 지나서야 서서히 낮아

졌습니다.[336]

많은 사람들이 적은 양의 흡연은 그다지 해가 되지는 않는다고 생각합니다. 정말로 그럴까요? 이제까지 발표된 여러 논문들을 보면 그렇지 않습니다. 예를 들어, 미국에서 중장년의 건강한 사람들을 대상으로 하루에 1~10개비 정도를 피우는 사람들과 전혀 흡연을 하지 않는 사람들을 비교했을 때 하루에 한 개비 이하로 피우는 사람들의 경우 사망 위험도가 64퍼센트 높았고, 1~10개비 피우는 사람들의 경우 87퍼센트 높았습니다. 흡연자의 폐암 발생률을 보면 하루 1~10개비를 피우는 남성의 경우 흡연을 전혀 하지 않는 남성에 비하여 폐암 위험도가 9배 높았고 여성의 경우는 11배 높았습니다. 또한 흡연하는 사람들은 방광암 및 췌장암 위험도가 각각 2배 증가했습니다.[337]

우리나라 정부에서도 이러한 흡연의 문제점을 인식하고 흡연인구를 줄이기 위해서 많은 노력을 하고 있습니다. 그런 효과인지는 몰라

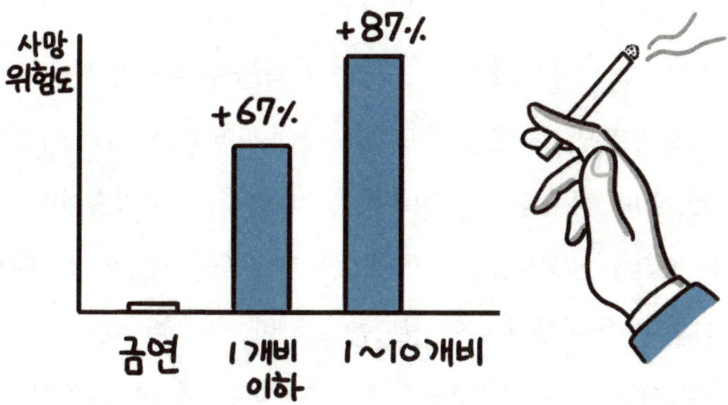

도 2016년 국민건강영양조사의 성인 흡연율은 1998년 35.2퍼센트에서 2016년 20.8퍼센트로 낮아졌으며 점차 감소하는 추세입니다. 문제는 흡연을 시작하는 시기가 빨라지고 있다는 것입니다. 청소년기에 흡연을 시작하는 경우 건강에 문제가 없을까요? 최근 이에 대한 연구 결과들이 많이 발표되어 소개하면 다음과 같습니다.

청소년기 흡연에 대한 임상연구

미국의 경우 성인 흡연자의 87퍼센트가 18세 이전에, 95퍼센트가 21세 이전에 흡연을 시작하였다고 합니다. 우리나라의 경우도 이와 다르지 않아 2020년 국민건강영양조사에 따르면 흡연을 시작하는 연령이 남자의 경우 1994년 20.9세에서 2018년 18.8세로, 여성은 29.4세에서 23.8세로 낮아지고 있습니다.[338] 2018년 조사에서도 남자 고등학생의 14.1퍼센트, 남자 중학생의 3.9퍼센트, 여자 고등학생의 5.1퍼센트, 여자 중학생의 2.1퍼센트가 현재 흡연을 하고 있다고 대답하였습니다.[339]

미국에서 16~17세에 흡연을 시작한 사람들에 대하여 설문조사를 시행하고 이들의 흡연기간을 통계모델로 추정한 결과, 남성과 여성의 경우 각각 16년, 20년 정도 흡연을 지속하는 것으로 평가되었습니다.[340] 미국, 호주, 핀란드의 6~19세 흡연 경험이 있는 사람들을 대상으로 20대와 40대에서 흡연 지속 여부와 흡연 정도를 조사한 결과, 나이가 어릴 때 흡연을 많이 한 사람일수록 20대에서 매일 흡연하는 경향이 더 있었으며, 흡연을 빨리 시작한 경우에도 매일 흡연하는 경우가 더 많았습니다. 또한, 40대가 되었을 때에도 이러한 경향은 지속되었으며, 거주 국가와는 관계가 없었습니다.[341]

어릴 때 흡연을 시작하면 담배를 끊기 어려운 이유는 무엇일까요? 아마도 니코틴 중독과 관련된 것으로 추측하고 있습니다. 청소년기는 신경체계가 발달하는 중이기 때문에 니코틴에 더 취약하여 니코틴 중독에 빠지기 쉽기 때문입니다.

환경 조성의 중요성

청소년기 흡연은 폐의 성장과 기능을 저하시키며, 성인이 되어도 운동능력을 감소시키고 호흡기질환 발생 위험을 증가시킵니다.[342] 더구나, 청소년기에 흡연을 시작하면 성인이 된 후에 흡연을 시작하는 경우보다 금연이 어려우며, 더 오랫동안 흡연을 하게 됩니다. 이러한 사실을 고려하여 우리는 담배가 청소년들의 손에 들어가지 않도록 더 많은 노력을 기울여야 합니다.

그렇다면 청소년들은 어떻게 담배를 손에 넣을 수 있었을까요? 이전 연구를 보면 청소년기에 흡연을 시작할 수 있던 이유가 가게에서 담배를 살 수 있거나 아니면 가족이나 친구, 혹은 다른 사람들로부터 공짜로 받을 수 있었기 때문이라고 합니다. 이러한 사실을 고려한다면 가족들이 흡연하는 모습을 청소년기 자녀들에게 보이지 않는 것이 매우 중요합니다. 또한 흡연하는 친구들을 사귀지 않도록 하는 것도 중요하며, 무엇보다도 친구들의 사회적 압력에 굴복하지 않도록 꾸준한 교육을 하는 것이 매우 필요합니다.[343]

건강상식 HEALTH COMMON SENSE

흡연자 패러독스

담배와 심장병의 연관성을 조사한 일부 논문에서 심장병 환자 중에서 흡연하는 사람들이 흡연하지 않는 사람들보다 더 오래 산다는 결과가 종종 나옵니다. 이를 '흡연자 패러독스(smoker's paradox)'라고 합니다. 그러나 이러한 현상을 보고 담배가 심장에 좋다고 오해하면 안 됩니다. 대상자들은 주로 50대 이상의 사람들로, 이러한 현상이 발생하는 이유는 흡연에 민감한 사람들은 이미 사망했고, 임상연구에 포함된 흡연자들은 담배에 대한 저항력이 강한 사람들이기 때문에 흡연하는 사람이 심장병이 적거나 더 오래 산다는 착시현상을 일으키는 것입니다. 최근에는 급성심근경색에 대한 주요 연구들을 종합적으로 분석한 결과, 비흡연자들이 흡연자들보다 모든 원인에 의한 사망률이 높다고 나왔지만, 나이를 보정하고 평가하면 흡연자가 심부전 발생으로 인한 재입원률, 모든 원인에 의한 사망 및 재입원율, 심근경색 재발률이 더 높게 나왔습니다.[344]

금연을 위한 다양한 방법들은 모두 효과가 있을까?

담배 끊기 어렵다 어려워

가족과 친구들 앞에서 금연을 공표하고 금연 클리닉에 참여하여 금연 약도 받았습니다. 그런데, 점심식사를 마치면 입이 텁텁하고 담배 연기가 그리워집니다. 1주차가 되면 옆 책상의 동료 옷에서 나는 담배 냄새 마저 반갑습니다. 부서 회식시간은 특히 어렵습니다. 술자리에서 술을 먹으면 기분이 업되는데, 때마침 옆 동료들이 밖에서 담배를 피우러 가자고 유혹합니다. 유혹을 참지 못하고 나가면 동료가 담배를 건네줍니다. '그래, 이번 한 번만이야'라고 생각하지만 한 번만이 두 번만, 두 번만이 열 번만으로 이어져 결국 '뭐, 무슨 금연이야, 나중에 끊지 뭐'라는 생각으로 다시 담배를 시작합니다. 어느 날 편의점에서 담배 한 갑을 사려는데, 담뱃갑에 폐암으로 성대를 절제한 흉칙한 사진이 크게 보입니다. 다시 금연을 시도해볼까 고민하던 중 이번에는 인터넷에서 담뱃갑을 가리는 예쁜 담뱃갑 커버를 발견합니다. 망설임 없이 구매하여 사용하고 있습니다. 이런

데, 과연 금연에 성공할 수 있을까요?

금연을 위한 노력

금연을 위한 여러 가지 방법이 시도되고 있습니다. 이에는 니코틴 패치, 약물 치료, 행동요법(경제적 인센티브 및 카운셀링 포함), 담뱃갑에 혐오스러운 그림 추가, 담뱃세 인상, 금연 구역 확대, 담배 마케팅 제한, 담뱃갑 표지에 경고문구 포함 등이 대표적입니다. 그렇다면 이런 방법들은 과연 금연에 효과가 있을까요? 최근에 금연치료의 효과를 검증한 논문들이 많이 발표되어 소개해드리고자 합니다.

금연 방법에 대한 임상연구

금연을 위한 다양한 노력 중에서 혐오스러운 그림, 금연 캠페인, 니코틴 패치, 약물치료, 경제적 인센티브 등 다섯 가지 방법에 대한 연구 결과를 소개해드립니다.

첫 번째로, 담뱃갑에 인쇄된 혐오스러운 그림에 대해 이야기하겠습니다. 예전에는 많은 국가의 담뱃갑에는 담배의 위험을 경고하는 문구만 있었습니다. 그러나 세계보건기구는 담뱃갑에 담배의 위험을 시각적으로 보여주는 사진을 첨부하도록 권고하였고, 2016년까지 우리나라를 포함하여 전 세계 77개국에서 담뱃갑에 혐오스러운 그림을 첨부하도록 의무

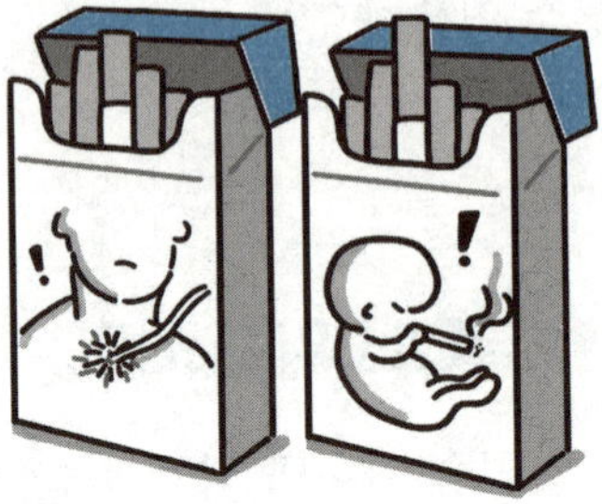

화하고 있습니다. 혐오스러운 그림이 간단한 경고문구보다 금연에 더 효과적일까요?

일본에서 경고문구가 금연을 유도하는 데 효과적인지 조사한 결과, 응답자의 27.5퍼센트가 이러한 경고문구가 흡연의 위험성을 생각하게끔 했지만, 1.7퍼센트만이 금연을 고려하게 했다고 합니다.[345] 그러나 미국에서는 흡연자를 대상으로 경고문구만 있는 담뱃갑과 혐오스러운 그림이 있는 담뱃갑을 주고 한 달 후 금연한 비율을 비교한 결과, 혐오스러운 그림이 있는 담뱃갑을 받은 경우 29퍼센트가 높았습니다. 이 연구가 끝난 후 적어도 7일 이상 금연한 경우도 53퍼센트 더 높았습니다.[346]

중국은 담뱃갑 경고문구를 어깨 부분에만 두었으나, 최근 법령 개정으로 경고문구를 앞면과 뒷면의 30퍼센트 크기로 만들도록 했습니다. 말레이시아는 담배의 경고문구를 혐오스러운 그림으로 변경하도록 법령을 개정했습니다. 이러한 변화로 인한 흡연자들의 태도를 비교한 결과, 경고문구나 그림을 인식하는 경우 중국은 3.1퍼센트 증가했지만 말레이시아는 12.6퍼센트 증가했습니다. 또한, 흡연이 건강에 미치는 영향에 대해 생각하는 경우도 중국은 0.5퍼센트 증가했지만 말레이시아는 4.9퍼센트 증가했습니다. 금연에 대한 생각도 중국은 1.3퍼센트 증가했지만 말레이시아는 9.0퍼센트 증가했습니다. 금연을 한 번 이상 시도한 경우도 중국은 6.9퍼센트 증가했지만 말레이시아는 24.5퍼센트 증가했습니다.[347]

담뱃갑에 혐오스러운 그림이 효과적인지를 연구한 총 17개의 논문을 종합적으로 분석한 결과, 12개의 연구에서 담뱃갑에 혐오스러운 그림을 삽입한 경우가 경고문구만 삽입한 경우보다 좀 더 관심을 끌고, 강한 감정적인 반응을 일으키며, 담배에 대한 부정적인 태도를 보이고 금연과 함께 담배를 다시 시작하지 않기 위한 의지를 증가시키는 효과를 보였다고 보고되었습니다.[348]

두 번째, 금연 캠페인으로 그에 대한 효과는 명확하게 판단하기 어려운 면이 있습니다. 2019년 미국에서의 설문조사 결과에 따르면, 대상자 중 45.8퍼센트와 흡연자 중 66.8퍼센트가 금연 캠페인을 본 경험이 있다고 응답했습니다. 금연 캠페인을 많이 본 사람은 그렇지 않은 사람에 비하여 금연을 하려고 마음먹은 경우가 2.1배 높았지만, 금연을 시도한 비율은 크게 높아지지 않았습니다.[349] 미국에서 3개월 동안 금연 광고를 시행한 후 그 효과를 검토한 결과, 흡연자가 금연을 시도하는 경우가 31.1퍼센트에서 34.8퍼센트로 절대적으로 3.7퍼센트(상대적으로 12퍼센트 정도) 증가하였습니다. 또한 비흡연자가 흡연자에게 금연할 것을 권고한 경우도 2.6퍼센트에서 5.1퍼센트로 증가하였고 친구와 가족들에게 흡연의 위험성에 대하여 이야기하는 비율도 31.9퍼센트에서 35.2퍼센트로 증가하였습니다. 그러나 이러한 사람들이 실제로 금연에 성공한지 여부는 알 수

없어, 금연 캠페인의 최종 효과를 정확하게 평가하기는 어려웠습니다.[350]

세 번째, 니코틴 패치는 어떨까요? 니코틴 패치와 같은 니코틴 보조요법을 사용한 후에 금연에 성공한 경우가 그렇지 않은 경우보다 55퍼센트 높았습니다. 특히 니코틴 패치를 사용한 경우, 사용하지 않았을 때보다 금연 성공률이 64퍼센트 높았습니다. 니코틴 패치와 금연보조약물을 함께 사용하는 경우에는 금연 성공률이 추가로 24퍼센트 높았습니다.[351]

네 번째, 금연 약물치료인 바레니클린(varenicline)에 대해서 이야기하겠습니다. '챔픽스'라고 알려진 바레니클린은 뇌의 니코틴 수용체에 직접 작용하여 흡연욕구와 금단증상을 동시에 줄여주는 경구용 금연치료제입니다. 바레니클린을 사용한 군과 그렇지 않은 군을 비교하여 금연 성공률을 평가한 결과, 바레니클린을 사용한 경우 4주와 9주 금연 유지율이 각각 43.9퍼센트와 29.7퍼센트로 나타났으며, 그렇지 않은 군의 4주와 9주 금연 유지율은 각각 17.6퍼센트, 13.2퍼센트로 낮았습니다.[352] 이를 통해 바레니클린을 사용한 군이 더 높은 금연 성공률을 보였음을 알 수 있습니다.

또한, 이 사람들을 52주간 추적 관찰한 결과, 바레니클린 사용한 군의 금연 성공률은 21.9퍼센트로 나타나 그렇지 않은 군의 8.4퍼센트보다 높았습니다.[353] 바레니클린에 대한 임상연구들을 종합한 결과, 바레니클린을 6개월 이상 사용한 경우에는 금연 유지율이 2.2배 높게 나타났습니다.[354]

마지막으로 다섯 번째, 경제적 인센티브에 대해 이야기하겠습니다. 미국에서 금연 프로그램에 참가한 참가자들에게 프로그램 참가 시 100달러, 금연 시 250달러, 6개월 이상 금연 시 추가로 400달러를 지급하겠다고 설명한 후 12개월 후와 18개월 후의 금연 비율을 비교하였습니다. 이 결과, 경제적 인센티브를 제공한 군과 그렇지 않은 군의 12개월 후 금연 비율은 각각 14.7퍼센트와 5.0퍼센트로 나타났으며, 18개월 후 금연 비율은 9.4퍼센트와 3.6퍼센트로 나왔습니다. 이를 통해 경제적 인센티브를 제공한 경우, 금연에 성공할 확률이 유의하게 높았음을 확인할 수 있었습니다. 또한 이 프로그램을 끝까지 참여한 비율도 경제적인 인센티브가 없었던 군은 2.5퍼센트인 반면 경제적 인센티브를 받은 군은 10.8퍼센트로 유의하게 높았습니다.[355]

금연을 위한 노력

위의 연구 결과를 종합해 보면, 담뱃갑에 혐오스러운 그림을 포함하는 것이 담배를 끊는 데 도움이 될 가능성이 높아 보입니다. 또한, 니코틴 패치와 같은 금연 보조제나 경제적 인센티브도 금연에 어느 정도 효과적인 것으로 나타났습니다. 그러나 금연 캠페인의 경우 효과가 명확하지 않아 보입니다.

금연을 고려하시는 분들은 의사나 건강 전문가와 상담하는 것을 추천합니다. 또한, 최근에는 금연을 지원하는 니코틴 패치나 금연 보조약물을 이용하면 건강보험 혜택을 받을 수 있는 경우도 있으므로 이러한 혜택을 확인해보는 것도 좋을 것 같습니다.

심장병이나 암에 걸려도
담배를 피우는 건 괜찮을까?

건강을 위한 금연, 행복을 위한 흡연! 프로이트의 선택은?

'현대 정신분석의 아버지'로 불리는 지그문트 프로이트의 다른 이름은 '애연가'입니다. 스물 네 살부터 담배를 피우기 시작해 평생 시가를 물고 살았는데 시가를 '입술 사이의 뜨거운 느낌'이라고 정의하면서 하루에 20개비나 피웠다고 합니다. 그는 새벽에 일어나는 순간부터 잠자리에 들 때까지 입에서 시가가 떨어지지 않았던 골초 중의 골초였습니다. 그에게 담배는 쾌락과 위험의 결합물인 동시에 작업의 촉진제이자 자양분이었습니다. 심지어 "흡연이라는 악덕을 지켰기 때문에 작업 능률이 증대하였고, 나를 통제할 수 있었던 것도 담배 덕분이다. 흡연의 즐거움을 결코 빼앗기고 싶지 않다"라고까지 하였습니다. 잠시 금연을 할 때에는 "전보다는 건강해졌네만, 그렇다고 행복해진 건 아닐세!"라는 푸념을 늘어놓았다고 합니다. 하지만 담배에 대한 지나친 사랑은 결국 몸에 나쁜 영향을 미쳤습니다. 67세의 나이에 흡연과 관련된 악성종양인 구강암 진단을

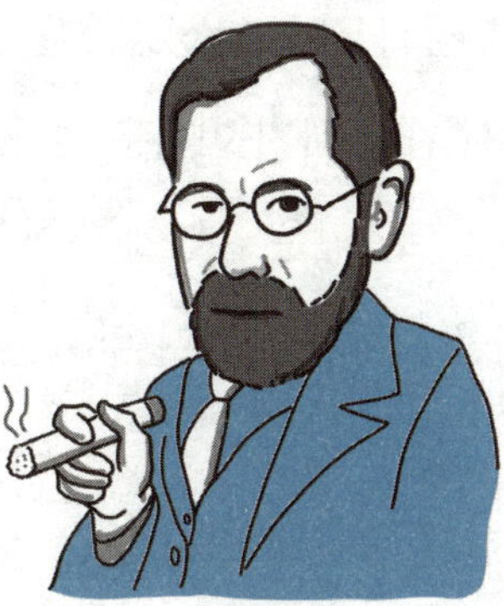

받았고 턱, 혀, 인후까지 전이되어 여러 번 넘게 수술을 받아 얼굴의 반이 없어지기까지 했으며 의치까지 착용해야 했습니다. 하지만 이런 상태에서도 그는 흡연을 포기하지 못해서 빨래집게로 입술을 집어 벌려야 하는 번거로움을 무릅쓰고 하루에 20개비를 피웠다고 합니다.

우리나라에서 악성종양으로 인한 사망률은 전체 사망원인의 1위를 차지하고 있습니다. 악성종양을 일으키는 원인은 다양한데 그 중에서 가장 유명한 것이 바로 흡연입니다. 흡연은 미국에서 예방가능한 질병원인 중 1위를 달리고 있으며 이는 우리나라도 마찬가지입니다. 우리나라 정부는 흡연인구를 줄이기 위한 많은 노력들을 하였고 이에 따라 흡연인구가 점차적으로 감소하고 있습니다. 그럼에도 불구하고, 2017년 기준 15세 이상 남성과 여성의 흡연율은 각각 31.6퍼센트, 3.5퍼센트로서 여전히 OECD 국가 중에서 남성의 경우 40.1퍼센트인 터키를 제외하고는 2위를 유지하고 있습니다.[356]

흡연은 심장병, 만성호흡기질환과 함께 구강암, 폐암, 식도암, 췌장암,

신장암, 방광암, 자궁경부암과 같은 악성종양을 일으키는 주요 원인입니다. 하지만 가장 세상에서 가장 하기 어려운 일 중의 하나가 바로 금연입니다. 미국의 소설가 마트 트웨인은 금연에 대해 "담배를 끊는 일은 정말 쉽다. 나는 이미 수백 번을 그렇게 해봤다"라고 재치 넘치는 말도 남겼습니다.

그렇다면 흡연과 관련된 중병에 걸린 많은 사람들 중에서 금연하는 사람은 얼마나 될까요? 흡연으로 인해 중병이 걸렸지만 금연을 하지 못하는 이유는 무엇일까요? 여기서는 흡연과 관련된 질병을 가지고도 금연을 하지 못하는 상황에 대하여 이야기하도록 하겠습니다.

흡연과 질병에 대한 임상연구

흡연이 건강에 해롭다는 연구는 1940년대부터 시작되어 1950년대 주요 학술지에 발표되기 시작하였지만 흡연이 중요한 건강위험인자라는 것이 알려진 것은 1964년 미국에서 흡연의 위험성을 지적한 한 연구 결과가 발표된 이후입니다.[357] 2016년 일본의 후생노동성은 흡연과 관련된 질병을 연구한 약 1,600여개의 논문을 종합적으로 분석한 '흡연과 건강영향'에 관한 보고서를 제출하였는데 폐암, 구강암, 인후암, 위암, 간암, 췌장암 등 7개 암과 함께 심장병과 뇌졸중, 만성폐색성 폐질환, 결핵, 2형 당뇨병, 치주병을 인과관계가 확실한 질병으로 정리하였고, 치매와 류마티스성 관절염은 가능성이 있는 질병으로 분류하였습니다.[358] 우리나라 국민건강보험공단의 검강검진 자료에 의하면 한국인의 모든 암에 의한 사망가운데 남자는 37.3퍼센트, 여자는 4.7퍼센트가 담배가 암의 주요 원인으로 나타났습니다.[359]

악성종양이나 심장병과 같이 흡연과 관련된 중한 병에 걸리면 이후 병의 재발이나 진행을 막기 위해 금연을 하는 것은 매우 중요합니다. 그렇다면 이런 병에 걸린 사람들 중에서 얼마나 금연에 성공할 수 있었을까요?

심장병과 흡연 및 금연에 대한 관계를 연구한 논문들을 종합적으로 분석한 결과, 심장병으로 진단받고 난 후 3~12개월 이내에 금연에 성공한 비율이 26~66퍼센트 정도에 불과하였습니다.[360,361] 한국에서 국민건강보험 데이터를 가지고 후향적으로 분석한 결과, 악성종양으로 진단받고도 2년 이내에 흡연을 지속한다고 한 비율이 52퍼센트였습니다.[362]

미국에서 2017년 설문조사를 시행한 결과, 흡연과 관련된 악성종양에 걸린 환자 중에서 56퍼센트는 흡연을 계속 유지하였다고 하였습니다. 또한 흡연과 관련된 악성종양을 가진 사람이 흡연과 관련되지 않은 악성종양을 가진 사람들에 비하여 흡연을 계속하는 경우가 2.1배 높았습니다.[363]

흡연과 관련된 중대한 질병을 앓으면서도 금연을 하지 못할 경우 어떤 결과가 나타날까요? 뇌경색을 앓은 흡연환자 중에서 금연에 성공한 비율은 42퍼센트였습니다. 그러나 진단 후 금연에 성공한 군과 그렇지 못한 군을 나누어 평균 4.8년 추적관찰을 실시한 결과, 금연에 성공한 사람들과 비교했을 때 그렇지 못한 사람들은 뇌경색, 급성심근경색, 모든 원인에 의한 사망률이 34퍼센트 더 높았습니다.[364] 초기 폐암으로 진단받은 흡연자를 대상으로 금연에 성공한 군과 그렇지 못한 군으로 나누어 예후를 비교한 논문들을 종합적으로 분석한 결과, 흡연을 지속하는 사람들은 금연에 성공한 사람들에 비하여 모든 원인에 의한 사망률이 2.9배 높았고 폐암 재발률 1.8배, 다른 악성종양 발생률이 4.3배 높았습니다.[365] 전립선암으로 진단받은 흡연자를 금연에 성공한 군과 성공하지 못한 군으로 나누어 연구한 결과, 흡연을 지속하는 사람들은 금연에 성공한 사람들에 비해 모든 원인으로 인한 사망 위험도가 96퍼센트 높았으며, 전립선암과 관련된 사망률은 79퍼센트, 재발률도 48퍼센트 더 높았습니다.[366] 심장병으로 치료받은 흡연자를 평균 26년 동안 추적관찰한 결과, 발병 후 5년 이내에 금연에 성공한 경우, 급성심근경색, 뇌경색, 심혈관질환으로 인한 사망 및 심부전 위험도가 39퍼센트 낮았습니다.[367] 이스라엘에서는 급성심근경색을 앓은 흡연 환자를 평균 13년 동안 추적 관찰한 결과, 심근경색 후에도 금연에 성공한 경우, 흡연하는 환자들에 비해 모든 원인으로 인한 사망률이 37퍼센트 낮았습니다. 또한 흡연자이더라도, 하루에 5개비 이상의 담배를 줄인 경우, 사망 위험도가 18퍼센트 낮았습니다.[368]

금연은 어렵지만 흡연은 치명적이다

악성종양이나 심장병과 같이 흡연과 관련된 중대한 병에 걸리면 병의 재발이나 다른 흡연관련 질환의 발생을 막기 위해서 금연은 매우 중요합니다. 하지만 이제까지의 연구 결과들을 보면 금연을 실천하는 것이 얼마나 어려운지, 그리고 금연에 실패하면 그 예후도 더 좋지 않다는 것을 적나라하게 보여주고 있습니다.[369, 370]

또한 흡연과 금연은 사회경제적인 측면과도 연관이 있어 보입니다. 미국에서 2006년부터 2017년까지 18세 이상의 성인을 대상으로 한 연구에서 사회경제적으로 취약한 사람들은 그렇지 않은 사람들보다 금연 성공률이 38퍼센트 낮았습니다.[371] 한국에서 국민건강보험 데이터를 후향적으로 분석한 결과, 50세 이하인 경우, 사회경제적으로 약한 계층일 경우, 이전에 흡연을 많이 한 경우, 흡연과 관련 없는 악성종양에 걸린 경우 흡연을 계속하는 경향이 높았습니다.[372]

만약 자신이 흡연과 관련된 질병을 가지고 있고 건강을 생각한다면, 어렵고 힘들더라도 금연을 시도하는 것이 좋겠습니다. 또한 정부는 사회경제적으로 취약한 사람들이 금연이 더 어렵다는 점을 인식하고, 이들이 금연을 할 수 있도록 더 많은 노력과 정책적으로 지원하는 방안을 고려해야 할 것으로 생각됩니다.

금연과 변비

스티븐 킹의 단편소설 <금연주식회사>는 금연을 희망하지만 자기 의지가 약한 사람들을 위해 금연을 성공시켜주는 회사에 대한 이야기입니다. 금연주식회사는 비밀스러운 조직으로 운영되며, 높은 비용 때문에 모든 이가 이용할 수 있는 곳은 아닙니다. 그러나 이 회사의 금연 성공률은 100퍼센트를 자랑합니다. 이 회사의 성공 비결은 매우 간단합니다. 금연을 신청한 사람이 담배를 피울 경우 10가지 단계로 벌칙을 부여하는데, 첫 번째로 걸릴 때는 신청자의 배우자가 전기 충격을 당하고, 두 번째로 걸리면 신청자 본인이 전기 충격을 당하고, 세 번째로 걸리면 신청자와 배우자가 함께 전기 충격을 당하고, 네 번째로 걸리면 신청자의 자녀를 폭행하며, 아홉 번째로 걸리면 신청자의 팔을 부러뜨린다고 합니다. 마지막 열 번째로 걸리면 어떻게 될까요? 죽임을 당하게 됩니다. 성공률이 100퍼센트일 수 밖에 없는 이유이지요.

이 소설에서 금연주식회사는 전지전능한 존재로, 회원들의 일상 생활까지 감시하며 금연을 유지하도록 강요합니다. 금연에 성공한 사람들은 건강하게 가족과 행복한 삶을 누리며 사회적으로도 성공적인 출세를 이루는데, 작가는 '금연'이라는 사소한 주제를 통해 극한의 심리적인 공포를 그리는 동시에, 금연을 달성하기 위한 수단의 한계를 고민하게 합니다.

이렇게 소설 속에서도 금연을 하기 위해서라면 어떤 수단을 써서라도 성공시키려고 하는데, 현실에서도 흡연자들의 금연에 대한 고민이 많을 거라고 생각합니다. 담뱃값 인상, 금연구역 확대 등 흡연자들의 자리가 줄어들고 있는 것도 한 몫을 하고 있습니다. 하지만 금연을 실행하면 여러 가지 금단증상이 발생하는 것도 사실입니다. 머리가 멍하다고 호소하거나 집중력이 떨어지고 공복감을 빨리 느끼며 울렁증이 심해졌다고 하는 경우도 있습니다. 불안, 초조, 짜증, 분노를 자주 느끼거나 체중이 늘었다고 말하는 사람도 있습니다. 이러한 부작용과 금단현상은 금연을 시도한 후에도 다시 흡연을 시작하게 되는 주요 원인 중 하나입니다. 이 중에서도 특이한 증상 중 하나는 소화가 잘 안되고 변비가 생긴다는 것입니다. 금연 후 변비 발생은 우연의 일치일까요? 단지 습관의 변화로 나타난 현상일까요? 정말로 금연과 변비는 관련이 있을까요?

금연과 변비에 대한 관련성을 조사한 흥미로운 연구들이 있어 소개하겠습니다. 금연을 시작한 후 변비와 같은 부작용이 나타난 양상과 정도를 설문조사를 통해 평가한 결과, 금연과 함께 변비가 악화된 경우는 39퍼센트로 나타났으며, 변비 증상은 금연을 시작한 후 1주차부터 나타나 시작하여 4주차까지 지속되는 양상을 보였습니다. 그 중에서도 10퍼센트는 초기에는 변비가 전혀 없었다가 금연을 시작하고 최악으로 악화되는 양상을 나타냈습니다.[373]

그렇다면 금연을 하면 변비가 생기는 이유는 무엇일까요? 첫째, 평소 배변 습관 때문일 수 있습니다. 많은 흡연자들이 배변을 하면서 흡연하는 경향이 있습니다. 이러한 습관이 계속되면 뇌가 흡연과 배변을 연관시켜서 담배를 피워야만 대변이 나오는 패턴을 기억하게 됩니다. 그래서 금연을 하게 되면 이러한 루틴이 깨지면서 변비가 발생할 수 있습니다. 둘째, 니코틴의 효과 때문일 수 있습니다. 흡연을 통해 체내에 흡수된 니코틴은 부교감신경을 자극하여 장을 수축시키고 장운동을 가속화시키는 효과가 있습니다. 그러나 금연을 하면 이러한 니코틴의 촉발 현상이 없어지면서 장

운동이 느려지고, 이로 인해 소화불량과 함께 변비가 발생할 수 있습니다. 셋째, 금연으로 인한 정신적인 스트레스와 우울감도 소화불량이나 변비를 유발할 수 있습니다.[374]

금연 후에 변비가 생기는 것을 막기 위하여 어떻게 하면 좋을까요? 첫째, 간식을 지나치게 먹지 않는 것입니다. 금연을 하면 많은 사람들이 입이 심심하다며 흡연에 대한 욕구를 먹는 것으로 대체하곤 합니다. 문제는 이런 음식의 상당수가 과자나 정크푸드이기 때문에 소화불량에 빠지기 더 쉽다는 점입니다. 흡연 욕구를 참기 위하여 뭔가 먹고 싶다면 과자나 사탕 대신 과일이나 채소 등 섬유질이 풍부한 음식과 함께 물을 충분히 드시는 것이 좋습니다. 둘째, 초기의 불편감을 참는 것입니다. 금연을 하면 정신적인 스트레스와 우울감으로 소화불량을 일으킬 수 있습니다. 하지만 이러한 현상은 일시적으로 시간이 지나면 호전됩니다. 건강을 위해 금연은 매우 중요한 것임을 상기하면서 길지 않은 초기의 불편함을 참아내는 것이 중요합니다. 명상이나 목욕 등 정적인 행동과 하루 30분 이상의 운동과 같은 동적인 행동을 함께하며 금연과 관련된 스트레스를 해소하는 것이 좋습니다. 마지막으로 금연 초기에 변비 증상이 발생하면 참지 말고 병원을 방문하여 적절한 약물치료를 받는 것도 변비 증상 완화와 금연 유지에 도움이 됩니다.

더운물 목욕과 사우나는 심장병과 뇌졸중 예방에 효과가 있을까?

공중목욕탕의 추억

과거에는 대중목욕탕에서 목욕하는 것이 일상적으로 여겨졌습니다. 특히 주말에 목욕탕을 찾아 뜨거운 물에 오래 머물며 피로를 푸는 것이 흔한 일이었습니다. 때로는 '이태리 타월'로 피부가 빨갛게 될 때까지 때를 밀면, 피나 나거나 피부가 아프고 따끔거릴 때도 있었습니다. 등을 밀 때가 가장 큰 문제였는데, 혼자 온 경우에는 가끔 옆 사람에게 용기를 내어 "서로 등을 밀어줄까요?"라고 부탁하곤 했습니다. 다행히 대부분 사람들은 이런 부탁을 즐겨 받아주었으며, 귀찮다면 세신사 분에게 부탁하기도 했습니다.

남자목욕탕에는 이발소가 있는 곳도 많아서 목욕 후 이발도 같이 했는데, 머리만 자르는 것이 아니라 면도까지 가능했습니다. 뜨거운 수건으로 얼굴을 덮고 하얀 면도크림 거품을 귀에서 턱밑까지 바른 후 사각

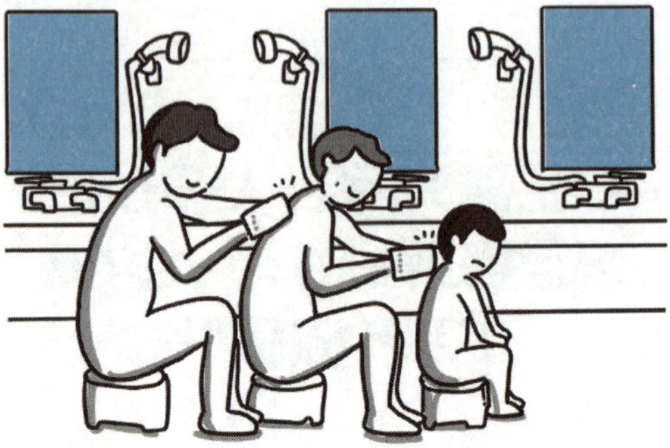

사각 수염 깎는 소리를 듣고 있노라면 왠지 시원하면서도 서늘한 마음이 들었습니다. 목욕과 이발을 끝낸 후 탈의실에서 옷을 입고, 잘 불려진 손톱과 발톱을 적절히 관리하면 그날의 목욕은 끝이 납니다. 오랜 세월이 흐른 지금, 예전의 공중목욕탕이 현대식 시설을 갖춘 사우나나 찜질방으로 변화했지만, 가끔은 옛날 목욕탕의 정겨운 분위기가 그리워질 때가 있습니다.

목욕과 사우나의 역사[375]

목욕의 역사는 그리스와 로마까지 거슬러 올라갑니다. 그리스 아테네의 경우 기원전 5세기경부터 귀족들은 욕조를 가진 집에서 목욕을 하거나 고급 공중목욕탕에 간 반면, 서민들은 인근 우물을 이용하거나 대중적인 공중목욕탕에서 목욕을 했습니다. 기원전 750년경에 쓰였다고 알려진 호메로스 서사시 《오딧세이아》에는 공중목욕탕의 물을 불로 데워 공급했고 필요할 때면 욕실에 화로를 피워 난방을 했다는 내용이 언급되어 있습니다.

본격적으로 목욕이 발달한 것은 기원전 3세기 로마시대입니다. 신체 단련 후에 몸을 씻는 그리스인과는 달리, 로마인들은 목욕 그 자체를 즐겼습니다. 로마의 공중목욕탕은 거대한 규모와 화려한 시설을 자랑하며 황제가 새로운 왕조를 시작하거나 내란이 끝나는 등 중요한 시기에 민심을 얻기 위해 만들어졌습니다. 기원전 33년에는 170여개의 로마식 목욕탕이 있었으며, 4세기에는 약 1,000개의 목욕탕이 존재했던 것으로 알려져 있습니다. 로마인들에게 공중목욕탕은 교류의 공간이자 휴식처이며 놀이터였다고 할 수 있습니다. 하지만 시간이 지날수록 혼탁한 분위기가 되었는데 초기 기독교인들은 목욕탕의 이런 분위기를 이유로 이곳을 방탕하고 더러운 장소로 여겼습니다. 그들은 몸을 드러내고 씻는 행위가

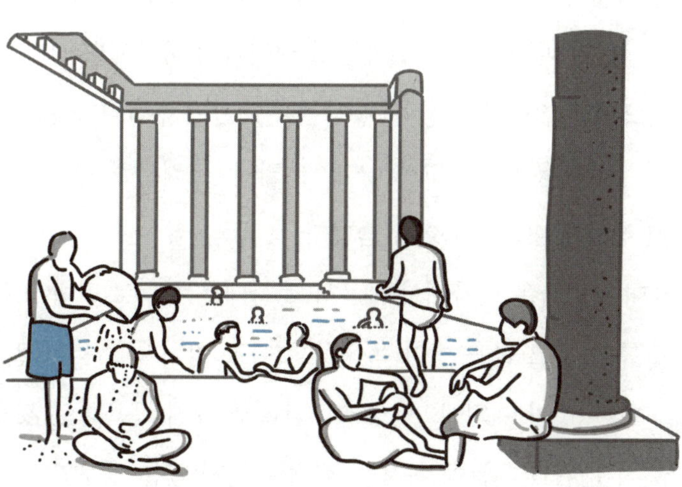

유혹을 유발하는 행위로 간주하며 이로써 죄를 지게 된다고 주장했습니다. 그래서 침례를 받을 때 몸을 담그는 것 이외에는 거의 씻지 않는 것이 신과 더 가까이 다가가는 방법이라고 여겼습니다. 또한, 중세 시대에는 콜레라나 페스트와 같은 전염병의 발생을 막기 위해 체내로 해로운 것들이 침입하지 못하도록 때로는 땀구멍을 막아야 한다는 주장도 있었습니다. 이로 인해 중세 시대에는 세균 감염과 종기, 발진, 부스럼과 같은 피부 질환이 일상적으로 발생하며, 전염병으로 인해 많은 사람들이 사망했습니다. 그러나 17세기에 들어오면서 목욕이 다시 유행하기 시작했으며, 귀족과 같은 부유층은 건강을 유지하기 위해 온천 시설을 즐겨 이용하고 요양을 받았다고 알려져 있습니다.

우리나라의 목욕문화는 고려시대 《삼국사기》를 통해 알 수 있습니다. 《삼국사기》 중 〈고구려 본기〉를 보면 서천왕 17년(서기 286년)에 왕이 병을 사칭하고 온탕에 갔다는 기록이 있습니다. 고려에 사신으로 왔던 송나라 문신 서긍이 쓴 《고려도경》에는 고려인들이 하루에도 서너 차례 목욕을 즐겼으며 사찰이나 개성의 큰 강이나 냇가에서 남녀가 한데 어울려 목욕을 했다는 내용이 있다고 합니다. 이 외에 《고려사절요》에도 역대 왕들의 온천 행사에 대한 기록이 있습니다.

조선시대 서민들은 냇가에서 목욕하고 사대부는 주로 안방 또는 사랑방에 목간통을 두고 물을 받아 목욕을 했다고 합니다. 그러나 알몸으로 전신욕을 하는 것이 예의에 어긋나며, 남녀가 함께 목욕하는 것을 금지하는 사회적 분위기 때문에 목욕을 제대로 하지 않는 경우가 많아서 개인 위생 상태가 좋지 않았습니다. 그러다가 일제강점기에 들어서면서 목욕문화를 즐기는 일본인들의 영향으로 대중목욕탕이 나타나기 시작하였습니다.

사우나는 핀란드의 오랜 전통 중의 하나입니다. 사우나는 수증기의 종류에 따라 크게 건식과 습식으로 나눌 수 있는데, 건식사우나란 습도는 낮추고 온도를 섭씨 100도 이상 올리는 방식이고 습식사우나는 습도는 높이고 온도를 섭씨 60~70도 정도로 맞추는 방식을 말합니다. 참고로 찜질방의 온도는 섭씨 40~50도 정도로 상대적으로 낮아 숨쉬기도 편하고 사우나보다 훨씬 편안한 상태에서 온열 효과를 볼 수 있다고 합니다.

목욕과 사우나는 우리의 건강에 어떤 영향을 미칠까요? 자주하는 것이 건강에 좋을까요? 최근에 이에 대한 연구 결과들이 발표되어 소개하면 다음과 같습니다.

온수 목욕과 사우나에 대한 임상연구

일본에서 40~59세 사람들을 대상으로 온수 목욕을 일주일에 0~2번, 3~4번, 매일 하는 사람들로 나누어 추적관찰한 결과, 일주일에 0~2번 온수 목욕을 한 경우에 비하여 매일 목욕하는 사람들의 경우 심뇌혈관질환, 뇌경색, 뇌출혈의 위험도가 각각 28퍼센트, 26퍼센트, 46퍼센트 낮았습니다.[376]

핀란드에서 중년의 남성을 대상으로 15~20년간 추적관찰한 결과, 일주일에 사우나를 1번 이하로 하는 사람들에 비하여 2~3번, 4~7번 하는 사람들이 심장병의 위험도가 각각 23~29퍼센트, 48~70퍼센트 낮았습니다. 또한 심장병으로 인한 사망 위험도도 각각 27퍼센트, 50퍼센트 낮았습니다.[377, 378] 뇌경색의 위험도는 사우나를 일주일에 1번 이하로 하는 것에 비하여 4~7번 하는 경우 62퍼센트 낮았습니다.[379]

그렇다면 온수 목욕이나 사우나를 자주하면 심뇌혈관질환 위험도가 감소하는 이유는 무엇일까요? 아직 명확하게 알려지지는 않았지만 온수 목욕이나 사우나와 같이 우리 몸이 뜨거운 물이나 공기에 노출되면 체온이 올라가면서 혈관이 확장되고 혈류가 증가하면서 혈관의 전단응력(shear stress: 가해진 힘으로 인해 혈관에 변형을 일으키는 힘)이 감소하기 때문에 혈관을 보호하는 효과가 있다고 합니다. 이와 함께 온수 목욕을 자주하는 사람들 중에 고혈압이 있는 사람이 적었는데, 이러한 이유로 심혈관질환 발생 가능성이 낮았을 수도 있습니다.

물론, 모두에게 해당하는 사항은 아닐 수도 있습니다. 온수 목욕이나 사우나를 자주 하는 사람들은 사회경제적으로 안정된 사람들일 가능성이 높고 거주환경이나 식생활도 좋을 가능성이 높아서 심뇌혈관질환 위험도가 낮았을 수도 있습니다. 또한 위 연구들은 온수 목욕과 사우나 문화가 발달된 일본과 핀란드에서 진행되었는데 목욕문화가 발달하지 않거나 거의 없는 다른 나라에서도 같은 연구 결과가 나타날지는 알 수 없습니다. 마지막으로 이러한 연구에 대한 사회적 요구가 있을 수 있습니다. 예를 들어 와인이 건강에 좋다는 연구 결과들은 주로 프랑스에서 많이 나오고 있는데, 이런 연구의 상당수는 프랑스 와인회사에서 연구비를 제공한 경우가 많습니다.

위생에는 효과적

실제 온수 목욕이나 사우나가 심장병이나 뇌경색을 예방하는 효과가 있는지 논란의 여지는 있지만 개인 위생을 높이는 것은 확실합니다. 그리고 큰 부작용이 있어 보이지도 않습니다. 특별한 문제가 없는 한 자주 하시는 것이 건강에 좋을 것 같습니다. 주의할 것은 이미 심장병이나 심부전이 있는 분들, 그리고 혈압조절이 되지 않는 고혈압환자들의 경우 사우나를 하면 맥박이 빨라져서 심장에 악영향을 미칠 수도 있기 때문에 가급적 피하시는 것이 좋겠습니다. 또한 음주 후에 온수 목욕이나 사우나를 하는 것도 조심해야 합니다. 최근 음주 후에 사우나를 하고 갑자기 사망을 한 경우가 보도된 적이 있습니다.[380] 마지막으로 어르신들의 경우 뜨거운 물에 장시간 몸을 담그거나 너무 높은 온도의 사우나를 즐기면 화상을 입을 수도 있기에 주의를 하는 것이 좋겠습니다.

고혈압 전단계로 진단되면 빨리 약물치료를 시작해야 할까?

고혈압과의 싸움

미국 역사상 가장 위대한 대통령들 중의 한 명으로 손꼽히는 프랭클린 루즈벨트는 1921년 하반신 마비가 찾아와 평생 휠체어에 의존해야 했지만 1932년 미국의 제32대 대통령이 되었습니다. 그리고 대공황을 극복하고 제2차 세계대전을 승리로 이끌며 미국 역사상 유일무이한 4선 대통령이 되었습니다. 역사적인 획을 그은 인물이었지만 그의 개인적인 생애는 고혈압과의 싸움이었다고 해도 과언이 아니었습니다.

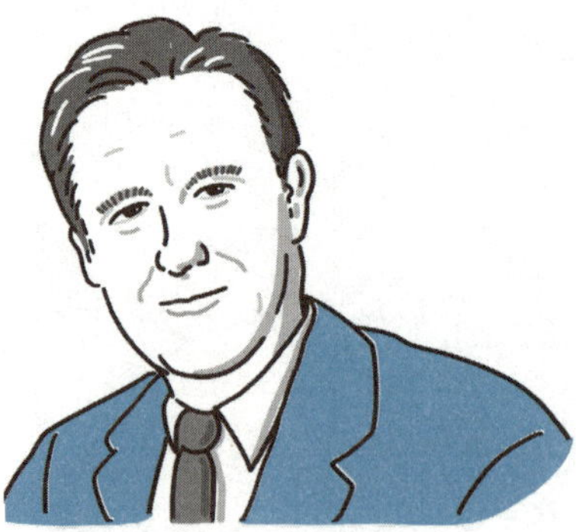

1931년, 49세였던 그의 혈압은 140/100밀리미터머큐리였으며, 55세 때에는 162/98밀리미터머큐리로 상승하였습니다. 그 후 59세 때에는 188/105밀리미터머큐리에

도달했으나, 당시 의학계 주류 의견은 고혈압으로 진단받더라도 조절할 필요가 없다는 것이었습니다. 그래서 담당 의사는 안정제인 페노바비탈(phenobarbital)과 마사지 요법만을 처방하였습니다. 그러나 1943년과 1944년에 루즈벨트 대통령은 호흡곤란, 피로감, 어지러움 등 고혈압으로 인한 심부전과 관련된 증상을 호소하였으나, 주치의는 루즈벨트의 혈압을 낮추는 치료를 시행하지 않았습니다. 그러다가 1944년, 한 심장내과 전문의가 루즈벨트 대통령을 심부전으로 진단하고, 저염식이와 강심제 치료를 포함한 금연 및 금주 지시를 처방한 후 증상이 약간 호전되었습니다. 그럼에도 그의 혈압은 180~230/110~140밀리미터머큐리였습니다.

1945년 2월, 처칠, 스탈린과 얄타(Yalta)에서 전후 평화 협정을 맺을 당시, 루즈벨트 대통령의 혈압은 260/150밀리미터머큐리였습니다. 그런데 1945년 4월 12일, 루즈벨트 대통령은 뒷머리가 아프다고 말한 뒤 의식을 잃었으며 몇 시간 후 숨을 거두었습니다. 부검 결과, 그의 혈압은 사망 당시 300/190밀리미터머큐리로 나타났으며, 고혈압으로 인해 뇌 속의 혈관이 터져 척수까지 피가 들어가는 지주막하 출혈(뇌출혈)로 인한 사망으로 진단되었습니다. 루즈벨트 대통령이 사망한 당시 63세로, 자신이 정비한 사회보장제도의 노령연금 연령에도 미치지 못하는 나이였습니다.

루즈벨트의 사례에서 보는 것처럼 고혈압을 치료하지 않으면 심장병이나 뇌출혈과 같은 심각한 합병증을 유발할 수 있기 때문에 치료가 필요합니다. 그렇다면 수축기 혈압이 135밀리미터머큐리로 정상보다 약간 높거나 커트라인 정도인 고혈압 전단계일 때도 혈압약을 먹어 혈압을 낮추어야 할까요? 여기서는 고혈압에 대하여 알아보도록 하겠습니다.

원인을 알지 못해 완치도 할 수 없다

고혈압이란 여러 원인으로 혈압이 높아진 상태를 말하며, 혈압은 동맥벽에 대한 혈액의 압력을 의미합니다. 혈액의 압력은 심장이 수축하면서 혈액을 대동맥에 보낼 때 가장 높은데 이것이 바로 '수축기 혈압'입니다. 반면, 심장이 늘어나면서 심장으로 혈액이 들어올 때가 가장 낮은데 이를 '이완기 혈압'이라고 합니다. 혈압을 표현할 때에는 수축기 압력/이완기 압력으로 표현합니다. 예를 들어 혈압이 130/80밀리미터머큐리(mmHg)인 경우 130은 수축기 혈압을, 80은 이완기 혈압을 나타냅니다. 단위는 mmHg로 표기하는데 mm은 밀리미터이며, Hg은 수은의 약자입니다. 즉, 130/80mmHg란 수은봉이 있을 때 수은을 130밀리미터, 80밀리미터 올릴 수 있는 압력을 의미합니다.

앞에서도 이야기한 적이 있지만, 고혈압을 일으키는 원인의 90~95퍼센트는 알려져 있지 않고, 알려진 원인은 전체의 5~10퍼센트 정도에 그칩니다. 원인을 모르기에 원인치료가 아닌 혈압을 낮추는 처방을 주로 하며 완치도 어렵습니다. 고혈압약 또한 고혈압을 치료해서 낫게 하는 약물이 아니라 혈압을 일시적으로 낮추는 역할만 하기에 약을 꾸준히 복용하지 않으면 혈압이 불안정해질 수 있습니다.

일반적으로 정상혈압은 130/80밀리미터머큐리 이하를 말하며,

고혈압으로 진단하는 혈압수치는 140/90밀리미터머큐리입니다. 130~39/80~89밀리미터머큐리 정도면 고혈압은 아니지만 정상혈압도 아니어서 이를 고혈압 전단계라고 합니다. 고혈압 전단계일 경우 약물치료를 바로 시행해야 할지에 대한 논란이 있습니다. 어떤 학자들은 이러한 사람들을 장기간 추적관찰한 결과, 고혈압으로 진행되거나 다른 심혈관질환 위험요인을 가지고 있는 경우가 많아 빠른 치료가 필요하다고 주장하는 반면, 다른 학자들은 성급한 약물치료보다 신체활동을 늘리고 소금 섭취를 줄이며 금주하는 등 생활 습관을 교정하는 것만으로도 혈압을 상당히 낮출 수 있다고 합니다. 또한, 고혈압 전단계에서 약물치료를 시작하면 약물치료 대상 환자 수가 급격히 늘어나기 때문에 국민 의료비 부담이 증가하게 됩니다. 게다가, 모든 고혈압 약물은 부작용을 가지고 있기 때문에 고혈압 전단계에서 약물치료로 인한 부작용이 발생하면 정작 약물치료가 필요한 시점에 치료를 받지 않을 수도 있어서 미리 약물치료를 시작할 필요는 없다고 주장합니다. 최근 이에 대한 연구 결과들이 많이 발표되어 소개하면 다음과 같습니다.

고혈압 전단계에 대한 임상연구

미국에서 35~64세의 고혈압 전단계를 가진 사람들을 추적관찰하였더니 정상 혈압을 가진 사람들의 비하여 심혈관질환 위험도가 여성의 경우 2.5배, 남성의 경우 0.6배 높았습니다.[381] 40~69세를 대상으로 혈압과 심뇌혈관질환의 관련성을 조사한 연구를 종합한 결과, 115/75밀리미터머큐리에서 수축기 혈압이 20밀리미터머큐리 증가하고 이완기 혈압이 10밀리미터머큐리 증가할 때 뇌경색으로 인한 사망 위험도 및 심장병과 또다른 혈관질환으로 인한 사망률이 2배 증가하는 경향을 보였습니다.[382] 혈압과 심뇌혈관질환의 관계를 조사한 다른 연구에서도 고혈압 전단계에서는 모든 원인에 의한 사망 위험도에는 차이가 없지만, 심장병으로 인한 사망 위험도는 28퍼센트 더 높다는 결과가 있었습니다. 하지만 이러한 위험 증가는 절대적인 위험으로는 낮았습니다. 하지만 그 절대적인 위험도는 낮았습니다.[383]

고혈압 전단계인 사람들에게 무작위로 칸테살탄이라는 혈압약을 투여한 군과 그렇지 않은 군으로 나누어 추적관찰한 결과, 약물치료를 시행하지 않은 군은 4년 동안 63퍼센트에서 고혈압으로 진행했으며, 고혈압약을 사용한 군의 고혈압 발생률은 2년 후에는 66퍼센트 감소하였지만 4년 후에는 15.6퍼센트만 낮았습니다.[384] 이들을 평균 5.6년 정도 추적관찰한 결과, 약물치료를 시행한 군의 경우 평균 혈압이 6밀리미터머큐리 정도 낮았지만 급성심근경색, 심장병으로 인한 사망, 뇌경색, 심부전의 발생률은 약물치료를 받지 않은 군과 차이가 없었습니다.[385]

항고혈압약을 복용하지 않는 30~54세 성인 중에서 과체중이면서 고혈압 전단계인 사람들을 대상으로 6개월 동안 4.3~4.4킬로그램의 체중감량을 시키고 이후 혈압을 평가한 결과, 체중이 감소한 군의 경우 6개월 후 수축기 혈압과 이완기 혈압이 각각 3.2/2.7밀리미터머큐리 감소하였지만 36개월이 지나서 1.3/0.9밀리미터머큐리 감소하였습니다. 마찬가지로 나트륨 섭취를 줄인 군의 경우 6개월 이후 혈압이 2.9/1.6밀리미터머큐리 감소하였고 36개월이 지나서도 1.2/0.7밀리미터머큐리 낮았습니다. 마지막으로 4년 후 고혈압으로 진행하거나 약물치료를 받는 경우가 체중조절을 하거나 나트륨 섭취제한을 하지 않은 사람들에 비하여 20퍼센트 정도 낮았습니다.[386]

체중을 줄이고 덜 짜게 먹으며 규칙적인 운동을 하자

연구 결과들을 정리해보면 고혈압 전단계인 경우가 그렇지 않은 경우에 비하여 심장병 위험도가 약간 높고 고혈압으로 진행될 가능성이 높아 보입니다. 하지만 절대적 위험도가 매우 높지는 않습니다. 고혈압 전단계에서 혈압을 낮추는 약물치료를 할 경우 혈압을 낮추는 효과는 있지만 심근경색이나 뇌경색 발생률을 낮추는 등 치료효과가 명확하지는 않습니다.

과체중이면서 고혈압 전단계라면 우선 체중을 줄이고 짠 음식을 적게 먹으며 규칙적인 운동 등 생활 습관을 교정하는 것이 건강에 도움이 됩니다. 하지만 당뇨나 말초혈관질환, 뇌경색 혹은 신부전 등의 질환이 있다면 고혈압 전단계라도 약물치료를 빨리 받을 것을 권합니다.

키다리 아저씨처럼 키가 크면 더 건강할까?

키다리 아저씨의 매력

소설 《키다리 아저씨》를 아시나요? 미국 소설가 진 웹스터가 1912년 발표한 소설로 고아원에서 자란 주인공인 제루샤 애벗(Jerusha Abbott)은 매달 익명의 후원자에게 정기적으로 편지를 보내는 조건으로 대학교 진학 후원을 받게 됩니다. 애벗은 후원자의 이름과 얼굴을 알지 못했기에, 현관에서 본 그의 기다란 그림자를 보고 '키다리 아저씨(Daddy-long-legs)'라고 부릅니다. 애벗은 대학교에 진학하여 이름을 주디로 바꾸고 '키다리 아저씨에게'라고 시작하는 편지를 보내며 즐거운 대학교 생활을 보냅니다. 그러다 어느 날, 기숙사 룸메이트의 삼촌인 저비스를 만나고 서로 호감을 느낍니다. 대학을 졸업할 즈음 저비스에게 청혼을 받지만 자신이 고아라는 사실을 밝히면 그가 떠날까 봐 거절합니다. 대학을 졸업하고 작가가 되기 위하여 농장으로 이주했는데 키다리 아저씨가 큰 병이 났다는 편지를 받고 처음으로 키다리 아저씨의 집을 방문합니다. 그리고 키다

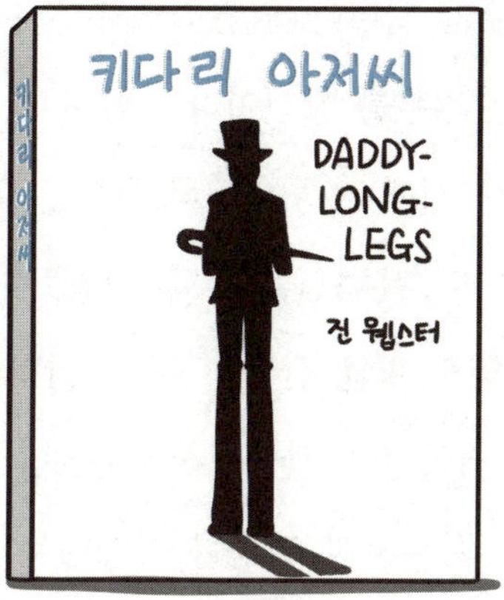

리 아저씨가 바로 저비스임을 알게 됩니다. 이 소설은 주디의 편지만으로 이야기가 진행되기에 독자가 애벗의 편지를 받는 대상이 된 것처럼 감정 이입을 느끼게 되는 점이 무척 흥미롭습니다.

그런데 궁금한 점이 한 가지 생깁니다. 매력적인 남자 주인공을 왜 '키다리 아저씨'로 설정했을까요? '키 작은 아저씨'는 매력이 적은 걸까요? 큰 키는 건강이나 장수와 연관이 있을까요? 여기서는 건강과 키의 연관성에 대하여 알아보도록 하겠습니다.

과거에 비해 키가 큰 이유

키 또는 신장이란 인간이 직립했을 때 몸의 높이를 말합니다. 직립하지 않는 동물들은 몸길이 또는 체장이라고 합니다. 키는 주로 성장호르몬 분비에 의해 좌우되며 여성의 경우 만 15~16세, 남성은 19~25세가 되면 키의 성장이 멈추게 됩니다. 일반적으로 각 나라의 평균 키 대비 상위 10퍼센트에 속하는 경우를 장신이라고 합니다.

15~19세기까지 조선시대 남성의 평균 신장은 161센티미터, 여성의 경우 148센티미터였습니다. 유럽인들도 크게 다르지 않습니다. 제1차 세계대전 당시 남성 영국인의 평균 신장은 168센티미터였다고 합니다. 하지만 지금은 178센티미터입니다. 산업통산자원부 국가기술표준원은 2022년 제8차 한국인 인체치수조사 결과를 공개했는데 우리나라 남성 평균 키는 172.5센티미터이고 여성은 159.6센티미터였습니다. 1979년과 비교하면 남성은 6.4센티미터, 여성은 5.3센티미터 커졌습니다.

현대인이 키가 큰 이유는 무엇일까요? 첫째, 어린 시절 영양 섭취가 좋아진 점을 꼽을 수 있습니다. 20세기 인류의 생활수준은 급격히 향상되었습니다. 20세기 초반만 하더라도 하루 밥 세 끼 먹는 일도 호사였지만, 지금은 영양과잉을 걱정하고 있습니다. 둘째, 국민들의 평균소득이 향상된 점입니다. 호주머니 사정이 괜찮아지면서 양질의 식사가 가능해지면서 평균 키의 향상으로 이어졌습니다. 셋째, 위생환경의 변화입니다. 생활환경이 좋아지면서 질병에 걸리는 사람이 줄어들게 된 것도 키에 영향을 미치게 되었습니다. 성장기에 병치레를 자주하면 키가 자라는데 사용되어야 할 에너지를 병과 싸우는데 쓰게 됩니다. 넷째, 의료기술입니다. 의학 기술의 진보로 인해 성장기에 발생할 수 있는 질병들이 예방되거나 조절되어, 키 성장에 한 몫을 하였을 거라고 생각합니다.[387]

키다리를 선호하는 이유

키가 큰 사람이 호감을 받는 것은 사실인 듯합니다. 한 정보회사가 성인남녀를 대상으로 이상형에 대한 외모에 대한 설문조사를 시행한 결과, 남성은 얼굴이 예쁜 여자를 선호한다고 한 경우가 43퍼센트인 반면, 여성은 키가 큰 사람을 선호한다고 한 경우가 47퍼센트였습니다.[388] 여성이 뽑은 이상적인 남자친구의 키는 182~185센티미터로 조사된 적도 있습니다.[389]

그렇다면 여성들은 왜 키가 큰 남성을 좋아할까요? 진화 과정에서 우리 몸에 남아있는 본능 때문일 가능성이 높습니다. 현대처럼 문명이 발달하기 전에는 키 큰 사람들이 식량을 모으고 적을 물리쳤을 확률이 높았기에 이들의 곁에 있는 것이 진화상 유리했을 것입니다. 키 큰 사람을 선호하는 현상은 언어에도 남아 있습니다. 예를 들어, 한자어 '우러러볼 앙(仰)'은 '두 사람이 있는데 한 사람은 서 있고, 다른 한 사람은 무릎을 꿇고 고개를 들어 올려보고 있는 것을 나타내는 모습'을 형상하고 있습니다. '우러러 본다'는 말이 자신보다 더 크거나 높은 상대를 지칭한다고 할 수 있습니다. 이런 표현은 영어에도 있습니다. 영어에서 존경받는 사람들을 'big man'이라고 하고, '우러러 본다'는 표현을 'look up', 현금이 부족한 상태를 'short'이라고 표현하는 것이 그 증거입니다.

큰 키가 예전만큼의 이점을 누리진 않는다고 하더라도 여전히 사람들은 키가 큰 사람들을 선호합니다. 1980년 미국 〈포춘〉지가 선정한 500대 기업의 대표이사 중 절반 이상이 180센티미터 이상이었다고 합니다.

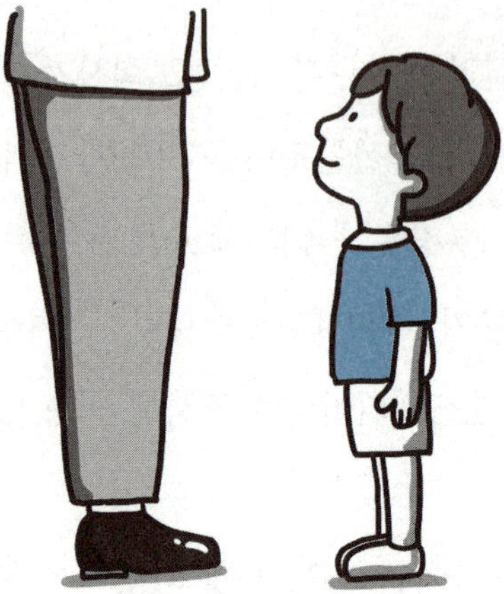

또한 43명의 미국 대통령 가운데 5명만이 평균 이하의 신장을 가졌는데 도널드 트럼프의 경우 190센티미터였고, 버락 오바마는 187센티미터, 현재의 조 바이든 대통령도 182센티미터입니다.

물론 이런 사례만으로 일반화를 할 수는 없습니다. 그렇다면 키다리들이 정말로 사회에서 성공할 가능성이 높다는 말이 사실일까요? 또한 사람의 키가 질병 발생과도 관련이 있을까요? 최근 이에 대한 여러 연구 결과들이 발표되어 소개하면 다음과 같습니다.

키와 사회적 지위에 대한 연구

영국에서 37~73세의 영국인을 대상으로 건강, 인구학적 요인, 혈압 및 유전자를 조사한 결과, 신장과 교육 수준 간에 일치하는 경향이 나타났습니다. 키가 평균보다 6.3센티미터더 클수록 마지막 교육 기간이 0.2년 더 길었습니다. 또한, 키가 6.3센티미터 클수록 숙련된 직업을 가질 확률이 29퍼센트 높았으며 연봉도 2,940파운드 증가하는 경향을 보였으나 이러한 패턴은 주로 남성에서 나타났습니다.[390]

다양한 연구 결과를 종합한 분석에서, 키가 2.54센티미터 커질 때마다 주급이 1.4~2.9퍼센트 증가하는 경향을 보였습니다. 또한, 키 분포에서 25퍼센타일(percentile)에 있는 사람과 75퍼센타일에 있는 사람들의 임금을 비교한 결과, 75퍼센타일에 있는 사람의 임금이 25퍼센타일에 있는 사람들보다 평균 9.2퍼센트 높았습니다.[391] 미국에서 수행된 다른 연구에서도 키가 평균보다 2.5센티미터 더 커질 때마다 연봉이 789달러 늘어나며, 키가 180센티미터인 사람은 같은 능력을 가진 160센티미터인 동료보다 연간 6,312달러를 더 벌었다고 나타났습니다.[392]

흥미로운 것은 지위가 키에 영향을 미치기도 한다는 사실입니다. 예를 들어 어떤 한 사람을 학생들에게 소개한 후 키를 추정하게 하였는데, 이 사람을 학생으로 소개했을 때는 학생들 165센티미터로 추정하였지만, 강사로 소개했을 때는 167.5센티미터, 전임강사로 소개했을 때는 170센티미터, 정교수로 소개했을 때는 175센티미터로 추정하였습니다.[393]

키가 큰 사람들이 더 많은 임금을 받는다는 이유는 무엇일까요? 첫째, 개발도상국에서는 몸으로 하는 노동이 많기 때문에 키가 큰 사람들이 체격적으로 더 우월하다고 여겨지는 경우가 있습니다. 이에 비해 선진국에서는 자존심, 사회적 지위 및 외모와 같은 차별적인 요인들이 더 큰 임금 격차를 유발할 수 있습니다. 둘째, 청소년기에 키가 큰 경우, 인적 자원을 형성할 수 있는 다양한 사회 활동에 참여하는 경향이 있으며, 이러한 활동은 나중에 높은 수입과 관련이 있을 수 있습니다. 셋째, 사회경제적으로 안정된 가정에서 자란 경우, 어릴 때부터 영양이 풍부하고 고품질의 음식을 섭취했을 가능성이 있어 키가 큰 경향이 나타날 수 있습니다. 이러한 영양학적 요소가 성인이 되어서도 계속해서 영향을 미칠 수 있습니다. 넷째, 키가 작은 경우 어릴 때 병치레를 자주 했을 가능성이 높으며, 이로 인해 학교 결석률이 높고 체력이 부족할 수 있어 높은 교육을 받을 가능성이 낮을 수 있습니다.

키와 건강에 대한 연구

미국에서 심장병과 키와의 관계를 조사한 결과, 키가 6.5센티미터 작을 때마다 심장병 위험도가 13.5퍼센트 증가하였습니다. 신장이 75퍼센타일 이상인 경우 25퍼센타일 이하일 때보다 심장병 위험도가 26퍼센트 낮았습니다.[394] 미국에서 성인을 대상으로 키와 사망률과의 관계를 조사한 결과, 키가 6.5센티미터 클 때마다 모든 원인에 의한 사망률이 3퍼센트, 혈관질환에 의한 사망률이 6퍼센트 낮았지만 악성종양에 의한 사망률은 4퍼센트, 다른 원인에 의한 사망률은 8퍼센트 높았습니다.[395]

심장병과 신장에 대한 연구들을 종합해서 분석한 결과, 키가 173.9센티미터 이상인 경우에 비하여 160.5센티미터보다 작은 경우, 모든 원인에 의한 사망률 35퍼센트, 심장병에 의한 사망률 55퍼센트, 심장병 발생률 49퍼센트, 심근경색 발생률은 52퍼센트 높았습니다.[396] 덴마크에서 36년 동안 추적관찰한 연구에서 키가 작은 사람들에 비하여 키가 큰 사람들은 심장병 발생률은 33퍼센트 낮았지만 심방세동은 60퍼센트가 높

았습니다.[397]

아시아인을 대상으로 키와 심장병의 관련성을 조사한 연구들을 종합 분석한 결과, 키가 클수록 심장병 및 뇌경색으로 인한 사망 위험도가 감소하였습니다.[398] 그렇지 않다는 연구도 있습니다. 일본에서 40~50세의 사람들을 16년간 추적관찰한 결과, 키가 평균 신장(남성 162cm, 여성 150cm)보다 6.5센티미터 작을 때 뇌경색, 뇌출혈의 위험도가 각각 20퍼센트, 23퍼센트 높았지만, 심장병 발생률은 통계적으로 차이가 없었습니다.[399]

중국의 시골 지역에서 키와 사망률을 조사한 결과, 남성과 여성의 경우 키가 5센티미터 클수록 모든 원인에 의한 사망률이 각각 19퍼센트와 12퍼센트 감소했습니다.[400] 그러나 우리나라 사람들을 대상으로 한 연구에서는 남성의 경우 키와 모든 원인에 의한 사망률, 심장병 및 악성종양에 의한 사망률에 차이가 없었으며,[401] 여성의 경우 키가 5센티미터 클 때 악성종양으로 인한 사망률이 5퍼센트 증가했습니다.[402]

그렇다면 키가 큰 사람들이 심장병에 걸릴 확률은 낮은 대신 악성종양이 생길 확률이 높은 이유는 무엇일까요? 키가 큰 사람들은 폐도 커서 폐 기능이 좋기 때문에 심장병과 호흡기질환을 보호하는 역할을 한다는 것입니다. 또한 심장에 혈액을 공급하는 관상동맥도 굵어서, 같은 정도의 동맥경화로 인해 혈관이 좁아지더라도 어느 정도 보호할 수 있다는 것입니다.[403] 그러나, 키가 큰 사람들은 상대적으로 더 많은 세포를 가지고 있어서 세포 돌연변이에 의한 악성종양에 걸릴 확률이 높아질 수 있습니다.

키로 인한 차별을 받지 않는 사회가 되기를

능력에 따른 차별뿐만 아니라 성별, 인종, 혹은 다른 이유로 인한 차별을 인정하지 않는 법적 제도와 함께 키가 크다는 점이 크게 중요하게 되지 않아진 지금도 키가 사회적 성공이나 높은 임금을 받는 데 영향을 미치는 사실은 놀랍습니다. 외모, 특히 키가 업무능력과는 무관하게 사회적 성공이나 임금에 영향을 미칠 수 있다는 것은 생각할 만한 점이 있습니다. 이로 인해 부모들이 자녀의 키를 키우기 위해 노력하는 것은 이해가 됩니다. 마지막으로, 사람의 키가 심장병이나 악성종양 발생과 관련이 있다는 사실은 매우 흥미로운 주제 중 하나입니다.

참고 문헌

1부 음식과 건강

1. 박종혁, 등. 소비자의 인터넷 건강정보 활용에 영향을 미치는 요인. 예방의학회지. 2008;41:241-8.
2. 김정은, 등. 인터넷 건강정보가 의사-환자 관계에 미치는 영향에 대한 환자들의 인지도 조사. 대한의료 정보학회지. 2008;14:345-54.
3. 김명환의 시간여행, 달걀 값, 광복직후엔 소고기와 같아…1950년대 명절엔 달걀 선물이 인기, 조선일 보, 2017.1.18.
4. Dehghan M, et al. Association of egg intake with blood lipids, cardiovascular disease, and mortality in 177,000 people in 50 countries. Am J Clin Nutr 2020;111:795-803.
5. Hu FB, et al. A prospective study of egg consumption and risk of cardiovascular disease in men and women. JAMA 1999;281:1387-1394.
6. Zhong VW, at al. Association of dietary cholesterol or egg consumption with incident cardiovascular disease and mortality. JAMA 2019;321:1081-1095.
7. Dehghan M, et al. Associatio of dairy intake with cardiovascular disease and mortality in 21 countries from five continents (PURE): a prospective cohort study. Lancet 2018;392:2288-2297.
8. Soedamah-Muthu SS, et al. Dairy consumption and incidence of hypertension: a dose-response meta-analysis of prospective cohort studies. Hypertension 2012;60:1131-1137.
9. Goede J, et al. Dairy consumption and risk of stroke: a systematic review and updated dose-response meta-analysis of prospective cohort studies. J Am Heart Assoc 2016;5:e002787.
10. Ding M, et al. Association of dairy intake with risk of mortality in women and men: three prospective cohort studies. BMJ 2019;367:l6204.
11. Miller V, et al. Fruit, vegetable, and legume intake, and cardiovascular disease and deaths in 18 countries (PURE) : a prospective cohort study. Lancet 2017;390:2037-2049.
12. Wang X, et al. Fruit and vegetable consumption and mortality from all causes, cardiovascular disease, and cancer: systemic review and dose-response meta-analysis of prospective cohort studies. BMJ 2014;349:g4490.
13. He FJ, et al. Fruit and vegetable consumption and stroke: meta-analysis of cohort studies. Lancet 2006;367:320-326.
14. Hodson JM, et al. Apple intake is inversely associated with all-cause and disease-specific mortality in elderly women. Br J Nutr 2016;`5:860-867.
15. Schnabel L, et al. Association between ultraprocessed food consumption and risk of mortality amoing middle-aged adults in France. JAMA Intern Med 2019;179:490-498.

16. Srour B, et al. Ultraprocessed food consumption and risk of type 2 diabetes among participants of the NutriNet-Sante Prospective cohort. JAMA Intern Med 2020;180:283-291.

17. Srour B, et al. Ultra-processed food intake and risk of cardiovascular disease: prospective cohort study (NutriNet-Sante). BMJ 2019;365:l1451.

18. Rico-Campa A, et al. Association between consumption of ultra-processed foods and all cause mortality: SUN prospective cohort study. BMJ 2019;365:l1949.

19. Hall KD, et al. Ulra-processed diets cause excess calorie intake and weight gain: an inpatient randomized controlled trial of Ad Libitum food intake. Cell Metab 2019;30:67-77.

20. 한국인 음식 70퍼센트 가공식품으로 섭취, 당과 나트륨 철철, 고양식문, 2020.7.26.

21. Hu Y, et al. Intake of whole grain foods and risk of type 2 diabetes: results from three prospective cohort studies. BMJ 2020;370:m2206.

22. Aune D, et al. Whole grain consumption and risk of cardiovascular disease, cancer, and all cause and cause specific mortality: systematic review and dose-response meta-analysis of prospective studies. BMJ 2016;353:i2716.

23. 붉은 살 생선과 흰살 생선의 차이, 중앙일보, 2003.5.13.

24. Zheng J, et al. Fish consumption and CHD mortality: an updated meta-analysis of seventeen cohort studies. Public Health Nutr 2012;15:725-737.

25. Jayedi A, et al. Fish consumption and risk of all-cause and cardiovascular mortality: a dose-response meta-analysis of prospective observational studies. Public Health Nutr 2018;21:1297-1306.

26. Zhang B, et al. Fish consumption and coronary heart disease: a meta-analysis. Nutrients 2020;12:2278.

27. Rhee JJ, et al. Fish consumption, omega-3 fatty acids, and risk of cardiovascular disease. Am J Prev Med 2017;52:10-19.

28. Zhong VW, et al. Associations of processed meat, unprocessed red meat, poultry, or fish intake with incident cardiovascular disease and all-cause mortality. JAMA Intern Med 2020;180:503-512.

29. Ibsen DB, et al. Substitution of red meat with poultry or fish and risk of type 2 diabetes: a Danish cohort study. Eur J Nutr 2019;58:2705-2712.

30. Veno SK, et al. Substitution of fish for red meat or poultry and risk of ischemic stroke. Nutrients 2018;10:1648.

31. Sun Y, et al. Association of fried food consumption with all cause, cardiovascular, and cancer mortality: prospective cohort study. BMJ 2019;364:k5420.

32. Nahab F, et al. Dietary fried fish intake increases risk of CVD: the Reasons for geographic And Racial Differences in Stroke (REGARDS) study. Public Health Nutr 2016;19:3327-3336.

33. Mozaffarian D, et al. Fish consumption and stroke risk in elderly individuals: the cardiovascular health study. Arch Intern Med 2005;165:200-2006.

34. 오승원, 조비룡. 심뇌혈관질환 예방을 위한 식생활지침. Korean J Fam Pract 2012;2:S64-S70.

35. Song MY, et al. Association of animal and plant protein intake with all-cause and cause-specific mortality. JAMA Intern Med 2016;176:1453-1463.

36. Budhathoki S, et al. Aoosciation of animal and plant protein intake with all-cause and cause-specific mortality in a Japanese cohort. JAMA Intern Med 2019;179:1509-1518.

37. Naghshi S, et al. Dietary intake of total, animal, and plant protein and risk of all cause, cardiovascular, and cancer mortality: systematic review and dose-response meta-analysis of prospective cohort studies. BMJ 2020;370;m2412.

38. Chen Z, et al. Dietary protein intake and all-cause and cause-specific mortality: results from the Rotterdam Study and a meta-analysis of prospective cohort studies. Eur J Epidemiol 2020;35:411-429.

39. Zheng Y, et al. Association of changes in red meat consumption with total and cause specific mortality among US women and men: two prospective cohort studies. BMJ 2019;365:l2110.

40. Zhong VW, et al. Association of processed meat, unprocessed red meat, poultry, fish intake with incident cardiovascular disease and all-cause mortality. JAMA Intern Med 2020;180:503-512.

41. Wolk A. Potential health hazards of eating red meat. J Intern Med 2017;281:106-122.

42. Du H, et al. Redmeat, poultry, and fish consumption and risk of diabetes: a 9 year prospective cohort study of the China Kadoorie Biobank. Diabetologia 2020;63:767-779.

43. Zheng Y, et al. Association of changes in red meat consumption with total and cause specific mortality among US women and men: two prospective cohort studies. BMJ 2019;365:l2110.

44. Zhong VW, et al. Association of processed meat, unprocessed red meat, poultry, fish intake with incident cardiovascular disease and all-cause mortality. JAMA Intern Med 2020;180:503-512.

45. Wang X, et al. Red and processed meat consumption and mortality: dose-response meta-analysis of prospective cohort studies. Public Health Nutr 2016;19:893-905

46. Penso L, et al. Association between adult acne and dietary behaviors: finding from the NutriNet-Sante Prospective Cohort Study. JAMA Dermatol 2020;156:54-862.

47. Juhl CR, et al. Dairy intake and acne vulgaris: a systematic review and meta-analsysis of 78.539 children, adolescents, and young adults. Nutrients 2018;10:1049.

48. Caperton C, et al. Double-blind, placebo-controlled study assessing the effect of chocolate consumption in subject with a history of acne vulgaris. J Clin Aesthet Dermatol 2014;7:19-23.

49. Smith RN, et al. The effect of a high-protein, low glycemic-load diet versus a conventional, high glycemic-load diet on biochemical parameters associated with acne vulgaris: a randomized, investigator-masked controlled trial. J Am Acad Dermatol 2007;57:247-256.

50. Smith RN, et al. A low-glycemic-load diet improves symptoms in acne vulgaris patients: a randomized controlled trial. Am J Clin Nutr. 2007;86:107-115.

51. Baldwin H, Tan J. Effects of diet on acne and its response to treatment. Am J Clin Dermatol 2021;22:55-65.

52. Bhavadharini B, et al. Association of dairy consumption with metabolic syndrome, hypertension and diabetes in 147 812 individuals from 21 countries. BMJ Open Diabetes Res Care 2020;8:e000826.

53. Kratz M, et al. The relationship between high-fat dairy consumption and obesity, cardiovascular, and metabolic disease. Eur J Nutr 2013;52:1-24.

54. Drouin-Chartier JP, et al. Systematic review of the association between dairy product consumption and risk of cardiovascular-related clinical outcomes. Adv Nutr 2016;7:1026-1040.

55. Mena-Sanchez G, et al. Dairy product consumption in the prevention of metabolic syndrome: a systematic review and meta-analysis of prospective cohort studies. Adv Nutr 2019;10(suppl_2): S144-153.

56. Dehghan M, et al. Association of dairy intake with cardiovascular disease and mortality in 21 countries from five continents (PURE): a prospective cohort study. Lancet 2018;392:2288-2297.

57. Alonso A, et al. Low fat dairy consumption and reduced risk of hypertension: the Seguimiento Universidad de Navarra (SUN) cohort. Am J Clin Nutr 2005;82:972-979.

58. Bhavadharini B, et al. Association of dairy consumption with metabolic syndrome, hypertension and diabetes in 147 812 individuals from 21 countries. BMJ Open Diabetes Res Care 2020;8:e000826.

59. Noel SE, et al. Association between flavored mild consumption and changes in weight and body composition over time: differences among normal and overweight children. Eur J Clin Nutr 2013;67:295-300.

60. Fayet F, et al. Australian children who drink mild (plain or flavored) have higher mild and micronutrient intakes but similar body mass index to those who do not drink milk. Nutr Res 2013;33:95-102.

61. Murphy MM, et al. Drinking flavored or plain milk is positively associated with nutrient intake and is not associated with adverse event on weight status in US children and adolescent. J Am Diet Assoc 2008;108:631-639.

62. Nicklas TA, et al. Flavored mild consumers drank more milk and had a higher prevalence of meeting calcium recommendation than nonconsumers. J Sch Health 2017;87:650-657.

63. Fayer-Moore F. Effect of flavored milk vs plain milk on total milk intake and nutrient provision in children. Nutr Rev 2016;74:1-17.

64. Ebbeling CB. Confusion at the milk cooler: opportunity to bolster the evidence base for prevention nutrition. Am J Clin Nutr 2020;111:240-241.

65. Albala C, et al. Effects of replacing the habitual consumption of sugar-sweetened beverage with mild in Chilean children. Am J Clin Nutr 2008;88:605-611.

66. Fayer-Moore F. Effect of flavored milk vs plain milk on total milk intake and nutrient provision in children. Nutr Rev 2016;74:1-17.

67. Mozaffarian D. Dietary and Policy Priorities for Cardiovascular Disease, Diabetes, and Obesity: A Comprehensive Review. Circulation 2016;133:187-225.

68. 설탕 대신하는 대체감미료 안전한가? 중앙일보 2018.5.6.

69. Fowler SP, et al. Diet soda intake is associated with long-term increases in waist circumference in a biethnic cohort of older adults: the San Antonio Longitudinal Study of Aging. J Am geriatric Soc 2015;63:708-715.

70. Azad MB, et al. Nonnutritive sweeteners and cardiometabolic health: a systematic review and meta-analysis of randomized controlled trials and prospective cohort studies. CMAJ 2017;189:E929-E939.

71. Chazelas E, et al. Sugary drinks, artificially-sweetened beverages, and cardiovascular disease in the NutriNet-Sante cohort. J Am Coll Cardiol 2020;18:2175-2177.

72. Malik VS, et al. Lon그램-term consumption of sugar-sweetened and artificially sweetened beverages and risk of mortality in US adults. Circulation 2019;139:2113-2125.

73. Mullee A, et al. Association between soft drink consumption and mortality in 10 European countries. JAMA Intern Med 2019;179:1479-1490.

74. Hirahatake KM, et al. Cumulative intake of artificially sweetened and sugar-sweetened beverages and risk of incident type 2 diabetes in young adults: the Coronary Artery Risk Development In Young Adults (CARDIA) Study. Am J Clin Nutr 2019;110:733-741.

75. Drouin-Chartier JP, et al. Changes in consumption of sugary beverages and artificially sweetened beverages and subsequent risk of type 2 diabetes: results from three large prospective U.S. cohorts of women and men. Diabetes Care 2019;42:2181-2189.

76. Imamura F, et al. Consumption of sugar sweetened beverages, artificially sweetened beverages, and fruit juice and incidence of type 2 diabetes: a systematic review, meta-analysis, and estimation of population attributable fraction. BMJ 2015;351:h3576.

77. Hirahatake KM, et al. Cumulative intake of artificially sweetened and sugar-sweetened beverages and risk of incident type 2 diabetes in young adults: the Coronary Artery Risk Development In Young Adults (CARDIA) Study. Am J Clin Nutr 2018;110:733-741.

78. Mullee A, et al. Association between soft drink consumption and mortality in 10 European countries. JAMA Intern Med 2019;179:1479-1490.

79. 매운맛으로 스트레스를 푼다, 사이언스타임즈, 2020.5.18

80. 매, 매, 매운맛을 주세요. 동아사이언스 2018.4.19.

81. Bonaccio M, et al. Chili pepper consumption and mortality in Italian adults. J Am Coll Cardiol 2019;74:3139-3149.

82. Lv J, et al. Consumption of spicy foods and total and cause specific mortality: population based cohort study. BMJ 2015;351:h3942.

83. Chopan M, Littenberg B. The association of hot red chili pepper consumption and mortality: a large population-based cohort study. PLos One 2017;12:e0169876.

84. Spence JD. Chili pepper consumption and cardiovascular mortality. J Am Coll Cardiol 2019;74:3150-3152..

85. DiNicolantonio JJ, et al. Is salt a culprit or an innocent bystander in hypertension? A hypothesis challenging in the ancient paradigm. Am J Med 2017;130:893-899.

86. Intersalt Coopeative Rearch group. Intersalt: an international study of electrolyte excretion and blood pressure. Results for 24 hour urinary sodium and potassium excretion. BMJ 1988;297:319-328

87. O'Donnell MJ, et al. Urinary sodium and potassium excretion, mortality, and cardiovascular events.

N Engl J Med 2014;371:612-623.

88. Mente A, et al. Association of urinary sodium and potassium excretion and blood pressure. N Engl J Med 2014;371:601-611.

89. O'Donnell MJ, et al. Urinary sodium and potassium excretion and risk of cardiovascular events. JAMA 2011;306:2229-2238.

90. Stolarz-Skryzpek K, et al. Fatal and nonfatal outcomes, incidence of hypertension, and blood pressure changes in relation to urinary sodium excretion. JAMA 2011;305:1777-1785.

91. Graudal NA, et al. Effects of low sodium diet versus high sodium diet on blood pressure, renin, aldosterone, catecholamine, cholesterol, and triglyceride. Cochrane Database Syst Rev 2020;12:CD004022.

92. 가르시아, 우즈에 인종차별 발언 "치킨 대접하겠다" 뉴스1, 2013.5.22.

93. Gualler-Castillon P, et al. Intake of fried foods is associated with obesity in the cohort of Spanish adults from the European Prospective Investigation into Cancer and Nutrition. Am J Clin Nutr 2007;86:198-205.

94. Cahill LE, et al. Fried-food consumption and risk of type 2 diabetes and coronary artery disease: a prospective study in 2 cohorts of US women and men. Am J clin Nutr 2014;1000:667-675.

95. Gualler-Castillon P, et al. Consumption of fried foods and risk of coronary heart disease: Spanish cohort of the European Prospective Investigation into Cancer and Nutrition. BMJ 2012;344:e363.

96. Sun Y, et al. Association of fried food consumption with all cause, cardiovascular, and cancer mortality: prospective cohort study. BMJ 2019;364:k5420.

97. Veronese N, et al. Fried potato consumption is associated with elevated mortality: an 8-y longitudinal cohort study. Am J Clin Nutr 2017;106:162-167.

98. Djousse L, et al. Consumption of fried foods and risk of heart failure in the physicians' health study. J Am Heart Assoc 2015;4:e001740.

99. Kang YJ, Kim JH. Association between fried food consumption and hypertension in Korean adults. Br J Nutr 2016;115:87-94.

100. Qin P, et al. Fried-food consumption and risk of cardiovascular disease and all-cause mortality: a meta-analysis of observational studies. Heart 2021;0;1-9.

101. Fried potato consumption is associated with elevated mortality: an 8-y longitudinal cohort study. Am J Clin Nutr 2017;106:162-167.

102. Pereira MA, et al. Fast-food habits, weight gain, and insulin resistance (the CARDIA study): 15-year prospective analysis. Lancet 2005;365:36-42.

103. Odegaard QO, et al. Western-style fast food intake and cardiometabolic risk in an Eastern country. Circulation 2012;126:182-188.

104. Llor C, et al. Efficacy of anti-inflammatory or antibiotic treatment in patients with non-complicated acute bronchitis and discoloured sputum: randomised placebo controlled trial. BMJ 2013;347:f5762.

105. Kim SY, et al. Non-steroidal anti-inflammatory drugs for the common cold. Cochrane Database Syst Rev 2015;21:CD006362.

106. Paul M, et al. Effect of honey, dextrometrophan, and no treatment on nocturnal cough and sleep quality for coughing children and their parents. Arch Pediatr Adolesc Med 2007;161:1140- 1146.

107. Oduwole O, et al. Honey for acute cough in children. Cochrane Database Syst Rev 2018;4:CD007094.

108. Llor C, et al. Effectiveness of antitussives, anticholinergics, and honey versus usual care in adults with uncomplicated acute bronchitis: a multiarm randomized clinical trial. Fam Pract 2022; e-pub.

109. De Sutter AIM, et al. Oral antihistamine-decongestant-analgesic combinations for the common colds. Cochrane Database Syst Rev 2012;2:CD004976.

110. Satomura K, et al. Prevention of upper respiratory tract infections by gargling: a randomized trial. Am J Prev Med 2005;29:302-7.

111. Seida JK, et al. North American (Panax quinquefolius) and Asian ginseng (Panax ginseng) preparations for prevention of the common cold in healthy adults: a systematic review. Evid Based Complement Alternat Med 2011;2011:282151

112. Hermila H, Chalker E. Vitamin C for preventing and treating the common cold. Cochrane Database Syst Rev 2013;1: CD000980.

113. Gomez E, et al. Does vitamin C prevent the common cold? Medwave 2018;18:e7235.

114. Quidel S, et al. What the effects of vitamin C on the duration and severity of the cold? Medwave 2018;18:e7261.

115. Watson NF, et al. Recommended amount of sleep for a healthy adult: a joint consensus statement of the American Academy of Sleep Medicine and Sleep Research Society. Sleep 2015;38:843-844.

2부 수면과 운동

116. Calvin AD, et al. Effects of experimental sleep restriction on caloric intake and activity energy expenditure. Chest 2013;144:79-86.

117. ST-Onge MP, et al. Short sleep duration increases energy intakes but does not change energy expenditure in normal-weight individuals. Am J Clin Nutr 2011;94:410-416.

118. Khatib HK, et al. The effect of partial sleep deprivation on energy balance: a systematic review and meta-analysis. Eur J Clin Nutr 2017;71:614-624.

119. Zhou B, et al. Effect of sleep restriction on metabolism-related parameters in healthy adults: a comprehensive review and meta-analysis of randomized controlled trials. Sleep Med Rev 2019;45:18-30.

120. Ganwisch JE, et al. Inadequate sleep as a risk factor for obesity: analyses of the NHANES I. Sleep 2005;28:1289-1296.

121. Itani O, et al. Association of onset of obesity with sleep duration and shift work among Japanese adults. Sleep Med 2011;12:341-345.

122. Nishihara C, Hashimoto H. A 4-year study of the association between short sleep duration and change in body mass index in Japanese male workers. J Epidemiol 2010;20:385-390.

123. Kim K, et al. Association between sleep duration, fat mass, lean mass and obesity in Korean adult: the fourth and fifth Korean National Health and Nutrition Examination Surveys. J Sleep Res 2017;26:453-460.

124. Zhou Q, et al. Dose-response association between sleep duration and obesity risk: a systematic review and meta-analysis of prospective cohort studies. Sleep Breath 2019;23:1035-1045.

125. Tasali E, et al. Effect of sleep extension on objectively assessed energy intake among adults with overweight in real-life settings: a randomized clinical trial. JAMA Intern Med 2022;182:365-374..

126. Al Khatib HK, et al. Sleep extension is a feasible lifestyle intervention in free-living adults who are habitually short sleepers: a potential strategy for decreasing intake of free sugars? A randomized controlled pilot study. Am J Clin Nutr 2018;107:43-53.

127. Feingold CL, et al. Health sleep every day keeps the doctor away. Int J Environ Res Public Health 2022;19:10740.

128. Xie L, et al. Sleep drives metabolite clearance from the adult brain. Science 2013;342:373-377.

129. Fultz NE, et al. Coupled electrophysiological, hemodynamic, and cerebrospinal fluid oscillation in human sleep. Science 2019;366:628-631.

130. 신지은 등, 청년기의 수면과 행복: 기억의 긍정성 편향을 중심으로. 한국심리학회지 2017;23:271-293.

131. Yeo Y, et al. A prospective cohort study on the relationship of sleep duration with all-cause and disease specific mortality in the Korean Multi-center Cancer Cohort study. J Prev Med Public Health 2013; 46: 271-81.

132. Sabanayagam C, Shankar A. Sleep duration and cardiovascular disease: results from the National Health Interview Survey. Sleep 2010; 33: 1037-42.

133. Taheri S, et al. Short sleep duration is associated with reduced leptin, elevated ghrelin, and increased body mass index. PLoS Med 2004; 1: e62

134. Insomnia symptoms and risk of cardiovascular diseases among 0.5 million adults A 10-year cohort. Neurology 2019;93:e2110-2120.

135. Li Y, et al. Association between insomnia symptoms and mortality: a prospective study of U.S. men. Circulation 2014;129:737-746.

136. ge I, et al. Insomnia and risk of mortality from all-cause, cardiovascular disease, and cancer: Systematic review and meta-analysis of prospective cohort studies. Sleep Med Rev 2019;48:101215.

137. 이석준, 김진관, 염증 반응과 수면 장애. Korean J Clin Lab Sci. 2015;47:97-104

138. '지긋지긋한 불면증'과 결별하는 네 가지 방법. 헬스조선 2014.1.16.

139. 김석주. 불면장애 진단과 치료의 최신지견. J Korean Neuropsychiatr Assoc 2020;59:2-12.

140. 한국 출판계의 10년-브런치, https://brunch.co.kr/@unigood7311/8

141. "작년 전자책 매출 종사자 급증…올해 매출도 크게 늘 듯" 연합뉴스, 2019.12.18.

142. Chang AM, et al. Evening use of light-emitting eReaders negatively affects sleep, circardian timing, and next-morning alertness. Proc Natl Acad Sci U S A 2015;112:1232-1237.

143. Chinoy ED, et al. Unrestricted evening use of light-emitting tablet computers delays self-selected

bedtime and disrupt circardian timing and alertness. Physiol Rep 2018;6:e13692.

144. Chung SJ, et al. What do people before going to bed? A study of bedtime procrastination using time use surveys. Sleep 2020;43:zsz267.

145. Chung JE, et al. Smartphone addiction risk and daytime sleepness in Korean adolescents. J Paediatr Child Health 201;54:800-806.

146. Kim SY, et al. The relationship between smartphone overuse and sleep in younger children: a prospective cohort study. J Clin Sleep Med 2020;16:1133-1139.

147. Lawrenson Jg, et al. The effect of blue-light blocking spectacle lenses on visual performance, macular health, and the sleep-wake cycle: a systematic review of the literature. Ophthalmic Physiol Opt 2017;37:644-654.

148. Downie LE, et al. Analysis of systematic review about blue light-filtering intraocular lenses for retinal protection: understanding the limit a tion o f the evidenc e. JAMA Ophthalmol 2019;13 7:6 9 4 - 6 9 7.

149. Choi KA, et al. Awakening effects of blue-enriched morning light exposure on university students' physiologic and subjective response. Sci Rep 2019;9:345.

150. Viola AU, et al. Blue-enriched white light in the workplace improves self-reported alertness, performance and sleep quality. Scand J Work Environ Health 2008;34:297-306.

151. 아침형 vs 저녁형, 누가 유리할까? 사이언스타임즈, 2015.6.1

152. 리처드 와이즈먼, 괴짜심리학, 웅진지식하우스, p37.

153. 정석훈, 일주기 리듬을 어떻게 측정할 것인가? J Kor Sleep Soc 2009;6:63-68.

154. Lopez-Minguez J, et al. Circardian system heritability as assessed by wrist temperature: a twin study. Chronobiology interational. 2015;32:71-80.

155. Maukonen M, et al. Chronotype differences in timing of energy and macronutrient intakes: a population-based study in adults. Obesity 2017;25:608-615.

156. Patterson F, et al. Smoking, screen-based sedentary behavior, and diet associated with habitual sleep duration and chronotype: Data from the UK Bank. Ann Behav Med 2016;50:715-726.

157. Nauha L, et al. Chronotypes and objectively measured physical activity and sedentary time at midlife. Scand J Med Sci Sports 2020;30:1930-1938.

158. Henson J, et al. Physical behaviors and chronotype in people with type 2 diabetes. BMJ Open Diabetes Res Care 2020;8:e001375.

159. Yu JH, et al. Evening chronotype is associated with metabolic disorders and body composition in middle-aged adults. J Clin Endocrinol Metab. 2015;100:1494-1502.

160. Suh S, et al. Chronotype differences in health behaviors and health-related quality of life: A population-based study among aged and older adults. Behav Sleep Med. 2017;15(5):361-376.

161. Nauha L, et al. Chronotypes and objectively measured physical activity and sedentary time at midlife. Scand J Med Sci Sports 2020;30:1930-1938.

162. 건강을 위해 아침형 인간으로 바꿔야 하나? 코메디닷컴 2019.8.11.

163. Wright KP, et al. Entrainment of the human circardian clock to the natural light-dark cycle. Curr

Biol 2013;23:1554-1558.

164. Stothard ER, et al. Circardian entrainment to the natural light-dark cycle across seasons and the weekend. Curr Biol 2017;27:508-513.

165. 성인 3명 중 1명 '비만'… 국민건강 및 국가재정 '위협', 한의신문, 2020.10.22.

166. Foster gD, et al. Weight and metabolic outcomes after 2 years on a low-carbohydrate versus low-fat diet: a randomized trial. Ann Intern Med 2010; 153:147-157

167. Johnston BC, et al. Comparison of weight loss among named diet programs in overweiht and obese adults: a meta-analysis. JAMA 2014;312:923-933

168. Ge I, et al. Comparison of dietary macronutrient patterns of 14 papular named dietary programe for weight and cardiovascular risk factor reduction in adults: systematic review and network meta-analysis of randomized trials. BMJ 2020;369:m696.

169. Ash S, et al. Effect of intensive dietetic interventions on weight and glycaemic control in overweight men with Type II diabetes: a randomised trial. Int J Obes Relat Metab Disord 2003;27:797-802

170. Harvie MN, et al. The effects of intermittent or continuous energy restriction on weight loss and metabolic disease risk markers: a randomized trial in young overweight women. Int J Obes (Lond) 2011;35:714-722

171. Hoddy KK, et al. Meal timing during alternate day fasting: Impact on body weight and cardiovascular disease risk in obese adults. Obesity (Silver Spring) 2014;22:2524-2531.

172. Trepanowski JK, et al. Effect of alternate-day fasting on weight loss, weight maintenance, and cardioprotection among metabolically healthy obese adults: a randomized clinical trial. JAMA Intern Med 2017;177:930-938.

173. Carter S, et al. Effect of intermittent compared with continuous energy restricted diet on glycemic control in patients with type 2 diabetes: a randomized noninferiority trial. JAMA Netw Open 2018;1:e180756.

174. Brouns F. Overweight and diabetes intervention: is a low-carbohydrate-high fate diet recommendable? Eur J Nutr 2018;57:1301-1312.

175. 5개 의학회 공동성명 "저탄고지 다이어트 위험", 이투데이, 2016.10.26.

176. Dong TA, et al. Intermittent fasting: a heart healthy dietary pattern? Am J Med 2020;133:901-907.

177. 최중명, 김춘배. 비만관리와 과학적근거. J Korean Med Assoc 2011;54:250-265.

178. Zheng Y, et al. Associations of weight gain from early to middle adulthood with major health outcomes later life. JAMA 2017;318:255-269.

179. Calle EE, et al. Body-mass index and mortality in a prospective cohorts of U.S. adults. N Engl J Med 1999;341:1097-1105.

180. Calle EE, et al. Overweight, obesity, and mortality from cancer in a prospective studied cohort of U. S. adults. N Engl J Med 2003;348:1625-1638.

181. Chen C, et al. Weight change across adulthood in relation to all cause and cause specific mortality: prospective cohort study. BMJ 2019;367:l5584.

182. Zhou T, et al. Association of weight loss from early to middle adulthood and incident hypertension risk later in life. Nutrients 2020;12:2622.

183. Stokes A, et al. Obesity progression between young adulthood and midlife and incident diabetes: a retrospective cohort study of U. S. adults. Diabetes Care 2018;41:1025-1031.

184. Sjostrom L, et al. Effects of bariatric surgery on mortality in Swedish obese subjects. N Engl J Med 2007;357:741-752.

185. 양윤준, 일차의료 의사가 알아야 하는 스포츠의학, Korean J Fam Med Suppl 2011;32:S376-380.

186. Bellettiere J, et al. Sedentary behavior and cardiovascular disease in older women: The Objective Physical Activity and Cardiovascular Health (OPACH) Study. Circulation 2019;139:1036- 1046.

187. Patterson R, et al. Associations between commute mode and cardiovascular disease, cancer, and all-cause mortality, and cancer incidence, using linked Census data over 25 years in England and Wales: a cohort study. Lancet Planet Health 2020;4:e186-e194.

188. Yates T, et al. Association between change in daily ambulatory activity and cardiovascular events in people with impaired glucose tolerance (NAVIGATOR trial): a cohort analysis. Lancet 2014;383:1059-1066.

189. Ekelund U, et al. Dose-response associations between accelerometry measured physical activity and sedentary time and all cause mortality: systematic review and harmonized meta-analysis. BMJ 2019;366:4570.

190. Zhao M, et al. Recommended physical activity and all cause and cause specific mortality in US adults: prospective cohort study. BMJ 2020;370:m2031.

191. Saint-Maurice PF, et al. Association of daily step count and step intensity with mortality among US adults. JAMA 2020;323:1151-1160.

192. Bennett DA, et al. Association of physical activity with risk of major cardiovascular disease in Chinese men and women. JAMA Cardiol 2017;2:1349-1358.

193. Lear SA, et al. The effect of physical activity on mortality and cardiovascular disease in 130000 from 17 high-income, middle-income, and low-income countries: the PURE study. Lancet 2017;16:2643-2654.

194. Lee IM, et al. Relative intensity of physical activity and risk of coronary artery disease. Circulation 2003;107:1110-1116.

195. Stensvold D, et al. Effect of exercise training for five years on all cause mortality in older adults-the generation 100 study: randomized controlled trial. BMJ 2020;371:m3485.

196. Ekelund U, et al. Does physical activity attenuated, or even eliminated, the detrimental association of sitting time with mortality? A harmonized meta-analysis of data from more than 1 million men and women. Lancet 2016;388:1302-1310.

197. Edwardson CL, et al. Effectiveness of the Stand More AT(SMArT) Work intervention: cluster randomized controlled trial. BMJ 2018;363:k3870.

198. Holtermann A, et al. The physical activity paradox: six reasons why occupational physical activity (OPA) does not confer the cardiovascular health benefits that leisure time physical activity does Br J Sports Med 2018;52:149-150.

199. Freburger JK, et al. The rising prevalence of chronic low back pain. Arch Intern Med 2009; 169: 251-258.

200. 직장인 괴롭히는 허리통증, '허리디스크' 예방법, 대한민국정책브리핑, 2020.1.6.

201. 이동국. 노인 요통 관리. Korean J Clin geri 2016;17:51-58.

202. Manchikanti L, et al. Evidence based pratice guideline for interventional techinique in the management of chronic spinal pain. Pain Physi 2003;6:3-81

203. Cherkin DE, et al. Effect of Mindfulness-Based Stress Reduction vs Cognitive Behavioral Therapy or Usual Care on Back Pain and Functional Limitations in Adults With Chronic Low Back Pain: A Randomized Clinical Trial. JAMA 2016;315:1240-1249.

204. Saper RB, et al. Yoga, physical therapy, or education for chronic low back pain: a randomized noninferiority trail. Ann Intern Med 2017;167:85-94.

205. Wieland LS, et al. Yoga treatment for chronic non-specific low back pain. Cochrane Database Syst Rev 2017;12:CD010671.

206. Zhu F, et al. Yoga compared to non-exercise or physical therapy exercise on pain, disability, and quality of life for patients with chronic low back pain: a systematic review and meta-analysis of randomized controlled trials. PLos One 2020;15:e0238544.

207. Wieland LS, et al. Yoga treatment for chronic non-specific low back pain. Cochrane Database Syst Rev 2017;12:CD010671.

208. Williams AC, et al. Psychological therapies for the management of chronic pain (excluding headache) in adults. Cochrane Database Syst Rev. 2012;11:CD007407.

209. Simon NM, et al. Efficacy of Yoga vs Cognitive Behavioral Therapy vs Stress Education for the Treatment of generalized Anxiety Disorder A Randomized Clinical. JAMA Psychiatry 2020 doi:10.1001/jamapsychiatry.2020.2496

210. Wong A, et al. The effects of mat pilates training on vascular function and body fatness in obese young women with elevated blood pressure. Am J Hypertens 2020;33:563-569.

211. Martins-Meneses DT, et al. Mat Pilates training reduced clinical and ambulatory blood pressure in hypertensive women using antihypertensive medications. Int J Cardiol 2015;179:262-268.

212. Beck DT, et al. Exercise training reduces peripheral arterial stiffness and myocardial oxygen demand in young prehypertensive subjects. Am J Hypertens 2013;26:1093- 1102.

213. Dimeo F, et al. Aerobic exercise reduces blood pressure in resistant hypertension. Hypertension 2012;6:563-658.

214. Baily BW, et al. The impact of step recommendations on body composition and physical activity patterns in college fresh women: a randomized trial. J Obes 2019:2019:4036825.

215. 조진경 등. 노인의 근감소성 비만 예방 및 치료를 위한 단백질 전략. Korean J Obes 2013;22:77-82.

216. 홍상모, 최웅환, Sarcopenia의 최신지견: 근감소증, 대한내과학회지 2012;83:444-454.

217. Sarcopenia, sarcopenic obesity and mortality in older adults: results from the National Health and Nutrition Examination Survey III. Eur J Clin Nutr 2014;68:1001-1007.

218. Wang H, et al. Skeletal muscle mass as a mortality predictor among nonagenarians and

centenarians: a prospective cohort study. Sci Rep 2019;9:2420.

219. Weng CH, et al. Mid-upper arm circumference, calf circumference and mortality in Chinese long-term care facility residents: a prospective cohort study. BMJ Open 2018;8:e020485.

220. Association of sarcopenia with short- and long-term mortality in older adults admitted to acute care wards: results from the CRIME study J gerontol A Bio Sci Med Sci 2014;69:1154-1161

221. Batsis JA, et al. Weifght loss interventions in older adults with obesity: a systematic review of randomized controlled trials since 2005. J Am geriatr Soc 2017;65:257-268.

222. Johnson KC, et al. The effect of intentional weight loss on fracture risk in persons with diabetes: results from the Look AHEAD randomized clinical trial. J Bone Miner Res 2017;32:2278-2287.

223. Jiang B, Vilateral DT. Therapeutic and lifestyle approaches to obesity in older persons. Curr Opin Clin Nutr Metab Care 2019;22:3-36.

224. Lee Y, et al. Frailty and body mass index as predictors of 3-year mortality in older adults living in the community. gerontology 2014;60:475-482.

225. Basaria S. et al. Adverse events associated with testosterone administration. N Engl J Med 2010;363:109-122.

226. Budoff MJ, et al. Testosterone treatment and coronary artery plaque volume in older men with low testosterone JAMA 2017;317:708-716.

227. Vigen R, et al. Association of testosterone therapy with mortality, myocardial infarction, and stroke in men with low testosterone levels JAMA 2013:310:1829-1836.

228. 평균 84세 일 할머니 아이돌 KBG84 인기. 한국일보, 2015.8.20.

229. Paffenbarger Jr RS, et al. The association of changes in physical-activity level and other lifestyle characteristics with mortality among men. N Engl J Med 1993;328:538-545.

230. Takahashi T, et al. The impact of physical activity on cardiovascular mortality in the general population. EXCLI J 2021;20:1294-1304.

231. Eliassen AH, et al. Physical activity and risk of breast cancer among postmenopausal women. Arch Intern Med 2010;170:1758-1794.

232. Biswas A, et al. Sedentary time and its association with risk for disease incidence, mortality, and hospitalization in adults: A systematic review and meta-analysis. Annals of Internal Medicine, 2015; 162: 123-132.

233. 박동호 등, 성인을 위한 신체활동 가이드라인 및 운동 강도에 관한 고찰, 운동과학 2015;24:99-107.

234. Stressman J, et al. Physical activity, function, and longetivity among the very old. Arch Intern Med 2009;169:1476-1483.

235. Amidei CB, et al. Association of physical activity trajectories with major cardiovascular disease in elderly people. Heart 2022;108:360-366.

236. Arem H, et al. Leisure time physical activity and mortality: a detailed pooled analysis of the dose-response relationship. JAMA Intern Med 2015;175:959-967.

237. Schnohr P, et al. Dose of jogging and long-term mortality : the Copenhagen City Heart Study. J Am Coll Cardiol 2015;65:411-419.

238. Watts EL, et al. Association of leisure time physical activity types and risks of all-cause, cardiovascular, and cancer mortality among older adults. JAMA Netw Open 2022;5:e2228510.

239. Armstrong MEG, et al. Frequency physical activity may not reduce vascular disease risk as much as moderate activity: large prospective study of women in the United Kingdom. Circulation 2015;131:721-729.

240. Williams PT, Thompson PD. Increased cardiovascular disease mortality associated with excessive exercise in heart attack survivors. Mayo Clin Proc 2014;89:1187-1194.

241. Mons U, et al. A reverse J-shaped association of leisure time physical activity with prognosis in patient stable angina pectoris: evidence from a large cohort with repeated measures. Heart 2014;100:1043-1049.

242. Eijsvogels TMH, Thomspon PD. Exercise is medicine: at any dose? JAMA 2015;314:1915-1916.

243. 태클 위력은 시속 56킬로미터로 차 부딪칠 때 운전자 충격과 같아. 조선일보 2009.2.2.

244. Mackay DF, et al. Neurodegenerative disease mortality among former professional soccer players. N Engl J Med 2019;381:1801-1808.

245. Tailoli E. All causes of mortality in male professional soccer players. Eur J Public Health 2007;17:600-604.

246. Lehman EJ, et al. Neurodegenerative causes of death among retired national football league players. Neurology 2012;79:1970-1974.

247. Nguyen VY, et al. Mortality among professional American-style football players and professional American baseball players. JAMA Netw Open 2019;2:e194223.

248. Mez J, et al. Clinicopathological evaluation of chronic traumatic encephalopathy in players of American football. JAMA 2017;3118:360-370.

249. 미국 이어 영국에서도… 유소년 '헤딩 훈련' 금지. 한국일보 2020.2.26.

250. Nguyen VY, et al. All-cause and cause-specific mortality among major league baseball player. JAMA Intern Med 2019;179:1298-1301.

251. 소득과 거꾸로 가는 뱃살…'가난한 비만' 는다. 조선일보, 2014.8.19.

252. 저소득층일수록 당뇨 걸릴 확률 높아…이유는? KBS, 2015.3.6.

253. 체질량지수 35 이상 '초고도 비만', 가난할수록 위험. 한겨레, 2014.11.9.

254. "뚱뚱한 건 나라 탓?"…비만의 실체. 머니투데이 2018.8.6.

255. Berkowitz SA, et al. Trends in food insecurity for adults with cardiometabolic disease in the United States:2005-2012. Plos One 2017;12:e0179172.

256. Myers CA, et al. Trends in adiposity and food insecurity among US adults. JAMA Netw Open. 2020;3:e2012767.

257. El Zein A, et al. Food insecurity is associated with increased risk of obesity in US college students. Curr Dev Nutr 2020;4:nzaa120.

258. Bhargava A, et al. Socio-economic, behavioural and environmental factors predicted by body weights and household food insecurity scores in the Early Childhood Longitudinal Study-Kindergarten. Br J Nutr 2008;100:438-444.

259. Mackenbach JP, et al. Socioeconomic inequalities in health in 22 European countries. N Engl J Med 2008;358:2468-2481

260. Abdalla SM, et al. Trends in cardiovascular disease prevalence by income level in the United States. JAMA Netw Open 2020;3:e2018150.

261. Wang SY, et al. Longitudinal associations between income changes and incident cardiovascular disease: The Atherosclerosis Risk In Community Study. JAMA Cardiol 2019;4:1203-1212.

262. Elfassy T, et al. Association of income volatility with incident cardiovascular disease and all-cause mortality in a US cohort. Circulation 2019;139:850-859.

263. Angell SY, et al. The American Heart Association 2030 impact goal: a presidential advisory from the American Heart Association. Circulation 2020;141:e120-e138.

264. Oh SY, Hong MJ. Food insecurity is associated with dietary intake and body size of Korean children from low-income families in urban areas. Eur J Clin Nutr 2003;57:1598-1604.

265. Dhurandhar EJ. The food-insecurity obesity paradox: a resource scarcity hypothesis. Physiol Behav 2016;162:88-92.

266. Michopoulos MAV, et al. Diet choice, cortisol reactivity, and emotional feeding in socially housed rhesus monkeys. Physiol Behav 2010;101:446-455.

3부 일상과 습관

267. Epel E, et al. Stress may add bite to appetite in women: a laboratory study of stress-induced cortisol and eating behavior. Psychoenuroendocrinology 2001;26:37-49.

268. Cahill LE, et al. Prospective study of breakfast eatin그램 and incident coronary heart disease in a cohort of male US health professionals. Circulation 2013;128:337-343.

269. Kubota Y, et al. Association of breakfast intake with incident stroke and coronary heart disease: the Japan public health center-based study. Stroke 2016;47:477-481.

270. Rong S, et al. Association of skipping breakfast with cardiovascular and all-cause death. J Am Coll Cardiol 2019;73:2025-2032.

271. Tin SPP, et al. Lifestyle and socioeconomic correlates of breakfast skipping in Hong Kong primary 4 schoolchildren. Prev Med 2011; 52:250-253.

272. Alsharairi NA, Somerset SM. Skipping breakfast in early childhood and its associations with maternal and child BMI: a study of 2-3-year-old Australian chidren. Eur J Clin Nutr 2016;70:450-455.

273. 박기영. 아침식사와 청소년 건강. Korean J Pediatr gastroenterol Nutr 2011;14:340-349.

274. 풀릴 듯 풀리지 않는…손가락 관절 '뚝' 소리의 정체. 한겨레신문 2018.4.2.

275. Rizvi A, et al. Let's get a hand on this: review of the clinical anatomy of "knuckle cracking" Clin Anat 2018;31:942-945.

276. Kawchuck gN, et al. Real-time visualization of joint cavitation. PLoS One 2015;10:e0119470.

277. Suja VC, Baraket AI. A methemathical model for the sounds produced by knuckle cracking. Sci Rep 2018;8:4600.

278. Castellanos J, Axelrod D. Effect of habitual knuckle cracking on hand function. Ann Rheum Dis. 1990;49:308-309.

279. Deweber K, et al. Knuckle cracking and hand osteoarthritis. J Am Board Fam Med. 2011;24: 169-174.

280. Yildizgoren MT, et al. Effects of habitual knuckle cracking on metacarpal cartilage thickness and grip strength. Hand Surg Rehabil 2017;36:41-43.

281. Chan PS, et al. Consequences of knuckle cracking: a report of two acute injuries. Am J Orthop (Belle Mead NJ). 1999;28:113-114.

282. 음식을 소금에 절이면 왜 썩지 않을까? 중앙일보, 2020.6.2.

283. 하루에 물 2리터씩 한 달을 마셔보니. 한겨레, 2017.4.26.

284. Chan J, et al. Water, other fluids, and fatal coronary heart disease: the Adventist health study. Am J Epidemiol 2002;155:827-833.

285. Kant AK, graubard BI. A prospective study of water intake and subsequent risk of all-cause mortality in a national cohort. Am J Clin Nutr 2017;105:212-220.

286. Palmer SC, et al. Fluid intake and all-cause mortality, cardiovascular mortality, and kidney function: a population-based longitudinal cohort study. Nephrol Dial Transplant 2014;29:1377-84.

287. Wu LW, et al. Association between fluid intake and kidney function, and survival outcomes analysis: a national wide population-based study. BMJ Open 2016;6:e010708.

288. Lim WH, et al. Total volume and composition of fluid intake and mortality in older women: a cohort study. BMJ Open 2017;7:e011720.

289. Leur LJ, et al. Total fluid and specific beverage intake and mortality due to IHD and stroke in the Netherland cohort study. Br J Nutr 2010;104:1212-1221.

290. Mucke S, et al. The influence of fluid intake on stroke recurrence-a prospective study. J Neuro Sci 2012;315:82-85.

291. '하루 물 8잔 마시면 건강해진다'는 건 7대 의학미신. 중앙일보, 2018.4.8

292. 물, 많이 마실수록 좋을까? Yes or No. 헬스조선, 2020.12.12.

293. Dennis E, et al. Water consumption increases weight loss during a hypocaloric diet intervention in middle-aged and older adults. Obesity 2010;18:300-307.

294. Parretti H, et al. Efficacy of water preloading before main meals as a strategy for weight loss in primary care patients with obesity: RCT. Obesity 2015;23:1785-1791

295. Bracamontes-Castelog, et al. Effect of water consumption on weight loss: a systematic review. Nutr Hosp 2019;36:1424-1429.

296. Kim SY, et al. Medication Adherence and the Risk of Cardiovascular Mortality and Hospitalization Among Patients With Newly Prescribed Antihypertensive Medications Hypertension 2016;67:506-512.

297. Mazzagliag, et al. Adherence to antihypertensive medications and cardiovascular mortality among newly diagnosed hypertensive patients. Circulation 2009;120:1598-1605.

298. Yang Q, et al. Antihypertensive medication adherence and risk of cardiovascular disease among

older patients: a population-based cohort study. J Am Heart Assoc 2017:6:e006056.

299. Kim YY, et al. Effect of medication adherence on long-term all-cause-mortality and hospitalization for cardiovascular disease in 65,067 newly diagnosed type 2 diabetes patients. Sci Rep 2018;8:12190.

300. Khunti K, et al. Association between adherence to pharmacotherapy and outcomes in type 2 diabetes: a meta-analysis. Diabetes Care 2017;40:1588-1596.

301. Cross AJ, et al. Interventions for improving medication-taking ability and adherence in older adults prescribed multiple medications. Cochrane Database Syst Rev 2020;5:CD012419.

302. Thakkar J, et al. Mobile telephone text messaging for medication adherence in chronic disease: a meta-analysis. JAMA Intern Med 2016;176:340-349.

303. Lean MEJ, et al. Primary care-led weight management for remission of type 2 diabetes (DiRECT): an open-label, cluster-randomised trial. Lancet 2018;391:541-551.

304. Lean MEJ, et al. Durability of a primary care-led weight -management intervention for remission of type 2 diabetes: 2-year results of the DiRECT open-label, cluster-randomised trial. Lancet Diabetes Endocrinol 2019;7:344-355.

305. Miller HD, et al. Behavior change, weight loss and remission of type 2 diabetes: a community-based prospective cohort study. Diabet Med 2020;37:681-688.

306. Fantin F, et al. Weight loss and hypertension in obese subject. Nutrients 2019;11:1667.

307. Cohen JB. Hypertension in obesity and the impact of weight loss. Curr Cardiol Rep 2017;19:98.

308. 국내 건강기능식품 시장 규모 5조…5년 새 20퍼센트 확대, 식품저널, 2021.12.2.

309. Lee JM, et al. Vitamin E in the primary prevention of cardiovascular disease and cander: Women's Health Study: a randomized controlled trial. JAMA 2005;294:56-65.

310. Herberg S, et al. The SU.VI.MAX study: a randomized, placebo-controlled trial of the health effects of antioxidant vitamins and minerals. Arch Intern Med 2004;164:2335-2342.

311. Lippman SM, et al. Effect of selenium and vitamin E on risk of prostate cancer and other cancers: the Selenium and Vitamin E Cancer Prevention Trial (SELECT). JAMA 2009;301:39-51.

312. Klein EA, et al. Vitamin E and the risk of prostate cancer: the Selenium and Vitamin E Cancer Prevention Trial (SELECT). JAMA 2011;306:1549-1556.

313. Henekens CH, et al. Lack of effect of long-term supplementation with beta carotene on the incidence of malignant neoplasm and cardiovascular disease. N Engl J Med 1996;334:1145-1149.

314. Heyland D, et al. A randomized trial of glutamine and antioxidants in critically ill patients. N Engl J Med 2013;368:1489-1497.

315. Bjelakovicg, et al. Antioxidant supplements for prevention of mortality in healthy participants and patients with various disease. Cochrane Database Syst Rev, 2012;14:CD007176.

316. Albert CM, et al. Effect of folic acid and B vitamins on risk of cardiovascular events and total mortality among women at high risk for cardiovascular disease: a randomized trial. JAMA 2008;299:2027-36.

317. Zhang SM, et al. Effect of combined folic acid, vitamin B6, and vitamin B12 on cancer risk in

women: a randomized trial. JAMA 2008;300:2012-2021.

318. Paranjpe MD, et al. Self-reported health without clinically measurable benefits among adult users of multivitamin and multimineral supplements: a cross-sectional study. BMJ Open 2020;10:e039119.

319. Jenkins DJA, et al. Supplemental vitamins and minerals for cardiovascular disease prevention and treatment. J Am Coll Cardiol 2021;77:423-436.

320. Du H, et al. Fresh fruit consumption and major cardiovascular disease in china. N Engl J Med 2016;374:1332-1343.

321. Ma E, et al. Dietary antioxidant micronutrients and all-cause mortality: the Japan Collaborative Cohort Study for Evaluation of Cancer Risk. J Epidermiol 2018;28:388-396.

322. The ASCEND study collaborative group. Effect of n-3 fatty acid supplements in diabetes mellitus. New Engl J Med 2018;379:1540-1550.

323. Manson JE, et al. Marine n-3 fatty acids and prevention of cardiovascular disease and cancer. N Engl J Med 2019;380:23-32.

324. Abdelhamid AS, et al. Omega-3 fatty acids for the primary and secondary prevention of cardiovascular disease. Cochrane Database of Systematic Reviews. 2018;7:CD003177.

325. Bhatt DL, et al. Cardiovascular risk reduction with icosapent ethyl for hypertriglyceridemia. N Eng J Med 2019;380:11-22.

326. He K, et al. Accumulated evidence on fish consumption and coronary heart disease: a meta-analysis of cohort studies. Circulation 2004;109:2705-2711.

327. https://www.sciencebasedhealth.com/Fish-Oil-EE-vs-Tg-omega-3s-which-is-better-W119.aspx

328. Nordoy A, et al. Absorption of the n-3 eicosapentaenoic and docosahexaenoic acids as ethyl esters and triglycerides by humans. Am J Clin Nutr 1991;53:1185-1190.

329. Krokan HE, et al. The enteral bioavailability of eicosapentaenoic acid and docosahexaenoic acid is as good from ethyl esters as from glyceryl esters in spite of lower hydrolytic rates by pancreatic lipase in vitro. Biochimica et Biophsica Aca 1993;1168:59-67.

330. Reis gJ, et al. Effects of two types of fish oil supplements on serum lipids and plasma phospholipid fatty acids in coronary artery disease. Am J Cardiol 1990;66:1171-75.

331. El Boustani S, et al. Enteral absorption in man of eicosapentaenoic acid in different chemical forms. Lipids 1987;22:711-14.

332. Lawson LD and Hughes Bg. Human absorption of fish oil fatty acids as triacylglycerols, free fatty acids, or ethyl esters. Biochem Biophys Res Comm, 1988;156:328-35.

333. Dyerberg J, et al. Bioavailability of marine n-3 fatty acid formulations. Prostaglandins, Leukotrienes and Essential Fatty Acids 2010;83:137-141.

334. Annette LW, et al. Lipid structure does not modify incorporation of EPA and DHA into blood lipids in healthy adults: a randomised-controlled trial. Br J Nutr 2016;116:788-797.

335. Sadovsky R, et al. Prescription omega-3 acid ethyl esters for the treatment of very high triglycerides. Postgrad Med 2009;121:145-153.

336. Akter S, et al. Smoking, smoking cessation, and risk of mortality in a Japanese working population. Circ J 2018;82:3005-3012.

337. Inoue-Choi M, et al. Association of long-term, low-intensity smoking with all-cause and cause-specific mortality in the National Institutes of Health-AARP Diet and Health Study. JAMA Intern Med 2017;177:87-95.

338. 흡연 연령 낮아지고, '호기심'때문에 담배 피운다. 포널스뉴스, 2020.9.8.

339. 남성흡연율 32퍼센트 OCED 최상위권…여성은 3.5퍼센트 최하. 연합뉴스, 2019.12.13.

340. Pierce JP, gilpin E. How long will today's new adolescent smoker be addicted to cigarettes? Am J Public Health 1996;86:253-256.

341. Hu T, et al. Childhood/Adolescent Smoking and Adult Smoking and Cessation: The International Childhood Cardiovascular Cohort (i3C) Consortium, J Am Heart Assoc 2020;9:e014381.

342. Mermelsteing R. Teen smoking cessation. Tob Control 2003;Suppl 1:i25-34.

343. Harvey J, et al. Preventing smoking in children and adolescents: recommendation for practice and policy. Paediatr Child Health 2016;21:209-221.

344. Redfor B, et al. Effect of smoking on outcomes of primary PCI in patients with STEMI. J Am Coll Cardiol 2020;75:1743-1754.

345. Chung-Hall J, et al. Effectiveness of test-only cigarette health warnings in Japan: findings from the 2018 International Tobacco Control(ITC) Japan survey. Int J Environ Res Public Health 2020;17:952.

346. Brewer NT, et al. Effect of pictorial cigarette pack warnings on changes in smoking behavior: A randomized clinical trial. JAMA intern Med 2016;176:905-912.

347. Elton-Marshall T, et al. The lower effectiveness of text-only health warnings in China compared to pictorial health warning in Malaysia. Tob Control 2015;Supple 4:iv6-13.

348. Noar SM, et al. Pictorial cigarette pack warnings: a meta-analysis of experimental studies. Tob Control 2016;25:341-354.

349. Chido-Amajuoyi Og, et al. Association of exposure to court-ordered tobacco industry antismoking advertisement with intention to attempt to quit smoking among US adults. JAMA Netw Open 2020;3:e209504.

350. McAfee T, et al Effect of the first federally funded US antismoking national media campaign Lancet 2013;382:2003-2011.

351. Hartmann-Boyce J, et al. Nicotine replacement therapy for smoking cessation. Cochrane Database Sys Rev 2018;31:CD000146.

352. Jorenby DE, et al. Efficacy of varenicline, an alpha4beta2 nicotinic acetylcholine receptor partial agonist, versus placebo or sustained-release bupropion for smoking cessation: a randomized controlled trial. JAMA 2006;296:56-63.

353. Gonzales D, et al. Varenicline, an alpha4beta2 nicotinic acetylcholine receptor partial agonist, vs sustained-release bupropion and placebo for smoking cessation: a randomized controlled trial. JAMA 2006;296:47-55.

354. Cahill K, et al. Nicotinic receptor partial agonists for smoking cessation. Cochrane Database Syst

2016;2016:CD006103.

355. Volpp kg, et al. A randomized, controlled trial of financial incentives for smoking cessation. N Eng J Med 2009;360:699-709.

356. 남성 흡연율 32퍼센트 OCED 최상위권…여성은 3.5퍼센트 최하. 연합뉴스. 2019.12.13.

357. 송혜령, 김철환, 우리나라 흡연관련 질환의 역학 2008;29:563-571.

358. 흡연, 암,뇌졸중 등 22가지 질병과 인과관계 '확실'. 연합뉴스, 2016.8.31.

359. 국민건강보험 홈페이지, https://www.nhis.or.kr/magazin/mobile/201505/sub04.html

360. Ota A, et al. Smoking cessation after discharge among Japanese patients with established ischemic heart disease: a prospective cohort study. Acta Med Okayama 2008;62:151-157.

361. Rea TD, et al. Smoking status and risk for recurrent coronary events after myocardial infarction. Ann Intern Med 2002;137:494-500.

362. Koo HY, et al. Prevalence and predictors of sustained smoking after a cancer diagnosis in Korean men. Cancer Res Treat 2020;52:139-148.

363. Gritz ER, et al. Smoking behaviors in survivors of smoking-related and non-smoking-related cancers. JAMA Netw Open 2020;3:e209072.

364. Epstein KA, et al. Smoking cessation and outcome after ischemic stroke or TIA. Neurology 2017;89:1723-1729.

365. Pearson A, et al. Influence of smoking cessation after diagnosis of early stage lung cancer on prognosis: systematic review of observational studies with meta-analysis. BMJ 2010;340-b5569.

366. Darcey E, Boyle T. Tobacco smoking and survival after prostate cancer diagnosis: a systematic review and meta-analysis. Cancer Treat Rev 2018;70:30-40.

367. Duncan MS, et al. Association of smoking cessation with subsequent risk of cardiovascular disease. JAMA 2019;322:642-650.

368. Gerber Y, et al. Smoking status and long-term survival after first acute myocardial infarction a population-based cohort study. J Am Coll Cardiol 2009;54:2382-2387.

369. Cox LS, et al. Nicotine dependence treatment for patients with cancer. Cancer 2003;98:632-644.

370. Westmaas JL, et al. Does a recent cancer diagnosis predict smoking cessation? An analysis form a large prospective US cohort. J Clin Oncol 2015;33:1647-1652.

371. Talluri R, et al. Assessment of trends in cigarette smoking cessation after cancer diagnosis among US adults, 2000 to 2017. JAMA Netw Open 2020;3:e2012164.

372. Koo HY, et al. Prevalence and predictors of sustained smoking after a cancer diagnosis in Korean men. Cancer Res Treat 2020;52:139-148.

373. Hajek P, et al. Stopping smoking can cause constipation. Addiction 2003;98:1563-1567

374. Hajek P, et al. Stopping smoking can cause constipation. Addiction 2003;98:1563-1567.

375. 2000년 전 로마인과 21세기 한국인의 공통점은 목욕문화를 즐기는 거죠. 중앙일보, 2019.4.22.

376. Ukai T, et al. Habitual tub bathing and risks of incident coronary heart disease and stroke. Heart

2020;106:732-737.

377. Laukkanen T, et al. Association between sauna bathing and fatal cardiovascular and all-cause mortality events. JAMA Intern Med 2015;175:542-548.

378. Laukkanen T, et al. Sauna bathing is associated with reduced cardiovascular mortality and improve risk prediction in men and women: a prospective cohort study. BMC Med 2018;16:219.

379. Kunutsor SK, et al. Sauna bathing reduces the risk of stroke in Finnish men and women: a prospective cohort study. Neurology 2018;90:e1937-e1944.

380. Laukkanen JA, et al. Cardiovascular and other health benefits of sauna bathing: a review of the evidence. Mayo Clin Pro 2018;93:1111-1121.

381. Vasan RS, et al. Impact of high-normal blood pressure on the risk of cardiovascular disease, N Engl J Med 2001;345:1291-1297.

382. Lewington S, et al. Prospective Studies Collaboration. Age-specific relevance of usual blood pressure to vascular mortality: a meta-analysis of individual data for one million adults in 61 prospective studies. Lancet 2002;360:1903-1913.

383. Huang Y, et al. Association of all-cause and cardiovascular mortality with prehypertension: a meta-analysis. Am Heart J 2014;167:160-168.e1.

384. Julius S, et al. Feasibility of treating prehypertension with an angiotensin-receptor blocker. N Engl J Med 2006;354:1685-1697.

385. Lonn EM, et al. Blood-pressure lowering in intermediate-risk persons without cardiovascular disease. N Engl J Med 2016;374:2009-2020

386. The trials of hypertension prevention collaborative research group. Effects of weight loss and sodium reduction on blood pressure and hypertension incidence in overweight people with high-normal blood pressure. Arch Intern Med 1997;157:657-667.

387. 지난 100년간 인류의 키가 커진 이유, 뉴스페퍼민트, 2014.5.9.

388. 예쁜 여자, 키 큰 남자만 찾는 현실…설문조사결과. 서울신문, 2011.11.25.

389. 여성 100명이 뽑은 가장 이상적인 남자친구 키는 'OOO센티미터'였다. 인사이트, 2020.12.4.

390. Tyrrell J, et al. Height, body mass index, and socioeconomic status: mendelian randomization study in UK Biobank. BMJ 2016;352:i582.

391. Case A, Paxson C. Stature and status: Height, ability, and labor market outcomes. J Polit Econ 2008;116:499-532.

392. Judge TA, Cable DM. The effect of physical height on workplace success and income: preliminary test of a theoretical model. J App Psychol 2004;89:428-441.

393. Wilson PR. Perceptual distortion of height as a function of ascribed academic status. J Soc Psychol 1968;74:97-102., 리처드 와이즈먼 '괴짜심리학'에서 재인용.

394. Nelson CP, et al. genetically determined height and coronary artery disease. N Engl J Med 2015;372:1608-1618.

395. Emerging risk factors collaboration. Adult height and the risk of cause-specific death and vascular morbidity in 1 million people: individual participant meta-analysis. Int J Epidemiol 212;41:1419-

1433.

396. Paajanen TA, et al. Short stature is associated with coronary heart disease: a systematic review of the literature and a meta-analysis. Eur Heart J 2010;31:1802-1809.

397. Schmidt M, et al. Adult height and risk of ischemic heart disease, atrial fibrillation, stroke, venous thromboembolism, and premature death: a population based 36-year follow-up study. Eur J Epidemiol 2014;29:111-118.

398. Teraura H, et al. Association of taller stature with lower cardiovascular disease mortality in Asian people: a systematic review. J Physiol Anthropol 2019;38:6.

399. Honjo K, et al. Adult height and the risk of cardiovascular disease among middle aged men and women in Japan. Eur J Epidemiol 2011;26:13-21.

400. Zhao Y, et al. Adult height and risk of death from all-cause, cardiovascular, and cancer-specific disease. The Rural Chinese Cohort Study. Nutr Metab Cardiovasc Dis 2019;29:1299-1307.

401. Song YM, et al. Adult height and cause-specific mortality: a large prospective study of South Korean men. Am J Epidemiol 2003;158:479-485.

402. Song YM, Sung JH. Adult height and the risk of mortality in South Korean women. Am J Epidemiol 208;168:497-505.

403. Perkins JM, et al. Adult height, nutrition, and population health. Nutr Rev 2016;3:149-165.

사소하지만 너무 궁금한 진료실 밖 건강상식 팩트 체크

근본 있는 건강상식

초판 1쇄 발행일 2023년 11월 6일

지은이 박창범
펴낸이 유성권
편집장 이재선
기 획 유지인
마케팅 임태완, 김호철, 최성규, 김진형, 정명한, 김모란,
노예련, 한태수, 박소영, 김지현, 김현정, 김채환
일러스트 정진호
판 형 150*210 mm

펴낸곳 범문에듀케이션
출판등록 2011년 1월 3일 제 2011-000001호
주소 서울시 양천구 목동서로 211 범문빌딩 (우 07995)
전화 02)2654-5131 팩스 02)2652-1500
홈페이지 www.medicalplus.co.kr

ISBN 979-11-5943-412-9(03510)

아침사과는 ㈜범문에듀케이션의 건강 실용서 브랜드입니다.